U0907279

阿司匹林传奇

一枚小药片引出的大历史

[英] 迪尔米德·杰弗里斯◎著　滕 芳◎译

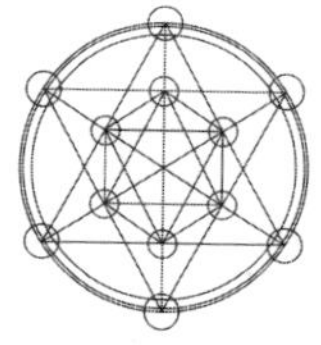

ASPIRIN

The Remarkable Story of a Wonder Drug

中国友谊出版公司

这本书之所以能够问世，得到了诸多人士的鼎力支持、帮助和鼓励，在此，我诚挚地向他们一并表示感谢。

首先，我要向英国伦敦经济作物中心的马克·内斯比特和美国芝加哥东方研究所的约翰·拉森深表谢意。这两位先生在各自擅长的研究领域给予我大力支持，给我提供了我本无缘得知的资料查找渠道，并耐心地指点我查询具体信息。宗教界人士拉尔夫·曼在自己的家里接待了我，向我介绍了他多年研究爱德华·斯通牧师生平和他所生活的时代的种种境况的心得。从拉尔夫·曼那里，我受益匪浅。从曾获得 1982 年诺贝尔生理学及医学奖的约翰·范恩勋爵处，我更是获益良多。初写此书时，我对科学领域近乎一无所知，但勋爵并不因为我的无知而对我冷漠。他向我详细讲述了自己当年的生活，以及从事科学工作和荣获诺贝尔奖的经历。彼得·埃尔伍德向我生动地讲述了他关于阿司匹林业对心脏病影响研究的随机统计实验方法，并耐心解答了我的很多疑问。通过约瑟夫·科利尔的介绍，我对他父亲哈里·科利尔对阿司匹林情有独钟的原因有了进一步的了解。恩斯特·艾亨格伦所提供的有关他祖父阿图尔·艾亨格伦的情况，是我不能从任何文字资料上了解到的。纳粹大屠杀的幸存者埃娃·莫泽什·考尔向我揭示了奥斯维辛集中营让人毛骨悚然的一角，这是我之前从未想象到的。

我还要向以下人士敬表谢意，他们是：加雷思·摩根、查尔斯·迪布尔、理查德·皮托勋爵、克里斯·帕拉斯克瓦、詹尼弗·泰特、凯瑟琳·乌利希、恰克·琼斯、阿尔斯兰·阿哈迈德汗诺夫、沃尔特·斯尼德、菲利普·贝隆、理查德·法齐尼、迪伊·巴林和斯蒂芬·尼古拉斯。此外，还有很多人曾与我见面，与我通过电话，回复过我的电子邮件，帮我订正过某些问题，惠赐过一些资料，解答过我的一些疑问，这样对我施以援手的人不胜枚举。我曾打扰过的医生、科学家和诸多领域内的专家学者逾百名之众，在此一并表示感谢，是他们的丰富学识和真知灼见，造就了眼前的这本书。

我还要特别对在德国勒沃库森市拜耳公司档案室工作的人员，特别是该室的汉斯－赫尔曼·波加列尔和鲁迪格·博斯特尔表示谢意，他们给我提供了查阅拜耳公司资料的便利，并对本人的所有要求都给予迅速而又周到的满足。我还要感谢设在赫尔市的莱斯特传承中心的戈登·斯蒂芬森（莱斯特传承中心目前已经成为利洁时公司的一部分），他也给我提供了多项帮助，尤其难得的是，他帮我找到了乔治·科尔曼·格林开发易溶阿司匹林的史料。

此外，大英图书馆本部、大英图书馆报刊分馆、美国国会图书馆以及卫尔康医学图书馆，在相关内容的馆藏规模和范围上，以及工作人员提供的服务质量上，都远超出我的预想。这里尤其要感谢两位帮我查找文献资料的先生：一位是马克·纳什，他将我未能查阅到的多种来自美国的资料都找到了，并发送给在英国帮我查阅陈年医学文献的我的弟弟迈克；一位是卡尔·豪斯，他在德国给我提供了与上一位先生相似的帮助，并帮我将找到的资料译成了英文。

布卢姆斯伯里出版社的编辑比尔·斯温森是又一位我必须深深感谢的人。他对我送去的此书的写作计划开了绿灯，自始至终耐心地帮助我，给予我很多宝贵的意见和建议。

我还要感谢我的父母、兄弟姐妹和我亲爱的朋友们，在写作本书的过程中，他们都给予了我慷慨的支持、帮助和鼓励。多谢你们，我所有的亲人和朋友。

最后，我还要在此表达我对妻子帕茜、女儿劳拉和儿子乔的不渝的爱心和谢意。在我写作此书的过程中，他们始终陪伴在我的身边，给我支持和力量。可以说，没有他们，就没有此书的问世。

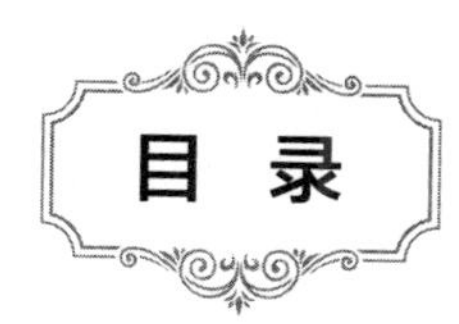

目录

第三部分

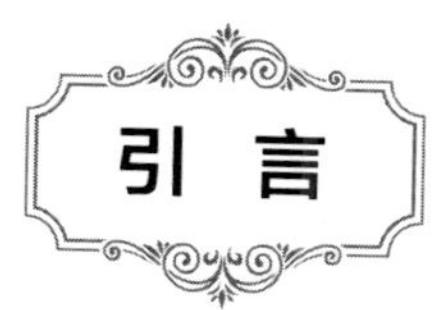

引言

在身边的某个地方——也许是浴室的橱柜里，也许是抽屉的角落里，也许是旧夹克口袋里，都有可能会放着一个盛着阿司匹林的小瓶。

它们只是普通的白色小药片，是不是很不起眼？类似这样的药片，在这之前你可能已经见过上百个，毫无疑问，以后你也会再次见到，这也不足为奇。

想想看，你手里拿的是医学历史上最神奇的发明之一，它的功能多得令人吃惊，它可以减轻你的头痛，减轻你的四肢疼痛，治疗发烧，甚至可以治疗一些危及人类生命的疾病。现在，有证据表明，阿司匹林对心脏病、中风、静脉血栓、肠癌、肺癌、乳腺癌、白内障、偏头痛、不孕症、疱疹、阿尔茨海默症均有防治作用。而且，这种药物的新功能每年都会不断被人们发现。这就是为什么每年关于阿司匹林有超过 2500 篇文献问世，而且这种白色药片，自从问世以来，其累计销售已达到上万亿甚至几十万亿片。这就是你吃过、见过的药片。

总之，大家都会备有一种灵药，这种灵药的问世是很难得的，而且它是历史上最持久成功的商业产品。

几年前，当我爸爸心脏病发作时，我才对这非同小可的东西感兴趣。幸运的是，爸爸康复了，并且恢复得很好，我们全家人也都松了口气。从那场病之后，爸爸每天都会服用一小片阿司匹林，来维持动脉的血液流通。后来，我妈妈也因为心脏的问题，开始吃上了阿司匹林。再后来，他们都严格坚持每天服用 75 毫克阿司匹林。

这让我感到惊奇。阿司匹林是怎么问世的呢？一种普通的只能治疗头疼感冒的小药片怎么会变成可以挽救生命的良药呢？我只知道阿司匹林是在 19 世纪由一家德国公司开始制造的，并且所知的这一点还是来自上学时课堂上的模糊记忆。

随后，当我深入了解它的时候，我发现这个小药片有更加丰富、更加复杂、更加古老的历史，正是这个令人难以置信的化学历史奇迹，让我写出了这本书。

现在阿司匹林随处可见，人们对其也是司空见惯。其实，它是时间的产物，有着跌宕起伏的经历，其中有偶然的发现、直观的推理、惊人的科学创造力、个人的雄心抱负和激烈的企业竞争等。阿司匹林的历史无所不包：战争、瘟疫、一个被遗忘的犹太科学家、古老的纸草卷轴、工业革命、19 世纪苏格兰的发热病专科医院、一种常见的树、间谍、德国工业巨头、疟疾、《凡尔赛条约》、紫色染料、赫尔城、流行的滑稽小调《粉红色的百合花》、全世界几个超大的制药公司、抽搐兔子的主动脉、奥斯维辛集中营和灭绝营、随机应变的广告天才……真是难以胜数。

我发现阿司匹林的历史并不是事先预想好的，并且它产生的影响也不是可以预测的。如果不是偶然机遇发挥了巨大的作用，阿司匹林可能永远不会面世。如果不是通过利益驱动竞争使其蓬勃发展，它可能不会幸存下来，发挥它难以置信的疗效。正是这些各式各样的人物，跟大大小小的事件结合到一起，一点点、一步步铸就了历史上最伟大的发明之一。

以下就是阿司匹林的故事，就像很多好听的故事一样，它的开头也是：很久以前……

第一部分

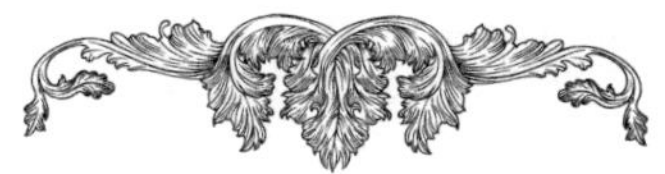

第一章

古埃及纸草书

整个下午已经过去了，正午时分阳光洒进屋子，他们就坐在房间里了，现在，唯一的光源是他们头上一盏微微摇晃的油灯。灯光把奇怪的、晃荡的阴影投在墙上，也投在了他们面前一张矮茶几上的两堆东西上。这两堆东西见证了他们起初的钩心斗角，在场的美国人已经同意购买那一小堆货物——几只六角圣甲虫和几个护身符，但是，美国人还没有同意购买更大的那一堆货物。这就是他们几个人聚在这里的真正原因，目前他们的讨论已经到了关键的尾声。一个好的买卖人总是善于等待恰当的时机，然后出手，他们几个也不例外。卖方是两个兄弟，其中的一个解开了缠在书卷外面的麻绳，另一个则紧盯着美国人，看美国人是否闪现出感兴趣的表情。那俩兄弟知道这个美国人有个弱点，就是喜欢搜集古老的纸草书卷，之前他们曾经进行过此类交易。不过，这个美国人也很精明，要是觉得东西没有什么价值，或者对其不感兴趣，他是不会接受的。对卖方不利的是，这个美国人是唯一一个有能力并愿意破译这些古老的纸草书卷中的字符与图片的人。因此，在他们达成交易之前，他们只能苦等，观察这个美国人的反应。

这个美国人叫埃德温·史密斯，当他看到这个纸草书卷时，几乎掩藏不住内心的兴奋。他的房东穆斯塔法·阿迦·阿亚特，也就是他们的中介，此时正坐在属于自己的角落里，面无表情地四处张望。来之前，房东提醒过史密斯，这次有一些特别的货物。当然，史密斯知道，只要交易成功，房东就会得到一笔可观的报酬，因此，房东肯定希望能够高价成交。卖方兄弟二人分别叫埃尔·拉苏尔·阿哈迈德和埃尔·拉苏尔·穆罕默德，他们不同于那些在卢克索市场向富人们兜售物品的小商贩，他们是这个城市中最成功的盗墓者。多年来，他们一直通过阿亚特来出售“古董”，并且总能不断地提供各种有价值的货物。在盗墓之余，他们也会制造些假货，而且他们的假货常常可以以假乱真。史密斯从他们的手中买过不少东西，并且转手卖出了一些，对他们兄弟二人也算比较了解。

不管怎么样，如果阿亚特之前告知史密斯的事件都是真实的，那么这些纸草书卷就会变得非常珍贵。阿亚特说卖方兄弟在尼罗河彼岸的底比斯墓地发现了一只木乃伊的脚，并且还有许多墓地未被挖掘。史密斯知道这些人已经找到进入墓地的路径，并且他自己已经从这些人手中得到了一些珍贵的文物。假如这些纸草书卷也出自同一个地方，那一定要好好地鉴别一番。

在灯光下，史密斯打开第一个卷轴，他身体前倾，专心致志地注视着上面表示祭祀的文字符号。在史密斯所看到过的祭祀文中，这篇是最长的，上面都是一些令人难懂的符号，但这些符号的字迹却非常清晰，据此可以确定这位无名作者肯定是擅长书写的先生。史密斯自言自语着，沉浸在这篇几乎保存了 3000 年的祭祀文中。他识别出一些文字的意思是“如果检查一个病人……”。

三个埃及人一直盯着他，意味深长地交换着眼色，然后坐下来，舒适地靠在椅背里等待着。他们知道只要有足够的耐心，就能得到可观的回报。

埃德温·史密斯于 1822 年 4 月出生在美国康涅狄格州的布里奇波特，他脑海中的童年生活几乎就是一些断片，但他却清晰地记得父亲叫谢尔登，当时家里很富裕，能够供他在纽约、伦敦、巴黎接受良好的教育。史密斯 29 岁才结婚生子，在新英格兰居住时，过着绅士般悠闲、富裕的生活。30 多岁时，史密斯被某类丑闻牵连，这迫使他离开美国。正是这一次外人不知缘由的争吵使他和自己的家庭开始疏远，从此家里断绝了对他的经济支持。他只得以自己的本事谋生，而他最大的本事就是对埃及文化的深刻研究。之前 50 年，拿破仑的军队横扫尼罗河，西方人开始对金字塔里的法老着迷。在美国、欧洲的学术研究中，埃及古物学成为热门课题，在雕刻着古老国王头像的遗迹上，观光客留下了他们的涂鸦。年轻的史密斯对埃及有着浓厚的兴趣，他兴奋地读着已有的考古学发现。史密斯研究了古埃及象形文字——古埃及人所用的一种由图案和符号组成的文字，后世学者通过纸草上的片断和罗塞塔石以及黏土板上的纪念碑文将这种文字艰难破解——尽管史密斯是古埃及文化的业余爱好者，但是事实上他已经达到了研究象形文字和象形符号的专家的水平。因此，在他逃离过往悲惨生活，寻求自我新生时，很自然地就选择了去埃及。

史密斯定居在卢克索这个小镇上，这个小镇和古老的底比斯遗迹毗邻，底比斯因帝王谷而闻名。史密斯是第一个定居在埃及的美国人，也在此留下了糟糕的名声。1858 年刚到埃及时，他身上仅有 60 英镑，但他是一个足智多谋的人（称得上那时候的印第安纳·琼斯），到埃及不久，他就通过投资赚取了一些积蓄来发展他的考古学爱好。他将积蓄分为两部分，一部分用作放贷（他每个月可获得 5% 的利率），另一部分用来买卖古文物。贷款和销售古文物是互惠共赢的关系——这些贫穷的埃及人向史密斯贷款的同时还卖给他文物，因此，他能够通过很低的价格获得文物，然后把搜集到的文物卖给在卢克索换乘轮船开始尼罗河之旅的游客、收藏家和埃及学学者。这些人更愿意从能说一口流利英语的专家史密斯这儿购买他们的纪念品。

通过售卖文物，史密斯认识了许多人，积累了很广的人脉。在侨民社区中包括大师级的人物、上流社会人士，比如，露西·达夫·戈登，这位女士是英国一位很富有的男爵的妻子，著名的时装设计师；还有像狄更斯、萨克莱和坦尼森这样的文学名人。当埃及的气候条件有利于露西·达夫·戈登的身体状况时，她就会在埃及居住，她把自己的书信往来编成一本书，这本书成为维多利亚时期最畅销的书之一。史密斯的另外一个至交是查尔斯·古德温，一位来自英国的著名埃及古生物学者，他在开罗设立了研究所，经常通过书信和史密斯探讨卢克索一带的古代碑文。

不过，史密斯大部分时间还是和卢克索居民来往，他最熟悉的人，或许也是与他关系最不稳定的，就是他的房东穆斯塔法・阿迦・阿亚特。阿亚特出生在埃塞俄比亚，是一位经销商。阿亚特一边大做古玩买卖，一边担当英国、比利时和俄罗斯的领事代理人。另外，阿亚特在当地还有很多房产，史密斯刚到埃及时，租的就是阿亚特在风景优美的拉美西斯二世圣庙附近的房子。长期的合作让他们两个渐渐了解对方，成了好朋友，但生意上的竞争又让他们的友谊特别复杂难懂。他们有时是合作伙伴，用彼此的人脉关系销售文物，在这种情况下，他们是互惠互利的。局外人总是搞不清他们此时此刻的关系。

虽然埃德温・史密斯在买卖上有欺诈行为，但他的埃及古文学知识、学问、兴趣还是相当纯正的。他会卖些以假乱真的赝品，但是他很识货，在发现古物珍品时会十分珍惜。1862 年 1 月 20 日，他获得了药物史上的一个重大发现——他以 12 英镑买下了两个纸草卷轴。[1]

史密斯闲暇时研读两个纸草卷轴，发现纸草卷轴竟然是原始的医学教科书，其中一个卷轴共描述了 48 例外科病，包括这些病例的诊断和治疗方法，另一个卷轴内容更丰富，但书中记录的医疗条件和救济方法比较混乱。前一个卷轴被史密斯用他的姓氏命名，即《史密斯外科纸草书》；第二个卷轴被史密斯卖给了一位德国教授，并用该教授的姓氏命名，即《埃伯斯纸草书》。这两个卷轴都已年代久远，能追溯到公元前 1534 年，是用中古埃及语写的祭祀文，但内容看起来更古老。纸草作为早期文档的副本，至少还可以往前追溯 1000 年，甚至更久。美国古埃及学学者詹姆斯・布雷斯特后来考证说，这两个卷轴与它们所抄写的内容相隔的时间距离，相当于现在和查理曼大帝统治

1　盗墓者在给史密斯看这两个纸草卷轴前，为了让卷轴看起来更漂亮些，他们清除了卷轴外面一些破烂的残余物。两个月后他们把残余物用胶水粘到另一个价值相对低一些的卷轴上再卖给他。史密斯发现这个骗局后，把残余物取下来再粘回原来的纸草卷轴上，复原了有关心脏的重要章节。——作者原注

时代的距离。

这两个卷轴因为生动地向人们展现了古埃及人的医术而举世瞩目，在本书所写的故事里，《埃伯斯纸草书》尤其重要。

这本书共 110 页，是埃及学学者迄今所发现的篇幅最长、内容最全面的有关医学的纸草书，里面的文字也非常密，写在纸草的正反两面——因为纸草在那时是昂贵的，抄写员很注重成本，避免纸张浪费。在《埃伯斯纸草书》的背面还注有日期：阿孟霍特普一世九年。由此推断出，这本书的抄写时间大概是公元前 1534 年，即中王国时期（大约从公元前 2040 年到公元前 1786 年的一个古埃及历史时期）。然而，引用部分表明，它实际是一份手稿的副本，原书可能写于古王国时期，大约在公元前 3000 年。书中每一页和每段都有标记，共 877 个段落，因此，这本医书具有完整著述的特征，这就是为什么人们称它为篇幅最长、内容最全面的有关医学的纸草书。但有一点令人疑惑，这本纸草书事实上是由不同的医学正文组合而成的，用这种方法组合装订不同来源的内容，无法理解他们是如何使之衔接起来的。

这本医书所论述的主要是内科而不是外科，其涉及的病症非常广，包括肠道蠕虫、眼科疾病、肿瘤、溃疡、妇科疾病和心脏病等。当然，它在描述上与现在是不同的。医书反映古埃及人对循环系统和解剖学知识有了基本的了解和一些基础的概念，他们在这些概念的基础上建立了他们的迷信、推理和治疗方法。

在古埃及医学理论中，“粕”是很重要的概念，人们认为身体中的循环系统有四个部分：血液、气、水和“粕”。“粕”是身体废物中的有害成分，人们认为“粕”是引起病害的主要原因——循环系统中有太多的“粕”会导致人们生病。因此，治病就要将“粕”排出人体，或者用某些方法抵抗其危害。古埃及的医学实践就是围绕这一观念进行的。内科医生们用的最常见的治疗手段包括催吐、致泻和灌肠。

不过，《埃伯斯纸草书》也清楚写明，当时的医生还有很多其他方法。这本书开出了很多处方药——大约 160 种草本植物和用于食疗的蔬菜。这 160

种植物中，现在仅有 20% 能鉴定出来（其他的现在已灭绝，要么不再在尼罗河流域生长了，埃及学学者大概还会为此争论不休）。不过，许多已经鉴定出的植物的名字和今天的相似——莲花、洋葱、西瓜、柽柳、香桃木、杜松、肉桂、枣椰、莳萝、杏仁、芹菜、八角等。这 160 种植物中有多少可以作为药物用来治病，目前还不太清楚，其中一些可能可以作为药物，但另一些肯定对身体有害。在世界范围内，植物被作为药物来深入研究的，不到 10%，许多现有植物的药用效果我们都没有深入了解，更不用说那些只存在于古代、记录模糊的植物了。

不过，在《埃伯斯纸草书》中提到的一种植物非常有名，因为它被系统地研究过，古埃及人叫它“特柔莱”，其拉丁名是 Salix，就是我们常见的柳树。在这个故事中，柳树至关重要，因为它是闻名世界的药物阿司匹林的重要来源。

柳树作为药物可能开始于数千年前——应当早于古埃及时期，甚至在文明尚未形成的早期——应当是原始人生病或者受伤时发现某些植物可以帮助他们恢复健康。

如果要再深入挖掘，就只能猜测了，比较有可能的情况是，这个发现形成于人类从尼安德特人进化为智人的时期。在这一阶段，原始人的推理能力逐渐提高，对周围环境的认知也渐渐加强，刚开始时可能是本能的驱使，恶心和全身疼痛时做的下意识的动作——对周围的植物乱嚼乱咬一通，只是为了减轻难受的感觉。或者是观察到有病的动物会去寻找独特的植物来吃，或是跑到某些草地上打滚，看到这些，原始人不由得模仿。原始人狩猎时，看到有伤病的动物这么做，之后当他们自己有了伤病，就会想到动物的行为，就会效仿它们，这一行为竟然有一定的疗效。这种知识的用处多么大呀！无论出现任何情况，只要实践得足够久（考虑到有人因尝试有毒植物而丧命，这一定是经历了很长的时间），人们就渐渐掌握了许多树和草的茎叶的医疗功效。经过上千年的时间，当人类开始进入文明时期，就已经知道了许多对付伤病的药物。

柳树是人类原始药典中重要的原药，其主要的特点是分布广——超过 300 种已知柳树品种在史前世界的大部分地区都有生长。更重要的是，柳树中包含一种物质——水杨酸，在一定条件下可以退烧和缓解疼痛。[1] 当然，几千年前人类并不能理解柳树的作用，最初药剂师使用柳树可能是被其苦涩的味道吸引，也可能是因为喜欢柳树叶子的形状，或者是因为其生长在某些特殊的地方。不过，用得多了，他们就会发现柳树的一些秘密。

在乌尔第三王朝的一块碑碣上，人们发现了关于柳树具有医疗功效的最早的文献记载。乌尔第三王朝是苏美尔文明时期的一个城邦国，建国于公元前 5000 年前后，位于底格里斯河和幼发拉底河肥沃的平原上。苏美尔文明时期的医学是否达到了高水平，学术界一直存在争议。这块碑碣上同时写有魔法、咒语和鬼怪的名字，当时的人猜想，这些没有药理根据的东西对病人有一定功效。但是，这块公元前 3000 年的石碑，确实表明苏美尔医学有临床实践。这块石碑上刻着处方药含有的天然材料，包括龟壳、蛇皮、牛奶，还有山稔、百里香、无花果、枣椰和柳树等植物。可惜的是，没有列出这些药物可用于哪些疾病。《埃伯斯纸草书》填补了这个空白。

古埃及文明开始强盛时，苏美尔城邦国家已开始走向衰落，但二者有一个时期是共存的，彼此还有经济文化等方面的交流。公元前 3000 年，这两支文明在地中海东岸和波斯湾南北有简单的贸易往来。有贸易往来，就有人员流动和知识的传递。新的观念和想法从一边传到另一边。外界的实践经验和影响，会让单独得出的结论得到加强和验证。医药领域也是如此。《乌尔第三王国石板书》和最初的《埃伯斯纸草书》（二者大概在同一时期问世）并没有直接的联系，但它们很多治疗疾病的处方药和方法有相似之处。也就是说，苏美尔人和古埃及人都有用柳树治疗相似疾病的经验。

---

1 关于柳树为什么含有水杨酸，植物学家有不同的理论。最重要的一种理论是认为它或许能帮助植物抵抗传染性的病害，激发细胞自我消解——这一过程称为细胞凋亡，促使患病叶片死亡并凋落，从而避免传染其他叶片。同时，也有理论认为柳树分泌水杨酸类物质可以阻止昆虫取食叶片。——作者原注

这些药方到底和哪些疾病相关还不清楚，尽管《埃伯斯纸草书》记录的药方和疾病写在一处，但其中很多概念不能被准确地翻译为现代词语。埃及学学者对《埃伯斯纸草书》中的术语争论了好多年，因为很多药理和我们现代的解释完全不同。尽管如此，《埃伯斯纸草书》中有三次明确提到柳树可用于保健，或者消炎止痛。

《埃伯斯纸草书》在治疗咳嗽和利尿的处方中第一次提到柳树。柳树是处方中的成分之一，其他成分还包括无花果、啤酒和枣椰。食用方法是口服，“让心获得新生”。同样，也没有人十分清楚这个短语的意思，人们猜测，这应当是指其有镇静剂的作用，含有酒精的饮料可用来缓解疼痛。柳树的有效成分可能来源于研磨的干燥树皮和树叶，然后再将其加入酒精饮料中。

另外两个提到含有柳树成分的药方，是外敷的药膏，即用来治疗耳部感染和补充蛋氨酸。蛋氨酸很可能和人的肌肉和肌腱有关，当这些地方出现红肿和发炎（很可能是关节炎所致），可以用这个药膏外敷。当耳部感染导致疼痛时，柳树的止痛功效可以缓解疼痛。

在这三个药方中，柳树是唯一的有效成分。其他的成分——葛缕子籽、无花果、枣椰、啤酒和莲叶——只是具有滋补作用，并没有特定的药用价值。

不过，这几个药方是否有效？这问题很难回答，尤其是外敷的药膏，病人为了让皮肤吸收足够的水杨酸，得在患病处涂抹大量的药物并且揉搓。可能古埃及人就是这么做的，只是我们无法确定。如果确实是这样，那么，柳树就填补了外科常用药的空白。当时古埃及人没什么止痛药物，至少没有什么常备的止痛药。例如，他们仍然没有使用麻醉剂，尽管他们认识罂粟花和曼德拉草这类植物，但是他们并不知道这些植物对中枢神经系统具有镇静的作用。《埃伯斯纸草书》中也没有提到。他们倒是知道大麻，但只用于外敷药膏和内服催吐，他们确实不喜欢它的致幻作用。当时应用最广的止痛剂是酒精，书中提到过很多以啤酒和果酒为成分的药物。因此，当时医生们让病人大量饮酒来对付很多病痛。

古埃及人也用山稔——另一种含有水杨酸的植物——治疗孕妇的风湿病，

这就让人们再一次注意到柳树。将山稔的干叶子浸在上等啤酒中熬水，然后涂抹在病人的腹部和背部。尽管不清楚这个方法的疗效，但有趣的是，用山稔和柳树治疗风湿病的方法在欧洲盛行了数个世纪。[1]

《埃伯斯纸草书》是何人所写，这一直是个谜（书上也没有记录），但是这本书在当时很受重视。埃德温·史密斯听说，这本书是一具木乃伊的陪葬品，该木乃伊在底比斯阿萨昔弗的贵族墓区。如果此传言可信，这部书的作者就可能是一位名医。在古埃及，医生很受人尊重，但从郎中到宫廷御医也分为多个等级。级别越高，墓地的位置就越优越，坟冢也就越讲究。他们认为，这样可以让他们在冥界也能受到好的待遇。当然，能够死后在阿萨昔弗这样的高级墓区下葬，又有《埃伯斯纸草书》和《史密斯外科纸草书》两本书陪葬，这个人必定是医学界的泰斗。

当然，名医的地位和知识不仅在他们所生活的时代受到尊重，在他们去世后，这份尊重也会延续下去。哪怕是埃及在受到外来的托勒密王朝、波斯帝国、希腊城邦联盟和罗马帝国的威胁甚至统治的时期，埃及的医药和医术仍然广受欢迎和效仿。正如古埃及人受到苏美尔人的影响，他们后来又去影响了其他文明。通过贸易和战争，也通过以亚历山大为代表的沿海城市之间的联系，古埃及人的医学智慧一代又一代地传承下去，促进了整个地中海区域的医学发展。

这个观点可能解释了，为什么《史密斯外科纸草书》和其中的秘密在底比斯坟墓中掩埋了1000年以后，古希腊医生仍然在使用与书中所描述的内容差不多的药方，柳树也仍然是其中一味药。

古希腊医学界最著名的人物，是被誉为“医学之父”的希波克拉底。就是从他开始，医学从神秘主义的长久桎梏中逐步解放。在这之前，人们都认为病痛跟灵魂和鬼神有关，人类的病痛都是因为邪恶的力量在作怪。古埃及

1 其他含有水杨酸的植物还有冬青、黑升麻根、杨树皮和山桦树皮。在这些植物中，柳树的水杨酸含量倒是最低的。——作者原注

的医生写下《埃伯斯纸草书》，可能是为了寻找人类病痛的原因，但是这些人是在宗教背景下学医的，他们不仅是医生，同时还可称为巫师。

但是，从公元前 5 世纪在希腊科斯岛生活和行医的希波克拉底开始，医生们认真刻苦地钻研医术，从而成为真正的追随真理的医生，而不是巫师。随后，大量的医学著作问世（出自很多医生之手），取名为《希波克拉底文集》，该书籍记录了很多疾病的名称、诊断方法和治疗手段，不再有以前著作中的神秘色彩，而是和现在的案例相当接近。我们还不能确定，这些文集中的治疗手段，尤其是以植物为疗法的部分，究竟是依据希波克拉底的结论总结出来的，还是在古人的基础上继承发展的。不过，有一点可以肯定，用植物治疗疾病是从之前沿袭而来的，许多药方在 1000 多年以前就有了。

无论如何，这件事是确凿无疑的：和《埃伯斯纸草书》记录的一样，《希波克拉底文集》也介绍了柳树皮有止痛的作用（可以用来减轻分娩的疼痛，还有退烧的作用）。当然，柳树皮只是在成百上千种处方和药材中出现了一次，和其他药材一样并没有什么特别之处。但是，柳树由此纳入了医药典籍，流传后世。

比如，在公元 30 年，古罗马的医生塞尔苏斯提取柳叶中的物质来治疗四种典型的炎症（红、肿、热、痛）。不久之后，迪奥斯科里季斯，一位在古罗马尼禄皇帝的军队中从事植物学研究的古希腊医生，在自己编著的医书《药理》中写到柳树的功效，这本书幸存了下来，并且被一个阿拉伯人翻译为阿拉伯语。又有一位古罗马军人老普林尼，他在公元 77 年完成了 37 卷的《博物志》的编写（书写完不久，这位军人便死于维苏威火山爆发后的灰烬中）。还有希腊人克劳迪乌斯·盖伦，他在古埃及学医，在古希腊为角斗士看过病，后来又成为罗马皇帝的宫廷御医，他也提到柳树可以用来缓解病痛。事实上，在公元 216 年盖伦去世前，柳树已在文明世界中广泛应用。

然而，世界很快就陷入黑暗、残暴和无知之中。几千年积累的大量医学财富就这样消失了，许多像柳树这样应用长久的药方也就消失了。虽然其他类型的文化环境里也会探索柳树的药用价值，但是，柳树作为药方在医药领域重新出现已是在18世纪了，而古埃及人在几千年前就已应用，人们这时候才真正把它当作医学遗产继承。

至于埃德温·史密斯，他发现的这两卷纸草书并没有让他发财，但他非常珍惜这两本书。他在1864年写给朋友查尔斯·古德温的信中说："我不想卖这两本书。它们是我收藏的一部分，我给它们定价（我就是个卖古董的），是为了让想买的人死心。"

不幸的是，在1869年之前，史密斯接连遭遇了困境，包括短暂性失明、财务窘迫等。这年夏末，在埃及的古董收藏家们收到了一份出售目录，其中有一则广告说："多卷医学纸草书，所有者为埃德温·史密斯，一位居住在卢克索的美国农场主。"代售中介当然还是穆斯塔法·阿迦·阿亚特，埃德温·史密斯的老朋友兼矛盾重重的合作伙伴。

这卷书最终被德国的格奥尔格·埃伯斯以不明价格买去。埃伯斯是位埃及学教授，写了一系列讲述法老的畅销历史书。他的贡献是将纸草书翻译为德语。或许是他太过于强烈地渴望自己的名字与这部著作连在一起（通常情况下，纸草书是以发现者的名字命名的），因此他谎称这部纸草书是他发现的，这反倒玷污了他的声誉。但不管怎样，他的目的达到了，《埃伯斯纸草书》于1875年第一次出版发行了摹本，原纸草书则转到了莱顿大学，直到今天，它仍然是该校的珍藏品。

在将这卷纸草书卖掉之后，又过了几年，史密斯离开了位于陵寝附近的住处。原因可能是他与家里的关系有所缓解，更有可能是购买他古董的顾客——那些轻易就会受骗的游客——几乎没有了。无论是哪种原因，反正，史密斯离开了埃及，以后再也没露面。1906年，他在意大利那不勒斯去世。他死后，他的女儿雷奥诺拉将他遗留下来的珍藏品——《史密斯外科纸草书》捐赠给了纽约历史学会。埃德温·史密斯的名字以这本书而永存。遗憾的是，虽然埃德温·史密斯让两部堪称文明史上最伟大的著作重回人间，但他富有吸引力的个性已被人遗忘。如果没有埃德温·史密斯，这两卷世界上最卓越的医学古籍或许永远不为人所知。

第二章

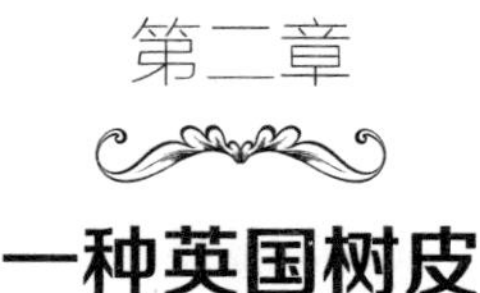

一种英国树皮

伯爵大人：

在大量实用的发现层出不穷的当下，我也向伯爵大人您推荐一个发现，没有哪个发现比之更能值得公众注意的了。

斯通牧师停顿了一会儿，凝视着上面这段话。他做了一项大胆的声明，他知道收信人看了会惊讶得扬起眉毛。伯爵大人乔治·麦克莱斯菲尔德不是傻子，他可是英国皇家学会的会长。毫无疑问，一直有疯癫的人给会长寄送这类自以为是的声明。斯通牧师跟会长倒是有点熟，可以指望他的信件会被会长展读。他有了一项发现，也写下了声明，但他只是一个乡村牧师，得倍加小心，以免唐突。

他又拿起鹅毛笔，在墨水瓶里蘸了墨水，继续写道：

有一种英国树的树皮，我通过实验发现，它特苦涩，对于治疗疟疾和阵发性功能紊乱非常有效。大约 6 年前，我无意中尝了尝这种树皮，被它强烈的苦味惊着了。这立即让我疑心它是秘鲁树树皮。这种树喜湿，长于潮湿的土壤，而在这样的环境里，疟疾等寒热病多发。一般来说，多发某种病的环境里也会生长出能治这种病的天然药物，或者说，毒药和解药相伴相生。我对这种说法深表赞同，于是乎，我忍不住实验起来。我本卑微，之所以这样做，当然是遵从上帝的旨意。

随着他蜘蛛丝般的笔迹写满一页，他的思绪也不由得回到5年前，他在上帝指引下的实验行为。那是个赶集的日子，他出门散步，舒展一下僵硬的关节……

以18世纪的标准而言，奇平诺顿是一个相当大的地方，且相当繁华。1758年仲夏的一个清晨，它更是热闹，暖和的天气将人们从附近的城镇和村庄吸引到这儿。庄园主、农夫、货郎，一些带着仆人的太太，甚至还有从附近的牛津过来的黑衣学者们，他们都在享受着从辛苦劳动中暂时脱身的一天的好时光。镇上的居民们欢迎他们——他们中就是再拮据的人，也能花几个小钱的。摊贩的叫卖声混杂着牲畜的咩咩哞哞，一派祥和的节日气氛。

这当中的许多人都认识爱德华·斯通牧师，觉得他另类的人应当也不少。奇平诺顿并不是斯通牧师的教区，但他居住在小镇的郊外已有12年，逢市集日，他会选个时机出去见见同胞们，与朋友聊聊天，与摊贩们打趣打趣。温暖的阳光缓解了他的风湿病，使他的心情舒畅。这个习惯使他与邻居们相处甚好。不过，邻居们对他更多的是尊敬，而不是喜欢——人们认为斯通牧师待人接物过于挑剔、细致，难以亲近。还好，斯通牧师是辉格党人，这让他比掌管本镇教务的牧师——一个顽固的保守党——要平易近人得多。[1]许多人还希望他来这个教区替代那个保守党牧师呢。

但是，斯通牧师对此可不怎么感兴趣，较之到奇平诺顿来担任牧师、处理枯燥繁杂的教务，他的工作可要有趣得多，轻松得多。几年前，他找了份令人羡慕的工作：给乔纳森·柯普爵士当家庭牧师。柯普爵士的家位

1 1754年的英国大选非常著名。当时，牛津郡的议员席位由辉格党获胜，奇平诺顿的保守党牧师把自己关在教堂大门内，不让市民敲钟庆祝。——作者原注

于布鲁尔，距离奇平诺顿 8 英里。[1] 斯通牧师的工作量很少，为一个家庭服务，也就是每隔几星期主持一次礼拜，再就是偶尔的祈祷、祝福、婚礼和葬礼的宗教仪式。除此以外，他可能还会应主人的要求，在老西多会修道院布鲁纳分院的废墟周围的草地上散步时，或者是在陪来客参加晚宴时，聊些哲学话题。总之，这远远不是什么繁重的工作。虽然每天在马背上骑行 8 英里的旅程不太舒服——冬季尤其辛苦点，拦路抢劫的盗贼也是一个常见的威胁——不过，斯通牧师已经习惯了这些，就算收入少也不成问题。他还有两份兼职的收入：在附近的霍森顿和德雷顿这两个教区任教职。他想方设法把这两份兼职外包给了那里的助理牧师，自己则甚少光顾。

而且，家庭牧师这份工作的最大福利是他有大量的自由时间，可以去做他感兴趣的事。他担起了治安法官的职责（主要是执行《贫民救济法》，评估别人的处境，确保断案的公平），这样，他对政治自然相当关注了。他从大学时代就一直保留着对神学、数学和天文学的兴趣。他已 56 岁了，见过了很多人和事。

爱德华·斯通 1702 年出生于白金汉郡的斯伯勒王子城，是一个中等自耕农家庭的独生子。他的早年生活已不可考证，仅知道某年家里人安排他走上了宗教的道路——也许是考虑到他的出身背景，宗教给他提供了往上层社会攀登的可能。那年头，选择了神职，就意味着有机会接受大学教育。1720 年，他进入牛津大学瓦德汉学院，4 年后毕业。1727 年，他又获得了文学硕士学位，随后就获得了神职，去一个叫作查尔顿的地方短暂担任助理牧师。1730 年，他回到瓦德汉学院工作，在之后的 11 年里，他先后担任学院图书馆

1　柯普爵士是一个有田产的庄园主地主，家中多人参军。柯普爵士的父亲凭借在一场战斗中击败小王子查理而成了名列史册的小人物。——作者原注

职员、会计、教长和副学监等职位。[1]

斯通牧师从那时候开始步入坦途，他与白金汉郡一个富裕庄园主的女儿伊丽莎白·格拉布结婚，在霍森顿、德雷顿和布鲁尔过着舒适的生活。1745年他来到奇平诺顿，此时他已非常富有，购置了引人注目的房产——2间漂亮的客厅，储藏室，厨房，颇为雅致的拱形酒窖，4间卧室，4间不错的阁楼，书房，酿酒坊，储煤棚，可养5匹马的马厩，奶牛棚，1座花园。房子外面毗连着2英亩牧场，隔着一段距离还有一片12英亩的牧场。

此后的10年里，他又添置了12英亩土地。多年来，他习惯在晴天里走出这所位于小山顶部、俯瞰奇平诺顿的住宅，散步到镇子另一端的田产那儿去。

当他经过集市，经过那些商贩、那些羊圈和羊毛采购点，他会来到一些简陋的摊位前。这儿主要卖一些市民日常需要的食品，但也有其他更诱人的商品——布、蕾丝、五金制品、甜食等。像往常一样，最末尾的那个摊点往往是最繁忙的，总有一小群人围着小贩，聚精会神地听着小贩叫卖。

在那个时代，健康是个严重的问题，人人都害怕生病。18世纪的英国与欧洲大陆和北美一样，医疗革命正在缓慢起步。这股革命的势头还不明显，大多数人并未感觉到，但事情正在发生：在较大的城镇出现了一些新型医院（到1752年已达18所），爱丁堡建立了一个重要的新式医学院，有关解剖学、血液循环学和神经系统的知识都在日新月异。对于感染和传染病，人们多少有了些认识。此后的150年里，随着工业化给社会带来的巨大变化，这些刚萌芽的小种子开花结果，医生和科学家不断揭开有关卫生、消毒、麻醉、注射疫苗、微生物、营养等方面的秘密。个人和公众健康的知识也在缓慢而痛

1 学院出过一件丑闻，斯通对这件事的处理颇能反映出他的性格。一个叫威廉·弗伦奇的全自费生向斯通牧师反映说，他被一个名叫罗伯特·西斯尔斯维特的学监性侵了。斯通牧师勇敢地问责这个学监，最终向学院的最高层负责人报告了此事。西斯尔斯维特从此远走国外，此举让斯通牧师广受赞誉。当时有人写打油诗记载了此次事件。——作者原注

苦地革新。

这些都是后话了。对爱德华·斯通和他的大多数同时代人来说，日复一日的现实是，医疗系统（如果可以真正称之为“系统”）提供的服务自中世纪以来就没有太大的改变。例如，外科一直是医学界的可怜分支，不久前才从理发店独立出来（真正的完全由外科医生组成的外科协会成立于 1745 年），并在很大程度上仍然是干一种力气活，如正骨、截肢、消除胆结石等。当时，能用拉丁文开药方的内科医生要好一点，地位略高，薪水比别人略多，但他们还是坚守那一套大杂烩般的理论和治疗方法，水平与古典时期差不多。

古典内科理论，最具影响力的是希波克拉底的“四液说”，这种理论认为影响人健康的主要是 4 种体液——血液、黏液、黑胆汁和黄胆汁。这一理论后来被盖伦以及中世纪文艺复兴时期的学者进一步发展。这套理论认为“四液”是让人生病的主要原因。而恢复“四液”之间的平衡，才能有效地治疗疾病。医生要么排除过多的体液，方法有放血、水蛭吸血、灌肠、致泻、催吐等；要么补充不足的体液，方法有涂抹药膏药油、内服植物和矿物等。许多内服药方其实没什么用，有的即使偶尔见效，使用方法也不当。有些药物有剧毒，甚至是致命的，如用来治疗诸如梅毒和开放性溃疡的水银。把自己交给一个 18 世纪中期之前的医生去治病，真是一件很悬的事，跟买彩票一样。如果你运气不错，碰到有常识的医生，注重卧床休息和良好的护理，那么你存活下来的可能性会大一些。否则，结局就会像讽刺作家马修曾经打趣的那样：“昨天去治病，医师夺我命。”

守旧的医生占多数，这并不奇怪。当时的内科医生，一旦完成最初的学业训练，就再也没有欲望或动机跟上医学的新发展。即使在伦敦和爱丁堡几个先进的医学中心，医疗科学小有进步，但并没有能向全国各地传播的专业系统。新的思路和新的治疗方法可能需要数年才能被一般的医生知道，就算他们知道了，也很少有人会有耐心和理解力去尝试一下。不过，最新的医学知识难以传播的现实对农村居民来说倒没什么，因为他们很少去看医生。绝大多数合格的从业人员更愿意在大集镇和城市里行医。举例来说，如果有人想在奇平诺顿看医生，医生就不得不从牛津乘马车过来出诊。这相当昂贵，远远超出了大部分人的经济承受能力。

于是，人们只得依赖这两个选择了：自己用偏方治疗或者找当地制药的药剂师。这两者之间其实差不多，当地药剂师制出的药丸和人们在自己家中熬制的草药一样没什么药效，只是看上去稍微精致点而已。

这就解释了为什么集市上标明“灵丹妙药”“长命丸”“天赐药水”之类的摊位生意兴隆。这些东西既治不好你腰部的慢性疼痛，也不能给你去掉疖子，但是，即使不像小贩承诺的那样有神效，其中所含的足量的酒精也会给你带来暂时的轻松。在任何情况下，你都不会知道这些药的成分，这是医药行业不成文的行规。斯通牧师也和大家一样，知道疾病的痛苦与危险。他当时 56 岁，已经活过了 18 世纪的人均寿命值。他也与活到这个年纪的人一样被偶尔的发烧和风湿病所折磨。他是一个相信科学的人，也是个神职人员，应当对生死看得比较开。但他那个时代，太多的人，比如他的左邻右舍，都希望能找点药物治一治僵硬的关节，这就使他难免也想听一听药贩子的叫卖声。但是，这一天他并没有停下脚步，而是继续往前走。

他散步的路线，通常是沿着奇平诺顿的主要街道穿越全镇，再经过一家车马店，来到镇子东北边的田地里。他越过一片低矮的公共用地，牛羊正在那儿吃着草，然后，他面前就是自己的那片田产了，一条名叫考门的小溪从田产中间穿过。在他买下之前，镇当局已经沿溪流的岸边种了些柳树，现在已经绿树成荫，给人们提供了一块阴凉宜人的发呆的好地方。

他就是在这儿有所发现的。

我们不知道什么原因——或许是闲散的好奇心，促使斯通牧师拿起一块柳树皮，并把它放进了嘴里。结果倒很确定：柳树皮接触了舌头，他立刻感到了苦涩，一种奇怪又熟悉的味道。好一会儿，他噘着嘴唇坐在那里，试图想起这股熟悉的味道。然后，他想起来了，这味道跟医生用来治疗疟疾的药物的味道几乎完全一样。

当时，疟疾在英国、欧洲大陆和美洲新大陆的部分地区肆虐，得了这种致命的病，人会非常难受，通常可根据其间歇性发作与发作周期冠以不同的拉丁名字，如日发摆、三日摆、四日摆等，几百年前便已确诊，却一直拿它没办法。这种病倒是不势利，无论富贵贫贱，它一视同仁地降临到人们身上。有时得病的人多到像是瘟疫大爆发，每一次爆发，会使几代人都记忆深刻。在 14 世纪，杰弗里·乔叟在《坎特伯雷故事》中《女修道士的故事》这一篇里就写到了疟疾夺人性命的事。200 年后的莎士比亚也在他的 8 本戏剧中提到了疟疾，这真让人不可思议，这也说明疟疾对英国人的身体健康构成了极大的威胁，这种状况直到 19 世纪末期才得到改变。

1769 年，一位名叫威廉·巴肯[1]的苏格兰医生写了一本书——《家庭医药》。他在书中描述了疟疾的症状，并试图分析其成因——

疟疾是由不流动的死水的臭气引起的。这就是为什么疟疾会多发在土壤湿软、降雨丰富的国家，如荷兰、剑桥郡的沼泽地以及埃塞克斯湖区。这种疾病的病因也可能是吃太多核果、食物中水分过多、住处潮湿、被夜露侵袭、趴在潮湿的地面、当巡逻兵、疲劳、心情抑郁等。疟疾患者常有间歇性发热，开始发作时还伴有头痛、腰痛、四肢疲劳等症状，还会感到寒冷、浑身紧缩、哈欠不断。有时病人会有强烈的呕吐感并有真的呕吐，随后会全身打战，剧烈发抖。之后，病人皮肤变得湿润，大汗淋漓。此时，患病的那些症状就都消失了。有的病人是突发疟疾，毫无征兆，甚至在病人认为自己非常健康时突发。不过，大多数病人在发病前会精神萎靡、食欲不振，出现刚才提到的其他症状。

上面这段文字反映了主流医学界对疟疾的看法，虽然名字是疟疾，但误

1 威廉·巴肯博士是 18 世纪一位颇有建树且为世人尊崇的人物。他的书成了那个时代的畅销书，特别是在独立后的美国，因经济条件不错的中产阶级家庭都会自备医学书籍和药物，这本书更是风靡全国。他于 1805 年去世，被安葬在威斯敏斯特教堂。——作者原注

用到一系列疾病上，如流感、偏头痛都有大体相似的症状。18 世纪的医学词汇相当有限，我们不必过多指责，今天的我们知道，“疟疾”这个词仅仅指一种疾病。

在 18 世纪的英国，一共有 5 种传播疟疾的按蚊，它们只能在沼泽或死水池塘里繁殖。[1] 名叫疟原虫的原生动物寄生在每一种雌性按蚊的胃里，并通过刺破皮肤和吸吮血液来向人们传递病毒。这种寄生虫是疟疾的致病原因。人们先是发现，这种小生物是热带国家长久遭受疟疾的原因，接着，人们发现英国的疟疾也是因为这种蚊子。18 世纪的医生认识到潮湿或积水的地方最常发生疟疾，但所知也就仅此而已。几个世纪以来，医生们认为疟疾的病源是这些水域散发的难闻的气味。直到 1897 年，才有人注意到这些水域上成群的小昆虫。[2]

爱德华·斯通牧师回想起的那种苦味，就是金鸡纳树的树皮的苦味。金鸡纳树亦名秘鲁树，在本章开头，他写给乔治·麦克莱斯菲尔德伯爵的那封信中，他用的树名就是“秘鲁树”。这个名称与这种树的原生地有关。当西班牙征服者到过中美洲之后，他们发现自己将在当地染上的热症和一种时冷时热的疾病带回了西班牙。不过，他们也找到了一种治疗方法。这个治疗方法首先是由一位名叫安东尼奥·德拉卡罗查的神父做了记载。他在一部名为《圣奥古斯丁编年纪》的书中写道：“在洛克萨这个地方，有一种树，当地人称之为‘发烧树’。树皮色泽呈肉桂色，制作成粉状，取两个小银币大小的分量冲饮，可治愈热症和三日摆。这种药粉在利马产生了奇迹般的效果。”

西班牙语所说的“奎那”，源自它的秘鲁名字“金鸡纳”（多年后，人们

---

1 这 5 种按蚊，最能传播疟疾的是红眼按蚊。如今，这 5 种按蚊在英国仍有分布，但数量已不能造成疟疾流行。然后，全球变暖使得有些科学家警告说疟疾有可能在英国重新爆发。——作者原注

2 1880 年，法国医生阿方斯·拉韦朗（Alphonse Laveran）从疟疾患者的血液中发现了寄生的疟原虫。1897 年，在印度工作的罗纳德·罗斯（Ronald Ross）爵士推测出疟疾是蚊子传播的。——作者原注

把金鸡纳树皮所含的活性生物碱称为奎宁，与“奎那”有区别）。在西班牙征服者到来之前，当地人是否会使用金鸡纳树皮治病，还不能确定。不过，根据一种流行的（不算可靠的）传说，在治好了西班牙驻秘鲁总督的妻子的疟疾之后，金鸡纳树皮声誉鹊起。她恢复了健康，金鸡纳树皮很快就出口到了欧洲。教皇英诺森十世让耶稣会主教胡安·德·卢戈对它进行测试。不久之后，即 17 世纪 40 年代末，整个欧洲大陆就遵从教宗的命令使用金鸡纳树皮治病。

不过，这种树皮还没有得到普遍的认可。树皮有时不管用，它不能治愈所有的发热病，而只能治好与疟疾有关的发热症状。当时，疟疾这一术语也广泛用于描述一系列不相关的问题，该药物承诺能治愈所有这些疾病，当然时不时是无效的。过了相当长一段时间，人们才打消了对金鸡纳树皮的怀疑。特别是在信仰基督教新教的英格兰，这种偏见根深蒂固，虔诚的清教徒奥利弗·克伦威尔得了疑似疟疾的病，他宁愿死也不采用天主教耶稣会的树皮。一个叫罗伯特·塔尔博的草药制药师也就利用了这些恐惧，将“与天主教耶稣会无关”作为自己的“疟疾秘方”的大卖点。他的药方很成功，使他功成名就。他先是在 1672 年被任命为皇家御医，不久，在治好了国王查理二世的热病之后，他被封为爵士。他随即在欧洲大陆旅行推销他的药物，他的病人里有法国的路易十四的儿子和西班牙王后玛丽亚·路易莎这样一班名流。在他死后，他的秘方被披露出来，原来是“耶稣会的树皮”，为了掩盖金鸡纳，他将之融入了高度数的白葡萄酒。这消息传出去，金鸡纳树皮才被广泛接受。但是，因这种树只生长在中美洲，以及西班牙对这行业的垄断，金鸡纳树皮的价格很昂贵，常常缺货。

如能找到一个便宜的本地替代物，那可真是一个非常了不起的发现。

对坐在牛津郡乡村里那片柳树下的爱德华·斯通牧师来说，上述种种，有多少在他的心头一闪而过呢？他刚刚尝过的东西，让他回想起一种能有效治疗疟疾的药物，而且大家都知道疟疾是由潮湿的蒸气引起的。跟那种药物很像的东西，其实能在沿着自家田产流淌的考门溪边找到。[1]

就在那时，他的直觉让他一下跳跃到了“信号说”这个观念上。作为前瓦德汉学院的图书馆馆员，斯通牧师曾有充足的时间博览欧洲卓越思想家的著作。很可能就是在那里，他第一次读到了帕拉塞尔苏斯的作品。帕拉塞尔苏斯是瑞士植物学家、自然科学家、破旧立新的医疗理论家，他的医学理论让生机萌发的医学界生气，又给了他们不少启发。[2]他特别看重用民间理论思想——他称之为“信号说”——来指导制药。按照“信号说”，大自然会向细心的观察者呈现某些草药和树木的表面特征，这些表面特征可以揭示其治疗效用。因此，兰花可用于治疗性病，因为它看起来像一个睾丸；蓝色小米草可用于治疗眼病。进一步推测可知，一个疾病的原因应当就在病情首次出现的位置，而且，治疗这种疾病的药物也应当在同一个地方。这就是为什么你被荨麻刺痛了，你要做的第一件事就是在那附近寻找酸模草。

斯通牧师因此认为，已知水是疟疾的起因，那么治愈疟疾的东西肯定和水有直接的关联。柳树长在水边，而且他已发现，柳树皮味道像金鸡纳树皮。根据“信号说”，柳树可治疟疾，已有一半的可能。不过，实际效果会如何呢？

激动的斯通牧师开始收集树上折断的枝条，拿出他的随身小折刀从周围的树干上削一些树皮。采集了一抱树皮之后，他穿过他的田产，走向考门溪尽头的一座磨坊。如果柳树皮和金鸡纳树皮相似的味道是个信号，那么，他就应当实验一下，柳树皮烘干、制成药粉以后是不是也能和金鸡纳树皮一样可以治疗疟疾。磨坊主是一个叫威廉·坎奇的人，他有一个大烤炉，常用来为磨面粉的当地农妇烘焙面包。

当牧师抱着柳树树枝来到磨坊并提出他的古怪请求时，磨坊主坎奇是怎

1　斯通牧师当年尝过树皮的柳树至今仍在原处，或者是当年那些柳树的后代，作者曾按照18世纪的老地图找到了它们。——作者原注

2　帕拉塞尔苏斯深信自然是一切的主宰，只有了解它，遵从它的规则，医生才能有效地行医。——作者原注

么回应的，这点没有任何记录。但他同意把牧师的一抱树枝放在他的烤炉上边，并答应看着它们，以确保它们不被烤焦。接下来的几星期，斯通牧师多次来磨坊观察柳树皮的烘干过程，并添些新树枝。在此期间，他还去布鲁尔和瓦德汉学院的图书馆查找资料——

这看来是可能的，如果这些树皮有很大的价值，也必然会广泛存在。我的好奇心促使我查阅医药典籍和植物学书籍，研究书中与柳树有关的内容，但柳树仅仅是作为一个名词存在于书中。我找不到任何药方里曾使用过柳树，也未发现任何植物学家提到过它的药用价值……

在西方和阿拉伯传统医学里，柳树在药用上的名声，随着古希腊罗马时代的结束而渐渐消于无形，仅仅是篇幅很长的药用植物名单上的一个名字。[1]数个世纪以来，植物学家不断添加新的植物种类，药剂师、僧侣医士、草药师傅和医生实验的植物也越来越多，那份药用植物名单也就越来越长了，许多植物不可避免地被忽略或遗忘。柳树曾在整个中世纪和文艺复兴时期都被用作一种民间药方，却已逐渐变成了受人称赞的建筑材料，而不是药方。即使有医药和植物学文献偶尔提到它，也说法不一。

这方面最好的例子可从一本书里找出来——尼古拉斯·库尔佩珀写的《英国医生可参考的本土药用植物》，此书的写作时间比爱德华·斯通牧师的实验早一个世纪。库尔佩珀是草药领域的传奇人物，他研制草药的方法颇为独特，挑战了医药保健行业的陈规。他起初是个药剂师的学徒，在伦敦为穷人们看病。他把拉丁语医药典籍翻译成英文，惹火了医药大学，因为这种行为打破了懂拉丁文的人士对医药知识的垄断。《英国医生可参考的本土药用

1　其他文明也曾单独提到了柳树的药用价值，如中国人在公元 6 世纪的医药典籍里就有记载，不过记载还是不太详细。另外还有证据表明，南部非洲的原住民（特别是霍吞脱人——可参看本书第三章）和印第安人也懂得如何用柳树治病。——作者原注

植物》就是在翻译的基础上编写出来的，书中包含了500多个药用植物处方。毫无疑问，其中一些药方是有效的。不过，库尔佩珀对柳树的使用建议，说明有关柳树的药用知识已经远远不如古希腊罗马时代。他建议说，可用柳树的树皮为伤口止血，减轻消化不良，提升视力，利尿，消疣以及去头皮屑，还能增强男女性欲。看起来让人瞩目，可惜大多是废话。[1]

所以，斯通牧师只能自己实验，他决心把柳树皮的药效与秘鲁树皮的药效进行准确的比较。他到坎奇的磨坊拿走他烘干的柳树皮，带回家用一根杵和一个研钵将它磨碎，过筛，得到约1磅重的粉末，然后开始四处找疟疾患者——

没多久，我就得到了一个判断这种粉末药效的机会。但是，鉴于我对它的性质还没多大把握，我只给病人服用很小的剂量，大约为20格令，发病期间每4小时服用一剂，然后十分谨慎严格地观察药效。我发现，病人的疟疾症状已大大减弱，但并没有完全消失。由于我没观察到什么不良副作用，我胆子大了一点，几天之内，我把剂量增加到原来的两倍，疟疾很快就消失了。然后，我给其他几个患者以同样的方法治疗，同样取得了成功。而且，我发现将药剂量调整为1打兰，发病期间每4小时服用一剂，效果尤佳。

斯通牧师并未披露首批接受治疗的患者都是谁，很可能是他们自己的家庭成员或奇平诺顿的穷人，他们中没有谁与牧师争论这一点：牧师是否有权把他们当作实验的小白鼠。[2]但随着新药显出药效，消息很快就传开，有地位有影响力的人也会开始寻求他的帮助。几乎可以肯定，斯通告诉了他的赞助商乔纳森·柯普爵士，并获得柯普爵士的同意，开始治疗患病的布鲁尔庄园

---

1 以我们所知，柳树的药用功效与他说的恰恰相反。比如，柳树能促进血液循环，对胃部产生不良刺激等。不过，柳树皮有消疣的作用还是有几分道理的。——作者原注

2 当时的奇平诺顿没有诊所和医生。——作者原注

的仆人和农夫。他甚至可能还为柯普爵士的家庭成员治病——疟疾发作起来，可不管患者是什么社会阶层的。随着时间的推移，这种药方（已经一点点改进了）似乎对最严重的病情都有效用，斯通牧师的预感已得到验证，他甚为得意——

有 5 年的时间，我持续使用它治疗疟疾和阵发性功能失调，效果一直很好。服用这种药的人数肯定超过了 50，除了几个患入秋摆和四日摆的病例，没有一个服药无效的病例。这几个病人因患病时间长，病情严重，服药后，病情在很大程度上减轻了，但并没有根治。这几个病人的病情反复发作时会伴有低烧，反复用药就没有效果了，看来药效只能达到一定的程度。或者是还没来得及发挥药效，病情又开始发作了。我没有深入研究这个问题，而是往药粉里加入了 1/5 的秘鲁树皮粉，这样才根治了这几个病人的病……

……以这 5 年里我用这种药粉给许多人治疗的经历来看，这种药粉在治疗阵发性疾病上，是效果很好的收敛剂、止血剂和解热剂。其功能与秘鲁树皮完全一致，也许药效发挥作用的程度不同。看来，这是一种安全的药物，因为我从未观察到它有什么副作用，病人在服用之前也没有采取任何特别措施。

经过 5 年的成功实验，斯通牧师想公布他的惊人发现。他很自然地就决定写信给英国皇家学会会长。他很可能也预想了这样的形势——

皇家学会的例会即将召开，研究讨论自然科学实验和观测结果；审读、听取和讨论有关自然科学的信件、报告和其他稿件；回顾和讨论自然与技术领域的奇事，并分析其意义，从中推演出某种趋势，哪些能加以改进，投入使用，进行进一步的发现……

英国皇家学会源于 17 世纪中叶科学界和其他学界人士在伦敦的非正式会

议，后来，逐步变成了每周一次的正式聚会。起初是没有名分的非官方机构，1663 年，该学会获得了查尔斯国王颁布的皇家宪章，该宪章的目的是促进自然知识的发展。两年后，学会著名的杂志《自然科学会报》第一期出版了。学会成员通过选举产生，但有关当选资格的标准在初期是比较模糊的。虽然它的创始人包括克里斯托弗·雷恩、罗伯特·胡克和罗伯特·莫雷等科学界名家，但大部分成员并不是专业的科学家，这样，学会就有了一个俱乐部的氛围和偏见。

学会有时把时间浪费在审议一些无聊和无关的项目上，为之争吵和表态。不过，学会还是慢慢地发展成欧洲杰出的科研机构之一。到了 18 世纪中叶，《自然科学会报》已经成了一份由资深科学家任编委的刊物，刊发了医学界、物理学界、天文学界、植物学界、化学界、数学界等自然科学领域的一系列令人惊叹的开创性成果。牛顿、哈雷和富兰克林等都是杂志早期的作者。如果提出的问题或理论，能在皇家学会的会议上得到审议，或者发表在《自然科学会报》上，那可是了不得的成就，这是很多人都梦寐以求但很难实现的事。对于一个默默无闻的乡村牧师而言，试图获得这种成就，那真称得上是野心勃勃啊。

但斯通牧师还在信中提到了两件事情：第一是他对柳树皮的理论是出自真正的科学兴趣，尽管他的实验是有点业余；第二是他和皇家学会的现任会长之间的一点私交——尽管他们的社会地位有着巨大差距。现任会长乔治·帕克，是麦克莱斯菲尔德家族的第二代伯爵，是一位杰出的数学家和天文学家，他在自己位于牛津郡的府邸里建了一座全英国最高水准的天文台。他的府邸非常靠近王子城，而爱德华·斯通就出生在这个地方。自 1722 年起，伯爵就是英国皇家学会的会员，后来连续担任 4 届学会的理事。1752 年他成为会长，那年他 53 岁。乔治·帕克也是在政治上有一定影响力的辉格党人。1754 年，他的儿子帕克勋爵在一次激烈的选战中当选为牛津郡的下院议员，在这次选举中，帕克勋爵的竞选助理就是爱德华·斯通。帕克一家怎么看待斯通牧师的，这能从帕克伯爵的儿媳萨拉·帕克在选举后所写的信中猜测一二。信件将斯通牧师描述成“一个好人，但不算是脑筋会拐弯的说客”。既然有这样一层关联，斯通牧师就有意利用一下——

我希望能发表这一重要的实验成果，我没有别的动机，只是为了让这个实验成果能在各种不同的环境和情形下被人们进行公平和充分的判断，从而让世人从中获益。如果不是出于这个目的，我是不会耽误阁下这么长时间的。如果我不是经过充分的实验确证柳树皮（拉丁学名为 Cortex Salignus）能有效治疗疟疾和阵发性功能失调的话，我也不会写这封信的。谨此。

向您致以无限的顺从与敬意。

您最恭顺、谦卑的仆人。

爱德华·斯通

牛津郡，奇平诺顿

1763 年 4 月 25 日

斯通牧师在信上签名，在墨迹未干的地方撒些细沙吸干墨水，然后就呼唤家里人把它送给去伦敦的邮政马车。斯通牧师肯定会再次怀疑这封信是否能被接受。这在很大程度上取决于会长的反应。如果信件在他那儿能得以通过，并送给英国皇家学会的理事会各位名家，那么，它就有可能在学会的例会上被宣读。他不会奢望自己被学会邀请，当然，他还是希望至少能在会后有个发表的机会。

几乎可以肯定，麦克莱斯菲尔德伯爵确实看了信件，并把它转给了学会的理事会成员。不过，他能做的也就到此为止了。那年初夏，他大病了一场，虽然他直到第二年去世之前一直是学会主席，他却没有进一步推动这件事。但这也已经帮了斯通牧师很大的忙了，这使得斯通牧师的信得以从科学价值的角度被考虑。1763 年 6 月 2 日，这封信在一个公开例会上被宣读，牧师和他高贵的引荐人都未出席会议，一位名叫詹姆士·伯罗斯的人坐在会长的位置上。这人不认识斯通牧师，他仅仅是在会议记录上写了一句“感谢斯通牧师给我们提供了‘有用的交流’”，然后，转移了议题。

就在那年晚些时候，这封信还是得到了重视，在《自然科学会报》上发表了。这绝不是个无关紧要的荣誉，这是对默默无闻的作者的充分认可。不过这里有一点瑕疵，那就是杂志把斯通牧师的名字弄错了，爱德华（Edward）·斯通在信件末尾的签名是正确的，杂志在排版时却弄成了爱德蒙（Edmond）·斯通，这一错误带来的麻烦没完没了。[1] 还好，斯通牧师的兴趣转移到其他方面去了，就在同一年（1763 年），他写了一本小册子——《视差概述：对金星和水星凌日的数学解释和几何图示》，并在书中预测出了观察金星凌日的最佳地点。更令人惊讶的是，4 年后他又给英国皇家学会写了一封信，雄心勃勃地论述解三次方程的数学方法。但麦克莱斯菲尔德伯爵已经过世了，这封信被认为缺乏创见，没被刊出。次年，斯通牧师离世，年 66 岁。[2]

斯通牧师的第一封信载入了史册，而且它确实产生了影响，虽然过程缓慢。1792 年，赫特福德郡一个名叫塞缪尔·琼斯的医生就不断地告诉别人柳树皮“在治疗疟疾上有奇效”。1798 年，一个名叫威廉·怀特的英国药剂师报告说：“自从推出以柳树皮代替金鸡纳树皮来治疗疟疾的项目之后，巴斯市慈善药房一年节省的费用多达 20 镑以上。”

在斯通牧师的这一故事里，最具戏剧意味的是，虽然他对柳树皮治疗疟疾的医疗潜力的重新发现是阿司匹林发展历史上真正的里程碑，但他完全曲解了柳树皮的药效。他相信他已经找到了一种能治愈疟疾且药效至少不比奎

1 非常巧合的是，的确有一个比较有名的数学家叫爱德蒙·斯通，且与爱德华·斯通属于同一时代人，他俩并无亲戚关系。但后人常常将这一发现归到爱德蒙·斯通的名下，直到今天都如此。这个混乱的差错在 1996 年由威廉·皮尔波因特（William Pierpoint）纠正。参见《英国皇家学会札记》，1996 年，卷 50。——作者原注

2 斯通牧师总共写过 4 本书：《亚伯拉罕献子祭祀的合理与超越常理》，牛津大学 1732 年布道文集；《视差概述：对金星和水星凌日的数学解释和几何图示》，牛津、伦敦，1763 年；《霍金纳德·波鲁大主教生平传略》，1766 年；《已故爱德华·斯通牧师重要布道文集》，1771 年，由斯通牧师的儿子整理出版。——作者原注

宁差的药物，但奎宁的作用是抑制能导致疟疾的疟原虫（直到近些年疟原虫产生了抗药性），而斯通牧师发现的是治疗疟疾症状的药物。这些症状包括发热、高体温、四肢酸痛和头痛等，这也是许多其他疾病的病状。斯通牧师的真正贡献是，发现了能减轻所有这些症状的药物。事后分析可看出，当初服用斯通牧师的药物的病人可能并未患疟疾。尽管如此，事后若干年，他的论述启发了欧洲令人眼花缭乱的新型化学实验室里的新一代科学家，他们将他的这一发现应用于工作中。

第三章

阿司匹林的拼图渐现端倪

革命、工业化和战争——这就是19世纪黎明时分的景象。当时的世界正在剧烈而残暴的变化中四分五裂，在此过程中，人们的适应能力和奋斗精神早已被大书特书。这个世纪以混乱开始，以史上最重要的药物实现大规模生产而结束。跟内燃机的发明和苏伊士运河的开凿一样，阿司匹林的工业化生产也包含很多偶然。幸运的是，19世纪的人们，有工具，有动机，也有决心来将他们的想法变成现实。具体到阿司匹林来说，促成其工业化生产的有各方面的因素——一系列细微的、往往与事情发展没什么关联的变化，蓬勃发展的经济大环境，医疗和科学发展，这些都对它起到了催化作用，最终出现了重大突破。

在新旧两个世纪交替的50年里，世界进入了意识形态纷争不息、政治和社会动荡不安、突发事件和新观念层出不穷的状态。启蒙运动带来的怀疑精神和理性分析一时风行，成为哲学主流。资本主义虽然还未露出血红的牙齿和爪子，但已发展得相当有成就，它强化了激烈的竞争、投资、创业和成立有限公司等商业工具。以“最大幸福原理”为理论的功利主义，以暴力推翻皇权的法国和美国革命，特殊的地理位置、政治和经济环境所催生的英国工业革命——所有这些，形成了已不能包容过去的新世界，这也让人类付出了惨痛的代价。人口结构也发生了巨变，人们开始从农村迁入新的城镇。拿破仑想在欧洲大陆确立自己的霸主地位，而英国通过巩固自己的海上霸权来还击，战争一直是个能促成巨变的因素，笼罩了整个欧洲。夹杂在这些大事件之中的，是一些“小事”——通过技术变革、科学探究和生产力释放来逐步改善日常生活，这些“小事”经常被人所忽视，但它们却自有其重要性。

错综复杂的阿司匹林的故事，正是在这样的背景下展开的。当时，怀疑精神无处不在，对知识的渴望将化学从炼金术士和药房药剂师那里解放出来。新的实验室和科研机构将挑战各种先入为主的观念，国家竞争和商业竞争也加剧了这一趋势。新的企业不断将新的发现转化为产品，并开发新的销售途径。工业领域的科研人员，在投资者和企业家的压力驱动之下，也和业余科技爱好者以及备受尊敬的专业科学家一起去追逐科学的荣耀。最终，成千上万项新技术不断涌现。19 世纪的历史步伐就是这样混乱，变化是全方位的，这些发现，有很多是偶然得到的，有很多是系统研究的结果。这揭示了科学研究的一条真理：科学上的突破，只有极少数是由天才妙手偶得，更多的则是，一个又一个人踩着小步子跟进，各自为最终的解决方案这块宏大的拼图提供一小块图样。此时，阿司匹林这块了不起的拼图还差很多拼块。

阿司匹林到底是由什么物质组成的？19 世纪的科学家们一次又一次地思考这个问题，他们尽力对过去一直被拿来就用的东西进行化学分析。此时的药理学研究的具体对象就是天然药物——自然衍生的药品和草药医生多年采用的药方。化学家们热衷于识别和分离出这些物质的活性成分，这样做，部分是出于纯科学的兴趣，但也有一些是出于具体的医学目的和商业用途。当时的人们相信，将有效成分分离出来，可以提高药物的效力，有利于控制剂量，还有可能在将来合成这些药物以便降低成本。

1797 年，一个名叫约翰·克里斯蒂安·赖尔的医学理论家对这种方法进行了知识性的分析。值得一提的是，这位医学理论家后来成了德国精神病学的创始人之一。在一篇题为《未来药理学的原理》的论文中，他概述了该学科的研究目标：

必须从根本上真实、科学地揭示药物与人体之间相互作用所带来的变化。在此过程中，药物也起变化，不过，药理学应当只研究其中有助于解释人体变化的部分……科学的药理学，需要的是了解药物在各种情况下的表现，尤其是其化学性质方面的知识。许多药物的特定成分和一般成分，我们仍然不了解，特别是药品的定量条件，这方面的知识尤其欠缺。只要还存在这方面知识的欠缺，药理学意义上的科学治疗就是不可能的……让药理学趋于完整的唯一方法，就是进行实验，精确地记录实验结果，并在更高的层面上将孤立的实验结果进行归纳总结。

比较实际点的看法是，新药学的出现与拿破仑战争有关，因为战争造成了金鸡纳树皮供应短缺。早在1763年，爱德华·斯通牧师曾实验过以柳树皮替代昂贵、稀罕的金鸡纳树皮。50年后，有人多次尝试将金鸡纳树移植到欧洲，但都失败了，欧洲大陆还是得从拉丁美洲进口这种树皮。法国大革命之后，拿破仑皇帝掌权，英国和法国之间的冲突加剧，英国皇家海军加强了对横跨大西洋的商业海运的封锁，金鸡纳树皮的供应被中断了，整个欧洲大陆与法国的贸易也因此被限制。此外，西班牙金鸡纳树皮的贸易（西班牙仍然是金鸡纳树皮的主要进口国之一）也受到影响。因为西班牙曾与法国结盟数年，所以也受到了英国皇家海军的封锁，而且，西班牙一度被法国占领，其与海外属地的正常贸易难以进行。与此同时，疟疾仍然困扰着欧洲的大部分地区，对最普通的治疗药物的需求不曾减少。再说，即使金鸡纳树皮能够顺畅地运抵欧洲，数量还是有限的，大多数人还是用不起。因此，增加有限的货源，这一出路的优势已很明显，而分离出金鸡纳树皮的活性成分，这个必要性也很明显。不过，有了意愿并不意味着就有了方法。在好些年里，金鸡纳树皮继续守着自己的秘密。

但是，实验科学的兴起——尤其是在19世纪初的法国——使得化学家们在了解很多天然药物的成分和药用原理上取得了巨大的进步。第一个被破解的药物是鸦片。1804年，法国药剂师阿蒙·塞坎和夏尔·路易·德罗斯纳从鸦片中分离出了结晶物质，但他们不知道那是什么。一年后，一个名为弗里德利希的德国药剂师证实了它是一种碱性物质，并把它命名为吗啡。1809年，另一位法国科学家路易 - 尼古拉·沃克兰为最终分离出尼古丁做好了准备工作。不过，在这种新的化学领域做出最大贡献的是皮埃尔 - 约瑟夫·佩尔蒂埃和约瑟夫·卡文图这两位药剂师，他们主要在巴黎工作。1818 年到 1821 年之间，他们接连取得了瞩目的成果，分离出木鳖碱、士的宁、藜芦碱、咖啡因，最后从金鸡纳树皮中提取了奎宁这种让科学家们困惑多年的物质。这些成分都对人体有很强的作用，很自然，它们就被归入了生物碱。

很自然，用不了多久，生物碱方面的化学家们将会研究柳树皮。在 18 世纪末期，柳树皮在英国有时会被用作金鸡纳树皮的替代品，而且，这种做法已经传到了欧洲大陆。这些化学家是否研读了爱德华·斯通 40 多年前记述的有关柳树皮的简单实验的信件，尚不得而知。但是，英国皇家学会《自然科学会报》的旧刊被保存在欧洲的图书馆，化学家们以此为参考，这当然是可能的。可以肯定的是，柳树又开始引起人们的注意，而且，分离其关键成分的工作正在各地展开。事实上，它似乎已经让一些化学家痴迷，因为这项工作的每个微小步骤都被刊登在学术期刊上，这样，别人也被激励着回实验室去，在竞争对手的成果之上去努力改进。第一个重要成果是 1826 年由意大利科学家路易吉·布鲁尼亚泰利和若阿内斯·德·丰塔纳两人取得的，但他们得到的东西纯度不够，无法证实其药效。第一个实质性的突破是两年后由慕尼黑大学药剂学教授约瑟夫·毕希纳取得的，他从柳树皮中提炼出了带苦味的黄色晶体，量很小，他将它命名为柳苷。1829 年，一个叫亨利·勒鲁的法国化学家完善了提取过程，从 1000 克柳树皮中获取了约 25 克的晶体。1838 年，意大利人拉法莱埃·皮里亚从柳苷中得到了一种相当强的有机酸，他称之为水杨酸。

这些前沿科学是由一小群专业的科学家推动的，他们彼此了解，至少大概了解对方的工作进展情况。在这种情况下，有一个事实很容易被忘记，那就是，科学发现也能异军突起，独立工作的个体，他们不知道自己钟爱的

“X”项目可能某天会跟别人钟爱的“Y”项目发生反应。阿司匹林的故事里，就有这样的情况。在亨利·勒鲁完成柳苷的提取工作之后不久，一位瑞士药剂师开始研究一种完全不同的植物。

约翰·帕根施特歇尔真可谓生不逢时。1830 年，欧洲的传统药制销行当已经走上末路。他是欧洲最后的传统药剂师之一，正站在两个时代的交接点上——以个人经验行医制药的旧时代、采用科学分析的实验化学的新时代。他在瑞士的伯尔尼山区经营一家规模不大的诊所，为当地人求医问药提供一点方便，对当地人来说，他相当于如今的全科医生。这在当时的欧洲是个普遍现象，延续好几个世纪了。不过，帕根施特歇尔不仅仅是一名乡村医生，还是个心怀使命感的人，他将自己的大部分时间和精力用于寻找有助于缓解疼痛的药物。自然，他会找一些民间偏方和草药疗法，这也是他的医学经验的一部分。像 70 年前的爱德华·斯通牧师一样，他也信奉帕拉塞尔苏斯的“信号说”。该学说在多年的传播中，又加入了这样一个观念：每种草药肯定至少包含一种活性成分，可以用它来治疗一种特定的疾病。原理没变，但思路变了，这种思路激励了欧洲大陆新型科研所里的许多实验科学家。

有一天，约翰·帕根施特歇尔的目光落到他最喜欢的一种药物上：绣线菊，拉丁学名 Spiraea ulmaria。当时，这种药物被认为有治疗牙痛和风湿病的功效。如果他能从绣线菊中提取止痛成分，这将意味着他以后不用去周围的田野里艰苦寻找，还能更有效、更广泛地应用它。于是，他把诊所后面的一个小房间作为工作室，开始用简单的玻璃瓶和试管进行简单的蒸馏工作，将绣线菊的叶子切碎，放入大桶里浸煮，然后倒入瓶子和试管。他一直干了几星期，实验最终产生了无色的、闻起来很香的液体——酊剂。他认为这是绣线菊中能治病的活性成分。他把自己的实验写成了一个简单的报告，寄给了瑞士的一份期刊。他还不时地以蒸馏水作为药物让本地的病人服用。这件事似乎就到此为止了。但是，3 年后，他的文章引起了柏林一位新生物碱专家卡尔·雅各布·洛维格的注意。

这篇文章之所以会引起洛维格的兴趣，是因为他一直在寻找新的研究对象。他设法弄到了一些用帕根施特歇尔的方法制作的酊剂——瑞士药师将这种物质命名为醛——然后他在实验室里开始分析。大量实验之后，他发现，通过给醛增加氧气，就能分离出一种酸。他在自己和志愿者身上进行实验（当时，动物实验并不流行，要到19世纪末才常用），实验发现这种物质可以退烧、减轻疼痛。他相信自己已经发现了一种效果强劲的新药物，将它命名为绣线菊酸（拉丁文名 spirsaure）。[1] 他写文章介绍自己的研究结果，然后，就信心满满地等着别人的喝彩。直到后来，当拉法莱埃·皮里亚的实验结果发表后，洛维格才惊讶地发现，自己找到的并不是什么新物质。他得到的就是水杨酸，多年来别的科学家一直努力从柳树皮中提取这种东西。不过，他得到的这一出乎意料的物质，无论叫什么名字，无论它是如何提取的，至少这一点非常清楚：它具有无可否认的医疗潜力。这个发现在今后的许多年里，反复吸引着科学家们与之产生交集。

当然，洛维格的发现并不是阿司匹林整个故事里唯一的意外，那时候，对阿司匹林甚至整个医药行业影响更为深远的意外事件，正在其他地方不断发生。

18世纪后期开始于英国的工业革命是多种因素同时会聚到一起共同作用的结果——自由的政治环境、政府干涉较少的经济、有利的地理和地质条件、技术革新和企业化的商业环境。不过，其他更现实的问题也起到了一定作用，最显著的一点是英国的煤炭储备。当时，煤炭早已用于家庭取暖，至少大家都买得起那些小煤矿挖出的浅层煤炭。工业规模扩大，用煤量大增，煤炭驱动蒸汽机，而蒸汽机改造了生产流程。煤炭加工成焦炭，为高炉炼铁提供燃料。用煤量增加又促使人们挖掘更深的煤层，产量上去了，成本下降，煤炭变得更便宜，用得更普遍了。1792年，苏格兰工程师威廉·默多克发现在真

1　绣线菊酸的拉丁文名 spirsaure 已被人遗忘，但它在阿司匹林的名字 aspirin 里有所体现。——作者原注

空中燃烧时会释放出一种气体，这种气体会燃放出非常明亮的光。[1]

新机器可以昼夜不停地工作，煤气灯为夜间工作提供了廉价的照明。接着，市政部门也顺应大规模生产的时代要求，为了让工人能够安全夜行，准时到达工厂去工作，在暗淡、雾蒙蒙的街上安装了煤气灯。燃气公司开始铺设管道网络来输送新的燃料，煤气灯纷纷出现在街头小店和楼堂馆所里。事实上，19 世纪，在英国和其他发达地区，工业化进程最明显的标志之一，就是煤气灯这种发出苍白光芒的人工光源。

不幸的是，光不是煤气的唯一产品，煤气燃烧后会留下有害残留物，一种肮脏、发出恶臭的油腻物——煤焦油，煤焦油没有明显的用处，且难以去除。但是，科学家又一次靠智慧解决了问题。他们发现，煤焦油饱含着各种有趣的化学品，甚至可以由此开拓工业研究的新领域。其中一位名叫弗里德利希·费尔南迪·伦格的德国科学家更是才华横溢，25 岁的他曾独立研究出分离咖啡因的方法，只是在时间上被巴黎的卡文图和佩尔蒂埃抢先了一步。然而，在 1834 这一年时间里，他就有三项引人注目的发现。第一项是从煤焦油中分离出一种重要的新物质——苯胺。第二项是将苯胺转化成另一种化学物质——苯酚。苯酚即俗称的石炭酸，有杀菌防腐的功效，最初被用于污水处理行业，后来，爱丁堡的外科医生约瑟·李司忒将石炭酸用于预防术后感染，石炭酸由此广为人知。可以说，19 世纪成千上万接受手术的病人应当感谢伦格的发现，否则他们有可能死于伤口腐烂。苯酚曾长久用于防止感染，直到出现更好的替代品。

不过，伦格的第三项发现才是最重要的。当时他发现苯酚并不是苯胺的

1 威廉·默多克（1754—1839），苏格兰人，工程师，他是对工业革命有显著贡献的人物。他曾设计了一台能上路移动的蒸汽机，当时的人们还认为会移动的蒸汽机没什么用处。他最著名的发明是煤气灯。他在火炉边闲坐时，在烟斗里装了些细煤渣，然后放到炭火上，烟嘴喷出煤渣释放的气体，他注意到这种火光明亮耀眼。1792 年，他在自己家里和工作车间里装了第一批煤气灯。过了 15 年，煤气灯照亮了伦敦的威斯敏斯特大桥。——作者原注

唯一衍生物，他还从中得到了一种有机染料，将其称为苯胺黑。苯胺黑引起了学术界的极大兴趣。作为一个专心于学术的科学家，伦格既没有手段也没有动机去利用自己的这一发现。不过，别人却可以加以利用，而且，他们所做的，还与本书所叙述的这个曲折复杂的故事紧密相关——寻找奎宁的替代药品。

威廉·亨利·珀金，1838 年 3 月 12 日出生于伦敦，他从小就对事物的运作方式表现出明显的兴趣。作为一个男孩，他对于修补机械感兴趣，还自学画画，甚至一度想自己造一台蒸汽机——这堪称一个壮举，那时候蒸汽机还是非常罕见的。他的父亲乔治是个建筑工人，他看到儿子很有天分，就希望他将来也从事建筑业并能有所成就——当个绘图员什么的，或者还能成为建筑师。但这位父亲没能在儿子身上实现这个愿望。在学校里，少年珀金的一个朋友向他显摆了让物质形成结晶体等几个基本化学技巧，这使他着了迷。这个爱好改变了他的生活。

那段时间里，他进入伦敦男子学校读书，该校的化学课老师是一位名叫托马斯·霍尔的先生。这位老师发现珀金有潜力，便建议他去新成立的皇家化工学院就读。15 岁的珀金被录取了。

英国皇家化工学院的建立，是越来越多的英国人意识到英国科学落后于欧洲大陆的竞争对手，尤其是落后于德国之后达成的一项共识。早在 19 世纪 40 年代，英国人设立了一项公共基金，用于建立这所专门教应用化学的学校，参与者包括两任首相威廉·尤尔特·格莱斯顿和本杰明·迪斯雷利，以及维多利亚女王的丈夫阿尔伯特亲王。阿尔伯特亲王通过他在故乡德国的人脉，说服了著名的德国科学家奥古斯特·威尔海姆·冯·霍夫曼（当时他只有 28 岁）来到英国皇家化工学院担任教授。霍夫曼是一个善于启迪的老师，一个在化学领域颇有建树的化学家，而且他有善于发现人才的眼光。起初，珀金只是他的一个普通学生，但到了 1856 年，霍夫曼将珀金挑选出来担任他的个人实验室助理。为了给这个早早便成才的年轻人一份挑战，霍夫曼让珀金试着合成奎宁。尽管卡文图和佩尔蒂埃从金鸡纳树皮中提取奎宁已经过去

35 年了，但金鸡纳树仍然不能在美洲以外的地方进行商业种植，也没人能够通过化学合成的方法得到奎宁。更重要的是，随着英国的新殖民扩张，维多利亚的探险家们掀起了去非洲内陆开辟新领地的浪潮。疟疾仍然是一个严重的问题，尽管昂贵的金鸡纳树皮从中美洲源源不断地大量运来，但还是不能满足需求。

珀金接到霍夫曼交给他的课题之后，在一次休假期间，把问题从学院和实验室带回了家中，那个可以俯瞰伦敦东区码头的小实验室。他首先尝试用重铬酸钾使一种名叫甲苯胺的化学物质氧化。这个尝试失败之后，他又试着用苯胺取代甲苯胺，也就是伦格几年前发现的、到那时已普遍应用的煤焦油衍生物。这个尝试也失败了，但科学的机缘起了作用，珀金所用的苯胺中含有杂质，化学反应在试管壁上留下了一些黑色糊状物，当他在水中清洗试管时，这些糊状物变成了炫目的亮紫色。也许他回想起了伦格得到的苯胺染料的衍生物苯胺黑，这一下勾起了他的兴趣，他开始研究提取这种炫目的亮丽颜色的方法，看是否能得到一种染料。后人都得感激他这次的灵光一闪。

人类给织物染色来增加其魅力的历史，几乎跟织物本身的历史一样久远。但在数十个世纪里，人类能用来染色的颜料却寥寥无几，甚少有变化。在化学工业出现之前，染料主要来自动物、植物或者矿物，制作这些染料既昂贵又费时。因此，人类对新染料的追求意愿一直很强烈，罕见的染料颇为珍贵。紫色染料就是一个很好的例子，紫色象征财富、权力和威望。亚历山大大帝在公元前 331 年占领了波斯首都舒什之后，对波斯皇家国库里的紫色长袍惊叹不已。罗马帝国的皇帝也都穿着“帝国紫”的官服，“帝国紫”这种染料是从海洋软体动物紫螺中提取的，所染的衣物是皇家特供用品。1464 年，教皇保罗二世用取自胭脂虫的染料制作了“主教红”衣料，同样是教会权贵的特供用品。当然，其他的颜色也被人们陆续发现，比如，高卢和英国的凯尔特人发现的纯蓝色菘蓝，17 世纪的荷兰人发现的亮红色染料苋菜红，18 世纪末从美洲橡树皮中发现的黄色染料等。不过，这些染料，也像皇室和主教们钟爱的紫色一样很难制备。即使是最常见的颜色，如茜红、靛蓝、橙黄等，也都是非常难以萃取的。橙黄染料可以追溯到公元前 1900 年的米诺斯文明时期，克利特岛上的人们发现了番红花，采集花朵中的雄蕊，用文火煮数小时，可以得到极少量的橙黄染料。靛蓝来自一种印度植物蓼蓝，经过几星期复杂的发酵过程才能得到。茜红则更难获得，它来自稀有植物茜草，这种草只生长在土耳其和英国的海外领地西印度群岛。提取染一匹布需要的茜红染料，生产过程可能会超过一个月。

人们一直在尝试将这些染料混合以得到新的色彩，当然，也在研究各种颜色的浓淡程度以及快速提取染料的方法。工业革命席卷了整个欧洲，英国兰开夏郡和其他地方的新纺织机正飞速织出数百万匹棉布，以更便宜、更好看的染料来取代种类有限的传统染料就成了非常迫切的需求。

这么说来，威廉·珀金的发现来得正是时候。他又进一步实验了他新得到的化学物质，包括给几件丝绸染上炫目的紫色，他确信这个产品投入商业生产是可行的。父亲的帮助和染料行业的一些建议让他获得了专利，然后，他于 1857 年开了一家生产这种染料的工厂，工厂靠近伦敦大联盟运河。他把自己生产的这种新紫色称为苯胺紫或淡紫色，随后的短短几年内，这种紫色成了市面上最时尚、最受欢迎的颜色。它真正走俏的时候，是拿破仑三世的妻子认为这种紫色与她的眼睛颜色很搭配，穿上了这种颜色的衣服。紧随其后，维多利亚女王也身穿苯胺紫礼服出席女儿的婚礼，在其他大场合也以这种颜色的服装露面。在媒体和公众的极大关注之下，珀金在 35 岁的时候成了一个富豪。紫色，一度是主教、国王和皇帝的特供品，就这样成了唾手可得的大众商品。

不过，他对科学的贡献，不仅仅是弄出了一种时尚的新颜色。[1] 在他的研究方法的启迪下，一个全新的有机化学工业出现了。很快，整个欧洲都学会了从煤焦油中提炼染料，而提炼的化学过程，又使得一系列创新产品出现了，

1　他后来又发现了好多种苯胺染料，并分离出了一系列化学物质，为香水行业打下了基础。——作者原注

从炸药、食品调料、香水、香精到塑料、涂料和防腐剂。对于本书讲述的故事来说，最重要的是，珀金开创性的发现让制药行业欣欣向荣。珀金虽然没有直接发现合成奎宁的方法，但间接地，他的发现促成了阿司匹林的问世。珀金当时并未意识到，他正在玩另一块拼图。

回到纯科学领域来说，自毕希纳、勒鲁、皮里亚和洛维格初步揭开柳树皮、绣线菊和其他水杨酸植物能治病的秘密之后，这方面就再也没有什么进展。尽管他们的发现也引起了一小群科学家的关注，但他们没能改变公众对这些植物的认识。几个药剂师尝试用水杨酸给食品防腐，或者给远洋航行所贮存的淡水保鲜。也有几个医生试着用它减轻风湿病和发热症状，但许多医生还是喜欢用柳苷（从柳树皮中提取的结晶体）。在对水杨酸的治疗功效有所发现后的近 20 年里，它只是人们已知的大量有机化合物中的一种，并没有什么特殊的用途。作为药物，其主要问题是在大剂量服用的情况下，它会刺激口腔、食道和胃，让服用者感到难受。相比服用含有水杨酸的柳树皮，单独服用水杨酸的副作用更明显。很多人试过一次后，就再也不愿意服用它了。

不过，1853 年，也就是年轻的珀金在伦敦的皇家化工学院开始攻读化学专业时，法国科学家夏尔·热拉尔就已经非常接近阿司匹林了。事实上，如果历史稍作改变，我们就有可能早 46 年得到阿司匹林。热拉尔出生于斯特拉斯堡，是蒙彼利埃大学的化学教授。37 岁的他就已在欧洲同行中颇有声望。1852 年，他因一本名为《有机化学纲要》的书而声名大振。这本书描述了他在酸酐（从水中提炼的物质）方面的研究。他最新的项目更是雄心勃勃，试图通过将有机化合物分类来找出它们之间的联系，以及研究把它们混合起来又会发生什么（后来者也许会发表这样的评论：19 世纪的化学虽然合乎逻辑，思路清晰，但通常只是把一些原料随意丢到一起，然后看看能发生点什么）。热拉尔精细地观察了许多物质，包括水杨酸。他知道水杨酸并没有那么确定的药效，但他好奇，想看看它的结果，决定验证一下，如果修改一下其构成成分，它的药效能否在一定程度上得到增强。他最先注意到的是水杨酸的分子结构是由 1 个中心（后来发现是 6 个碳原子组成的苯环）和 2

个附加的原子团羟基（-OH）、羧基（-COOH）组成的。当水杨酸的羟基接触到胃壁时，它能对胃黏膜产生令人痛苦的刺激，这正是水杨酸作为药物的致命弱点。

之后，热拉尔尝试了一个非常复杂的实验。他试图引导水杨酸的衍生物之间发生化学反应——一种衍生物是水杨酸钠（几个月前由科学家亨利化学合成的，比较容易使用），另一种衍生物是乙酰氯。他的实验目标是用乙酰氯的乙酰基取代羟基中的氢原子，通俗地说就是拿掉强一点的酸，换上弱一点的酸。如果他的实验完全成功，那他就找到了方法来减轻药用水杨酸让人反胃的酸性作用。但这个置换过程过于复杂，19 世纪的实验室技术比现在要简陋得多，结果，他只得到了粗糙的、纯度很低的产物。当然，热拉尔是第一个用化学合成得到确定成分的乙酰水杨酸的人。[1] 今天，当我们吞下一片阿司匹林，其实就是服用乙酰水杨酸，或称 ASA。遗憾的是，热拉尔觉得这个化学合成的实验过程太冗长，枯燥乏味，他也就把这实验扔到一边了。

在随后的几年里，其他化学家也试图化学合成 ASA，或者试图改进制取水杨酸的过程。前者一开始没什么进展，几年后，德国科学家卡尔·约翰·克劳特才得到了较好的实验成果。但后者倒是颇有成绩。马尔堡大学的德国科学家赫尔曼·科尔贝就研究出相当有效的方法，他在 1859 年成功地用苯酚钠和二氧化碳合成水杨酸。这个制取过程后来被他的学生弗里德利希·冯·海登沿用，他建立了一家大型工厂——海登化学公司，利用此化学合成过程来生产水杨酸。

阿司匹林这块大拼图的拼板开始汇合。但在最后的画面显现之前，还差两块大拼板，一块是要有人投资时间、金钱、科学技术和工业智慧，以便让这种东西进行商业生产，并且保证产品没有不良副作用；另一块是要有人大肆宣传，说服医生相信这一类化合物（柳苷、水杨酸、绣线菊酸和乙酰水杨

1　大家也许不记得这事了，但斯特拉斯堡的人们记得这一历史事件。1956 年，在热拉尔的百年忌日，这儿的人们举行了一场纪念典礼。——作者原注

酸）都已得到了充分的验证，并被证实很有疗效。接下来，我们要讲述的故事就是这一方面的内容，这故事的主角是一个体格健美的苏格兰医生。

1725 年，记者兼作家丹·笛福在纵贯英国的旅行中发现邓迪“是苏格兰最好的商业城镇之一……人口众多，到处有整齐的住宅和宽阔漂亮的街道”。如果时间往后推 150 年，他不太可能认出这个城市。这个城市曾经是著名的亚麻纺织品制造中心，后来就把心思全花在更有前途的工业生产上了。黄麻是这个大转变的罪魁祸首。从 19 世纪 30 年代开始，用印度进口的黄麻来生产结实的麻袋、地毯和行李包，成了邓迪最重要的产业。喷出蒸气和浓烟的巨大烟囱很快就成了城市的主要景观，前来这里工作的移民数不胜数，许多人甚至从爱尔兰远道而来。“黄麻之都”就这样诞生了。

工厂主们出于自身商业利益考量，对这种大规模移民潮很欢迎，因为人多了，劳动力就便宜了。不久，邓迪的劳动力市场就出现了人力资源显著过剩的局面，工人工资也跌落到全英国最低水平。还有许多女工和童工，他们被严重剥削；年轻人经常在满 18 岁、拿到成人工资之前丢了工作。可以想得到，这个新出现的人数众多的劳动力市场完全压垮了有限的住房供应。一切都来得太迅速，几乎没有时间和财力给每个人建造合适的住宅。于是，临时住宅变成了长期住房，房屋空间也一分又分。当年笛福曾看到的整齐的住宅变成了肮脏拥挤的兔子窝。

过度拥挤的住房，造成了不可避免的悲剧。19 世纪中叶的邓迪市，是苏格兰婴儿死亡率最高的城市。1832 年到 1854 年之间，这里发生了三次大的霍乱疫情，斑疹伤寒和肺结核甚为流行，小儿麻痹症和佝偻病也很常见。最终，市政当局意识到了他们的责任，并开始应对这种糟糕的匮乏与贫困局面，但是，治理工业问题、解决贫困问题比产生这些问题所耗用的时间要长得多。在之后的许多年里，欧沃盖特区和布莱克内斯区那潮湿拥挤的贫民窟让邓迪这座城市蒙羞。

1864 年年底，当托马斯·约翰·麦克拉根这个雄心勃勃的年轻医生来到邓迪皇家医院担任住院医务监督时，他所见到的就是上述情形。这个城市正处于周期性流行的斑疹伤寒的发病高峰期，医院绝对是非常欢迎他上任的。不过，麦克拉根的医疗经验都是在比较正常的工作环境中获得的，邓迪的现状则让他感到震惊。

虽然麦克拉根的父母住的地方离邓迪只有 40 英里，但他是一个游历甚广的年轻人。他的父亲也是医生，娶了牙买加一个富有的种植园主的女儿，回到苏格兰，他靠妻子的嫁妆在珀斯郡附近的斯昆镇开了一所规模很大的医院。医院可观的收入让年轻的麦克拉根得到了优越的教育：上珀斯一所昂贵的私立学校，在格拉斯哥大学读人文，然后到爱丁堡学医。1860 年，他获得了医学博士学位，然后赴欧洲大陆深造，先后在巴黎、慕尼黑和维也纳的医学院攻读博士后。这些求学经历，让他掌握了法语和德语，以及医学方面的最新进展，也明确了自己的远大抱负。1864 年 2 月，他看到邓迪有一个工作机会，于是决定返回苏格兰。斑疹伤寒的流行是他遇到的第一场严重挑战——他是邓迪的医务监督，对公共卫生负责——而他在欧洲大陆学到的检疫技术也大有用途了。

麦克拉根对邓迪的状况感到震惊。他在后来写的文章里描述自己去一些居民家中调查时所目睹的“肮脏和压抑”。他指出，其中的一些问题不是由剥削造成的，而完全是因为住房不足。“我多次访问斑疹伤寒病人家里，发现一间屋里住着父亲、母亲和几个大大小小的孩子，这并不是因为贫穷，而是因为他们找不到更合适的住所。”

在这样肮脏的环境里工作，麦克拉根自己没有被感染，这真说得上是很幸运的。在 1865—1866 年的传染病流行期间，邓迪市有 23 名医生和护士死于伤寒。而且，麦克拉根后来在一次应对突然爆发的伤寒（这种伤寒会造成急性痢疾和腹泻）时，皇家医院的污水管道破裂，医院被污水淹了，他也很幸运，只是微有不适，而他的前任却在 1863 年死于伤寒。

通过执行严格的公共卫生政策——隔离病人和他们的家属，销毁病人的衣物和床上用品等——麦克拉根和他的同事们逐渐控制了斑疹伤寒的流行。

虽然他不能改变城市的普遍贫困的现状，但他设法改善医院的卫生条件，让邓迪的病人死亡率降到了全苏格兰最低。

但是，1866 年合同到期之后，麦克拉根决定不再连任，这完全可以理解。他搬进了在邓迪内德盖特街（本地的富人区）买的一栋大房子，他和妻子伊莎贝拉安顿下来，自己开了诊所。作为一名广受当地人欢迎的医生，他的生活过得很惬意。不过，他在医院的经历极大地影响了他，在随后的几年里，他把自己的才智用到了发烧和感染的问题上。1874 年，他开始调查邓迪当地最普遍，也是民众抱怨最厉害的问题——风湿热。

正如我们现在所知道的，风湿热的症状和关节炎很相似，是由链球菌感染引起的。在潮湿拥挤的邓迪市，这种感染传播很容易。但是，在 19 世纪，人们对于风湿热的成因仍有许多相互矛盾的理论。一些医生认为，这是由于血液中乳酸太多，另外一些医生认为神经不健全才是罪魁祸首。麦克拉根则认为是某种寄生生物引起的，它们寄生在关节和内脏的肌肉和纤维组织里。[1]

不过，这不是他的研究重点，他要做的是寻找有效的治疗方法。就在这一过程中，他做出了一个医学史上最有价值的贡献之一——他开始实验柳苷的药用效果。

在那之前，人们广泛研究柳苷的化学结构以及人工合成水杨酸，这些研究都是在化学实验室这个封闭的小世界里进行的，科学家很少对外界披露这方面的知识。此时的制药行业仍然处于起步阶段，科学、医学和制药之间的密切关系是后来发生的事。事实上，当时的市场上根本没有出现任何化学手段制备的药物，不过，也快了。在我们现在的社会，一种很有前途的新药在

1　这类寄生生物确实存在，但引发的并不是风湿热。如果麦克拉根运用这一思路研究疟疾，很可能会提前揭开疟疾的秘密。由于疟疾与风湿热表面上有很多相似症状，因此，当时的人们常将它们混淆了。1880 年，也即麦克拉根提出是寄生生物引起风湿热之后的几年，法国医生阿方斯·拉韦朗在疟疾病人的白血球中发现了寄生生物。——作者原注

推出之前，必须进行大量的临床实验。但在 1874 年，这样新颖的想法很不现实。麦克拉根的实验是医学界的首例（此言是指在符合科学的基本要求的前提之下），他要验证水杨酸类物质是否如别人提出的那样对风湿性关节炎具有治疗效果。这并不是贬低爱德华·斯通早前的研究工作，斯通的研究虽说是间接的，但他毕竟是近代历史上第一个证实这类物质有潜在药用价值的人。不过，斯通只是一个牧师，并不是医生，他的工作缺乏权威而全面的医药分析。他之后的许多药剂师和化学家也跟他一样缺乏资质。他们扩展了有关这类物质的知识，但他们的工作重点是确定这类物质的化学成分。这些成分的药效，则需要麦克拉根来验证。

他从两方面得到可以用作临床实验对象的风湿热病人——他在内德盖特街开的私人诊所的病人、邓迪皇家慈善医院的病人。邓迪皇家慈善医院建于 1853 年和 1855 年之间（耗资 14500 英镑，以发行公债筹建的），医院是一座宏伟的哥特式风格的建筑，耸立在城市南边的开阔高地上。它当然不仅仅是一座宏伟的建筑，它有 235 张病床，在麦克拉根任职期间，它已成为苏格兰第一个有独立的内科、外科和发热病科室的医院。邓迪居民因其生活环境和贫困，多患有风湿热这种易感染的病，医院病床非常紧张。虽然麦克拉根不再是慈善医院的负责人，严格来说，他没机会直接接触到医院的病人，但他又担任了医院董事会的职务，所以，他不缺少用作临床实验的“小白鼠”。

好像是跟爱德华·斯通心有灵犀，麦克拉根的实验与之类似，也是按照“信号说”的原则进行的。帕拉塞尔苏斯的古老信条直到 19 世纪仍然影响着许多医生——

大自然似乎在疾病多发的气候环境中，施与人类治疗这种疾病的手段，我决定在杨柳科植物中寻找治疗急性风湿病（风湿热）的药方。杨柳科植物的树皮往往都含有味道苦涩的柳苷，这东西正是我想要寻找的。

他选择了柳苷而不是水杨酸来进行实验，似乎是因为柳苷较之水杨酸不易刺激肠胃。他实验了两种类型的柳苷，一种来自柳树，另一种来自绣线菊。

当时，恰好碰到一名风湿热症状相当明显的患者，我给他服用过碱类药物，病情没得到缓解。[1]我决定给他服用柳苷。但在这样做之前，我先拿自己做了实验，依次服用了 5 格令、10 格令和 30 格令的柳苷，并未感到有何行动不便和身体不适。我给病人每隔 3 小时服用 12 格令，实验结果甚至超出了我最乐观的预期。

这名病人 48 岁，叫威廉，姓氏里有个“R”，服药之前已连续 4 天高烧。服用柳苷之后的几天，他的体温迅速降了下来，随后就痊愈了。这是麦克拉根的第一次实验。在接下来的两年里，麦克拉根还见证了很多这样康复的病患。他对临床实验的掌控相当严谨：一些病人服药，另一些病人没服药，对照观察，结果也就更令人信服。他还坚持病情好转的病人仍然按照原来的剂量服药，直到他认为病人的疼痛已完全消退，体温已完全正常。这对于邓迪皇家慈善医院的财务主管来说一定是一件痛苦的事，因为麦克拉根选择的是柳苷而不是水杨酸，水杨酸是化学合成的，柳苷 2 先令 1 盎司，价格是水杨酸的两倍。尽管麦克拉根的私人诊所的病人较富裕，能够承担药物成本，但邓迪皇家慈善医院许多患者的治疗费用则由医院埋单。不过，麦克拉根仍然坚持他的实验。正如几年后麦克拉根的朋友和同事说的那样，“他坚守自己作为医生的职责，并一丝不苟地执行”。这么说来，他未曾与医院董事会管理人员在开支上有过不愉快的事。

麦克拉根将自己的实验结果写成文章寄给《柳叶刀》杂志，发表在 1876 年 3 月 4 日这一期上。他在文中宣称柳苷很有效用。他将其描述为“除了能退烧，还是治疗急性关节风湿病最有效的药物，甚至可能是治疗这种疾病的

1　他给病人服用的可能是奎宁。——作者原注

特效药。它能减轻病人的发热、炎症和疼痛等症状，因此，它无疑应当成为现代药典里一种非常有用的新药”。

麦克拉根的报告产生了两个立竿见影的效果：第一，柳苷的价格开始飙升，一年之内涨到了每盎司 10 多个先令；第二，其他医生开始发表他们在这一领域的实验成果。几乎同时，德国医生所罗门·施特里科宣称他的测试也表明水杨酸能有效治疗风湿病。不久之后，另一个德国医生路德维希·赖斯也报告了同样的结果。第二年，法国人热尔曼·塞也在巴黎宣称含有水杨酸的盐类物质不仅对风湿有疗效，还对风湿性关节炎这类慢性病有作用。此外，他还补充说，它也能帮助治疗痛风。其他人也纷纷宣称水杨酸可以帮助治疗头痛、偏头痛和神经痛。从 1877 年到 1881 年，伦敦 4 家主要的教学医院对水杨酸进行了大规模的实验，随后将此药物列入了常规药物。更有趣的是，一个在南非好望角工作的名叫恩索尔的医生给《柳叶刀》写信说，他想让麦克拉根医生知道，南部非洲的霍吞脱人一直在用柳树皮缓解风湿性疾病。

麦克拉根医生的发现引起了专业人士的重视，这并不奇怪，因为《柳叶刀》杂志是世界领先的医学期刊，其信件和文章都会被同行严肃对待。此外，我们还应该考虑到，当时除了奎宁、鸦片、洋地黄（从毛地黄花中提取的治疗心脏病的药物）在不同程度上有点药效之外，医生可以用的有确切疗效的治疗方法太少了。他们沿用了数百年的许多其他的“灵丹妙药”，通常还不如临床护理更有效。柳苷和可用的水杨酸盐，尽管数量有限，但药源有保障，加上如今得到医疗分析实验的支持，它们也身价见涨了。

3 年后，麦克拉根搬到了伦敦，这应当是他自己的成功鼓舞了他，或许他也是希望自己摆脱所生活的艰苦环境。尽管他仍然保持着对风湿性疾病、发烧和微生物理论的兴趣（他仍然坚定地相信风湿病是由寄生生物引起的），但从那时起他的兴趣开始转向时兴的药物。他在卡多根街开了私人诊所，在医学界和社会上都声名远播，很多社会名流，如奥尔巴尼公爵夫人（维多利亚女王的儿媳）和托马斯·卡莱尔（知名文人）都成了他的病人。后来，他甚至成了克里斯蒂安王子和王妃石勒苏益格 - 荷尔斯泰因的侍从医生。1903 年，麦克拉根死于胃癌，葬于伦敦郊外的沃金公墓。许多人发文纪念他，《柳叶刀》是这样评价他的：

> 1876 年，用柳树皮煎的水已被人们认为可治疗风湿，如今，柳苷几乎被水杨酸盐取代，但麦克拉根医生仍然是第一个让医学界注意柳苷的人，之后柳苷才被现代医学所应用。

这样的评价其实低估了他的贡献。麦克拉根通过对水杨酸盐类物质的实验，营造了进一步发展的医学气氛，从而让现代历史上最重要的一种药物的产生成为可能。当然，水杨酸盐类物质有可怕的副作用，这一棘手的问题还有待解决。幸运的是，之前，伦格、默多克、珀金等人的工作已经为解决这一问题奠定了基础。阿司匹林拼图的最后一块拼板即将被找到，并准确地拼好，这块拼板就是德国的煤化学工业。

第四章

灵药诞生

大约就在卢克索冒险家埃德温·史密斯为自己淘到了非常古老的医疗纸草书而暗自高兴的时候，现代社会的种种成果也将人们吸引到埃及往北几千英里的伦敦。1862 年，在南肯辛顿一个摆满绿植的大厅里，正在举行伦敦国际展览会，陈列柜里全是工业革命中期的最新产品。[1] 这里有成千上万稀奇而有趣的物品可看，用蒸汽机驱动的水泵、刻花玻璃碗和精致瓷器、摄影照片、安全火柴、显微镜、玩具士兵，还有各种形状各种型号的机械产品。这些展品让游客们大呼过瘾，他们大多都是维多利亚时代充满好奇心的中产阶级，流连于各种展览活动，只花几个先令，他们就能得到一扇饱览世界科技成就的窗口，享受知识水准大有长进的一天。但也有另外一些参观者，他们看展览带着更专业的兴趣——有寻找新产品做买卖的零售商，有打探竞争对手的实力的制造商，当然，还有媒体，他们为公众提供许多新玩意儿的信息。他们中的许多人在浏览商品目录时，都提醒自己要特别注意去看一件陈列在一楼展厅的东西。那东西是个紫色染料堆成的柱子，里面有许多缎带、披肩和帽子，这就是威廉·珀金向世人炫耀的新染料：苯胺紫。这是一件非常引

1　这次展览并不是 1851 年的万国博览会，即第一届世界博览会，那次博览会在海德公园的水晶宫内举办。——作者原注

人注目的展品，在任何情况下，都会引起人们的注意，何况还有这个消息吊足了公众的胃口：维多利亚女王决定穿着动人的淡紫色礼服来参观这次展览——这就是名人代言啊，这是如今的制造商梦寐以求的。珀金的苯胺染料是这次盛宴的主菜。

钦佩珀金的人并不只是英国女王和她的臣民，珀金的这一展品还吸引了大量来自法国、意大利、荷兰、比利时、美国和德国的参观者，他们中的许多人要与苯胺紫的发明者交流。能够得到很多国际人士的关注，这可能让珀金非常得意，但事后想起这些游客，他的微笑中可能又带着忧虑——尤其是想起德国客人的时候。这是因为，如果有哪个国家有条件、有动机和机会利用他的发明的话，那一定是德国，他应当对他们保持警惕。

德国当时正处于统一的进程当中。1834 年，德联邦的 39 个邦，有 38 个邦已经结合成了“德意志关税联盟”。随后，在奥托·冯·俾斯麦的严厉监督下，各个邦都认识到他们的命运是连在一起的。虽然德国直到 1871 年才最终完成统一，但就意愿和目的而言，那时的德国实际上已经是一个统一的国家，而且，就像许多新国家一样急于在这个世界上占有一席之地。因为受到拜占庭帝国遗留的古老商业法律和条约的制约，德国的工业发展水平低于英国。但各个独立邦统一之后，德国开始迅速赶上英国。德国还有一项特别的长处：有全欧洲最好的科学家，莱顿、马尔堡、柏林、慕尼黑、海德堡、哥廷根、弗莱堡、多帕克、基尔等地的大学和研究院，都特别重视科学课程，化学课程更是重中之重。英国皇家化工学院聘请的第一位教授就是德国人奥古斯特·威尔海姆·冯·霍夫曼，这个事实也说明德国在化学领域的领先地位是世界公认的。这位霍夫曼教授实际上是 1864 年从英国回到他的祖国后才在柏林大学得到教授职衔的。那时，几乎所有顶尖级的化学家都与德国有关联，要么在德国受过教育，要么在工作上师从德国人。

能够在展览会上接触种种专业技术，给了德国企业发挥其独特优势、利用新技术创造全新产业的机会。合成染料工业就是其中之一。当珀金的新发现传遍欧洲之后，法国化学家弗朗索瓦 - 埃马纽埃尔·韦尔坎抢先行动，合成了新染料：碱性品红，亦即后来众所周知的紫红色。但苯胺紫对德国的影响还是最深远的。德国纺织业一直痛恨英国垄断了天然染料的生产，因为这让他们被迫支付更高的进价，他们一直在寻求替代品。现在，有了鲁尔区丰富的煤炭生产，也有了苯胺这一必需的科学条件，德国商人从珀金这一示例中看到了人们对合成染料的巨大需求。他们立即用双手抓住机会。煤染料公司在德国兴起，大量新合成的颜色迅速出现，不久，德国染料公司在这一行业成了全世界的主宰。

弗里德利希·拜耳和约翰·弗里德利希·韦斯科特建立的染料公司属于德国第一批出现的合成染料公司。拜耳1825年出生于巴门的一个织丝工家庭，巴门距科隆约25英里。他是他们家6个孩子中唯一的男孩，显然，他的生活肯定是跟家业、丝织品相连。他的第一份工作是在化工商铺当学徒，但他23岁就自立门户，买卖天然染料。到1860年，他的公司蓬勃发展，业务遍布德国，也进入欧洲其他国家，而拜耳还在想着扩大生意。

约翰·弗里德利希·韦斯科特也来自一个有纺织业背景的家庭。他家人最初搬到巴门是因为要利用武珀河充足的水源来漂染织品。像拜耳一样，韦斯科特也是个雄心勃勃的年轻人。他俩于1849年合作开了一家棉纱染料作坊。1863年，珀金的发现让他俩意识到合成染料的巨大前景，他们决定利用各自的专长创立一家合资企业，这样，弗里德利希·拜耳公司诞生了。

他们合作后的第一个实验没能在商业上取得多大的成功。在拜耳家后面搭建的房子里，这两位合作伙伴生产了一些碱性品红染料，但是，因为化学废物污染了当地的饮用水，他们最初的利润差不多都赔偿给愤怒的邻居们了。之后，他们换了多处临时工作场所，最后在武珀河畔安置下来。在那里，他们对废料的处理更用心（至少是更谨慎），事业也开始拓展。在接下来的20年里，工厂的业务稳步增长，但也不是很引人注目，其间也利用别人的科研成果而不是他们自己的研究成果生产了一些新染料。苯胺蓝，接着是茜素（一种橙红色染料），都初步取得了成功，但这个新行业竞争激烈，利润率逐步降低。1880年，拜耳去世，一年后，韦斯科特也去世了。公司由拜耳的女婿卡尔·伦普夫接管。伦普夫曾有一段时间在美国开过一家小规模的煤染料工厂，后来他的工厂与拜耳在德国的公司合并了。现在，看到公司在苦苦挣扎，他意识到必须给公司引进一些新鲜血液。他的第一步是通过出售股票来筹集资金，在这一过程中，他将公司重新命名为弗里德利希·拜耳老号染料公司。然后，他开始寻找科技人员。他要资助几个年轻的化学专业毕业生，交换条件是，他们用自己的博士或博士后研究成果和一年的时间来为公司研发新的染料组合。这有点冒险，但事实证明，这很见成效。卡尔·杜伊斯贝格就是他资助的化学家之一。

卡尔·杜伊斯贝格用他的一生创建了历史上化学和制药学最强大的结合——一个必将极大地影响世界的工业帝国，他雇用的员工成千上万，但这对他来说还不够，后来，他还用6000年来人们一直用来治病的东西实现了一种药物的大规模生产。这种药物就是阿司匹林。

卡尔·杜伊斯贝格于1861年9月29日出生在巴门镇亥肯豪瑟街一幢整洁的小房子里。他的父亲是个简单保守的人，经营着只有2台织机的缎带编织小作坊，还得靠他母亲威廉明娜维持一个小型乳品店来增加家庭收入。所以，小卡尔得做家务。他是当地一所小学校的学生，他平常低着脑袋，不算很起眼，直到他遇见了化学。可能从他14岁在中学上第一节科学课起，他就对化学产生了浓厚的兴趣。不幸的是，他的父亲对他的前途另有安排。老杜伊斯贝格认为儿子有责任接管家族企业，而不是把时间浪费在花钱多且空洞的科学实验上。不过，正如人们常说的，每个成功男人的背后都有一个意志坚定的母亲。这回（而且不是最后一回），威廉明娜站在卡尔这一边。经过多次激烈争吵，她说服丈夫让他们的儿子继续求学，她让丈夫相信为儿子上学付出金钱是值得的。

从那时起，杜伊斯贝格就忙于学业了。他知道自己想做什么，但他不清楚父亲能给他多少时间让他追求自己的理想。他16岁拿到了高中文凭，比他的同龄人早了一年，紧接着他通过了埃尔伯费尔德技术学院的化学课程，然后进入哥廷根大学。他在哥廷根大学只待了一年，但他学到了其他学生要学

3 年的东西。他学了所有的课程，以破纪录的短时间完成了他的论文。可就在这时，他才发现自己没有资格取得学位，因为他没有学过拉丁文，而这是哥廷根大学的必修课。愤怒之下，他转学到耶拿大学的一个学院，成了当时活跃在科学前沿的理论化学家安东·戈伊特的学生，戈伊特坚持让杜伊斯贝格学慢一点，掌握在以后的工作中派得上用场的基础实验技能。尽管杜伊斯贝格不愿意额外耽误一段时间，但他还是同意了导师的观点。他于 1882 年 6 月 14 日获得博士学位，时年 20 岁。他和他的同学们大肆庆祝，太过于喧闹，以致警察找上门来，罚了这位未来的大人物 10 马克。

然而，杜伊斯贝格甚至拿不出这 10 马克。他已经是一个学历极高的化学家了，但他还没找到一份工作，在经济上依然得靠他的父亲，而他父亲从不错过一个机会来指责他的职业选择是多么糟心。所以，接下来的几周，他翻遍了学术出版物和商业媒体上的招聘广告，给他所知道的每一个公司和研究所发求职信。不幸的是，那段时间，化学专业的毕业生人数比职位数要多，他的工作毫无着落。绝望中，他接受了一份低薪的临时工作，给安东·戈伊特当助理。之后，杜伊斯贝格认为自己找不到工作是因为他缺乏从军的经历。他与巴伐利亚第一军团签署了为期一年的志愿者合约。但 12 个月后，他还是没能找到工作，只得带着反感的心理回到家里。

任何意志不坚定的人走到这一步可能就决定放弃了，或者去尝试走别的路了。但杜伊斯贝格就像他后来在生活中表现的一样，一旦拿定了主意，就决不回头。他对家人的埋怨装作没听见，坚守自己的立场，他写了更多的求职信，最终，命运将他召到了弗里德利希·拜耳公司。公司老板卡尔·伦普夫给这位年轻化学家开出的条件是：公司以每月 150 马克的赞助费聘请他为研究员，期限是一年，如果能有成果，一年后也许——仅仅是也许——能在公司得到一份工作。

这工作不是很理想，报酬低得可怜，公司所在地埃尔伯费尔德离巴门仅几英里路，出于显而易见的家庭原因，杜伊斯贝格一直希望得到一份远离巴门的工作。但一时没有其他的工作可供选择，他安慰自己，这至少是染料行业的一个立足点，这行业还是可以有一番作为的。

杜伊斯贝格的第一个工作任务，看起来几乎没有可能完成：寻找一种化工合成染料代替靛蓝。这样的替代性染料，化学家们几十年来一直努力寻找但没能找到。杜伊斯贝格也没能完成这个任务，但如果这是对他的工作态度的一次测试，那他完全通过了。他沉下心来工作，很有决心，虽然失败了，但他寻找新染料这个“圣杯”时的精神给他的新老板留下了深刻的印象。1884 年 9 月 29 日是杜伊斯贝格的 23 岁生日，他终于能够告诉他父亲，他得到了一份工作，起薪为一年 2100 马克。这份收入真是雪中送炭，因为他刚刚开始追一个女孩——这女孩就是他未来的妻子，也是卡尔·伦普夫的外甥女。

未来有了保障，因此，杜伊斯贝格得全心扑在工作上了。他的第二个任务是合成刚果红，一种能将棉布染成猩红色的染料，当时深得棉花产业的欢迎。事实上，一年前，刚果红已经被人合成了，那人就是弗里德利希·拜耳公司的一名化学家，他做出成果后迅速离开了公司，将自己的合成染料申请了专利并卖给了拜耳公司的竞争对手。不过，当时德国的专利法有个漏洞，允许公司以一种略微不同的制备方式生产别人的专利产品。显然，任何一个取得成果的发明家所要做的第一件事就是尝试用各种可能的方法为之申请专利。不过，他们有时会落下某种可能的方法，从而让竞争对手捡漏了。

不难想象，这太容易让人对簿公堂（这条法律后来得到了修改），所以，最理想的办法是找到一种尽可能与原创发明有明显区别的方法。杜伊斯贝格在几周内就努力找到了一种与刚果红染色效果相同的染料，它还有一个优点是制备过程与原方法非常不同，专利法律师对此很满意，这也让他的新雇主赚了不少钱。第二年，他又用同样的方法合成了另一种染料，接着又自己独创了第三种染料配方。伦普夫和公司里的领导层意识到杜伊斯贝格是一位有罕见才能的化学家，必须得支持他。这样，杜伊斯贝格开始负责公司所有的研究项目和专利事务，一支化学家组成的新团队在他手下工作。被委以重任之后，杜伊斯贝格的第一要务是为公司的壮大而开拓新的领域。

就在此时，他听说有“退热冰”这种东西。

赫希斯特是莱茵兰地区的一个小镇，离巴门约 60 英里，拜耳公司的竞争对手之一，由名叫欧根·卢修斯和阿道夫·布伦宁的两位化学家经营的合成染料公司，就位于这个小镇。1884 年，一个名叫路德维希·克诺尔的博士生来跟他们接洽，他说自己是研究苯胺化学的，他在做研究时无意中发现了一种可以用作退烧药物的物质。他之所以前来告知卢修斯和布伦宁，是因为他俩先前曾在市场上推销过他们用苯胺制取的一种退热剂，他俩给那种退热剂取名为“凯琳”。这应该是一种用来替代奎宁的合成品。因为天然的奎宁过于昂贵，多年来，欧洲许多化学家一直试图合成替代品。不幸的是，凯琳给大多数人造成了非常难受的副作用，被迫停止销售。然而，克诺尔的化合物似乎更有前途，所以卢修斯和布伦宁买下了专利权，然后，他们开始营销这种名为“安替比林”的药物。这种化合物尽管也让服用的人反胃，但一度卖得相当不错，其短暂的商业成功表明这种搞化学产品的路子应当是有“钱景”的。

1886 年的一天，斯特拉斯堡医院的两位医生阿诺尔德·卡恩和保罗·埃普向一家名为“柯柏批发药房”的商店发去了一个订单。他们正在给一位有肠道寄生虫的病人治病，需要服用常规药物——一种叫作萘的物质。但当时药房的人手忙脚乱出了错，给他们送来的是另一种叫作乙酰苯胺的化学品，而他们对此并不知情。乙酰苯胺是煤焦油副产品苯胺在乙酰化作用下生成的，常用于染料工业，它绝对不是一种药物，以前也从未给人服用过。然而，这回卡恩和埃普误以为这是萘而让病人服用了，只是在发现肠道寄生虫未受到任何影响时，他们才感到出了状况，冷静察看，发现了这个错误，但他们惊喜地注意到病人的体温下降得很明显。显然，这是乙酰苯胺的功劳。

保罗·埃普的哥哥是一个化学家，任职于一家名为卡勒的公司。该公司也为煤染料行业生产乙酰苯胺和其他化学品。于是，埃普医生问卡勒公司是否有兴趣把乙酰苯胺作为退烧药物进行销售。卡勒公司在对乙酰苯胺进行测试之后，又调查了水杨酸和安替比林等退烧药的销售行情，然后，公司的高管接受了埃普医生的提议。但是，这里还有一个问题，乙酰苯胺的生产没有任何技术秘密，所有竞争对手都可以生产。如果他们生产的这种药物就叫乙酰苯胺，那别的公司也会这样做，这样一来，商业利益就微乎其微了。所以，卡勒公司为他们的新产品弄了个新名字：退热冰。他们迅速注册了退热冰的商标。这个做法非同小可。

退热冰出现之前，药剂师销售的药物通常都是以其复杂难懂的化学名称命名的，医生通过阅读和记忆医学文献来了解新疗法，而医学文献对药物的描述也是复杂难懂的化学名称。尽管大多数医生对所涉及的化学成分所知甚少，他们还是按照老规矩使用这些术语给病人写处方，让药剂师按照处方确定向哪些供货商订货。然而，当药物以"退热冰"这样简单的名称出现时，医生发现它比通用术语乙酰苯胺更容易记住。因此，尽管退热冰和乙酰苯胺其实是同一种东西，医生还是把退热冰写进处方里。

药剂师当然知道退热冰就是乙酰苯胺，但是他们无权改动处方，医生开的处方是神圣不可侵犯的，只能严格照办。这样一来，药剂师们发现了一个让他们感到愤怒的事实：他们不得不从卡勒公司购买大量的退热冰，而不能向其他供货商订购成分相同却便宜得多的乙酰苯胺。患者多出了钱，卡勒公司获得了巨额利润。

卡尔·杜伊斯贝格正四处为拜耳公司寻找新业务，退热冰在商业上的成功启发了他。他们也能这样玩吗？然后，他记起了公司厂房后院堆放着30000千克的对硝基苯酚，和乙酰苯胺一样，也是染料工业产生的废料。杜伊斯贝格心想，这些废料或许也能用来生产大获成功的退热冰。他把这个任务交给了卡尔·伦普夫招来的另一位博士生奥斯卡·辛斯贝格。几星期后，辛斯贝格的研究成果看起来大有希望。他研发了一种叫作对乙酰氨基苯乙醚的物质，比退热冰的退热效果更强，更重要的是，副作用似乎更小。[1]拜耳公

1 事实上，退热冰和对乙酰氨基苯乙醚都有严重的副作用，只是前者副作用更明显。——作者原注

司在其化学团队的志愿者身上进行了短暂的临床实验，然后，拜耳公司董事会批准投入生产。想到退热冰的成功经验，杜伊斯贝格决定给新产品取一个更好记的品牌名：非那西丁。

非那西丁于 1888 年 2 月上市，是制药工业初期阶段第一个重大的成功。与之前的药物不同的是，它完全是工业自身发展的产物，而不是做学术的化学家或医学界科研人员的研发成果，而且，它的发明和销售是利益诉求推动的。当然，它必须有疗效。还真是来得巧，就在非那西丁上市几个月后，一场大流感横扫欧洲和北美，人们对退烧药的需求猛增。退烧药的销售遵从商业法则而不是科学原理，如今销售额达数十亿英镑的全球制药业，其实就源于那段时期。

随后的几年里，非那西丁让拜耳公司赚发了，该公司为了满足市场需求忙得焦头烂额。毕竟它仍然是一家印染企业。第一批非那西丁粉是在公司后院的一个棚子里，在数以百计的被丢弃的啤酒瓶里制成的，然后，必须手工装进玻璃容器，再分送给药剂师和医院。不过，杜伊斯贝格还是觉得制药大有前途。随后，拜耳公司又生产了第二种药物，一种名叫索佛那的镇静剂，其通用的化学名称十分复杂：die methylmercapto dimethylmethane（双乙磺丙烷）。从商业上考虑，给药物取个容易记住的名字是非常必要的。这种新药也获得成功，而且，拜耳公司以它为基础研发了第三种药物——曲砜那，它是索佛那的改进版，学名双乙磺丁烷。形势已经很明朗了，拜耳公司应当转型为制药公司。

1890 年，杜伊斯贝格当初的赞助人卡尔·伦普夫逝世，杜伊斯贝格接管了拜耳公司的日常管理工作，董事会的成员也很乐意看到公司被交到一个有确切蓝图的行家手里。杜伊斯贝格的第一批战略决策当中，有一项是设立一个单独的制药部门，为化学家研究人员建立标准实验室。在此之前，公司在制药领域快速扩张，研发人员数量猛增，整个埃尔伯费尔德厂区拥挤得吓人，化学家不得不在浴室、走廊、楼梯底部，甚至老木棚子里工作。技术设备，如曲颈瓶和吸管，都严重短缺，连化学洗涤槽才只有 3 个。一位名叫海因里希·福尔克曼的化学家，不得不在院子里做实验，弄得工厂分管消防安全的领班时刻保持警惕。新的实验楼改变了这种状况，大楼造价 150 万马克（这在当时是非常惊人的一笔巨款），楼高 3 层，有好几个大房间，每个房间容得下 12 位化学家工作。每个人的工作空间都配备了化学试剂、水、煤气、压缩空气、良好的通风设施和分离装置。这种工作环境是之前不时被有毒烟雾熏得不省人事的化学家们求之不得的。

与此同时，杜伊斯贝格的个人生活也有了大变化。他娶了卡尔·伦普夫的外甥女约翰娜，搬进了埃尔伯费尔德一幢豪华的房子，在家里摆满绘画作品和精美的家具。他的 4 个孩子中的第一个很快就降生了，他对孩子们很随和，甚至有点溺爱，这是他从自己的父亲那儿没有得到的。他过着美好的生活。

阿司匹林这出戏剧的第一幕就此结束了。从古埃及的某个医生提出用柳树皮治病，到希波克拉底，到爱德华·斯通牧师，到科学家研究柳苷和水杨酸的奥秘，到邓迪市的医生麦克拉根治疗风湿热的实验，到威廉·珀金，到煤染料工业的形成，再到全世界第一个有正式品牌名的药物的诞生和发展，所有的道路都汇集到这一处，阿司匹林就要在此诞生。

每个加入拜耳公司进行药物研究实验的科学家，都被要求阅读卡尔·杜伊斯贝格签署的一份文件，以了解自己的工作责任。杜伊斯贝格说，他们的任务是：

全面利用化学、制药学、生理学和医学文献等方面的知识，找到现有药物，尤其是已取得专利的药物的新的制备方法，还要努力发现新药物以及现有药物在新技术上有可用性的生理学属性，以便原本生产染料的公司能够吸收对手们的优势，再参与到市场竞争中去。

也许是意识到新员工可能会被这个雄心勃勃的宣言吓着，也许是自己的经验告诉他，在科学发现的过程中，机会经常扮演一个大角色，所以，杜伊斯贝格稍稍软化了他的口气，对员工们多了些许安慰：

重大的实验成果，不是每个人都能获得的，也不能期望每个人去获得。技术成果常常取决于巧合，没有人可以完全准确地预测。公司要求每个人在工作中发挥能动性去创新、创造。

杜伊斯贝格雇用了一批极具创新能力和创新思想的人到公司工作。1890年，制药实验室被分成两个部门——研究新药的制药组和测试新药的药理组。药理组的第一任组长是威尔海姆·西贝尔，他是著名的细菌学家罗伯特·郭霍的前助理，后者曾发现是细菌导致了结核病和霍乱。当西贝尔因为肺结核（这颇有点讽刺意味）被迫从拜耳公司退休后，他的位置被赫尔曼·希尔德布兰特短暂接任了一段时间，希尔德布兰特卸任之后是来自哥廷根大学药理学专业的副教授海因里希·德雷泽接任。而制药组的组长是阿图尔·艾亨格伦，他也是一位学术界人士，他后来成了拜耳公司最具创新精神的员工，获得了一大串以他的名字冠名的专利。

德雷泽、艾亨格伦，以及制药组的一位青年化学家费利克斯·霍夫曼，这三人与阿司匹林的发明有最直接的关联。而这三个人的关系，特别是两个组长之间冷冰冰的关系，后来引发了一轮接一轮的指责和揭发。不过，在19世纪90年代末，他们可是发明了世界上最成功的药物的“三人组”。

最年轻的费利克斯·霍夫曼是他们三人中第一个加入拜耳公司的。1868年，他出身于一个舒适的小资产阶级家庭。像许多同时代人一样，他还是一个孩子的时候，德国化学在世界上的领先优势就让他深感自豪（这种自豪甚至成了德国人那时候的民族自豪感的源泉），他决心让其他的科学领域也成为德国人的骄傲。20岁的时候，他前往慕尼黑大学学习制药化学，毕业后在那儿进行研究。1894年4月1日，他进入弗里德利希·拜耳公司。

不知道这个温文尔雅的26岁青年是怎样看待杜伊斯贝格的责任宣言的，不过他应该不可能无动于衷。这份宣言让制药组处在一种愉快的大学校园气氛中，团队工作原则为“创业精神”，成员之间的密切沟通和创意分享被放到了至关重要的位置。实验室当然还是以组长为头，但大家也没感到拘谨，甚至着装也是那么放松，大多数穿着普通的衬衫，而不是西装或实验室的白大褂。1896 年，阿图尔·艾亨格伦担任组长后，这一点也没有改变。艾亨格伦是个引人注目的有魅力的男人，一位杰出的化学家，他知道要给自己的同事提供发挥能力的空间，这样才能出成果。一旦他分配好任务，他就走开，让成员们独自待着，除非他们明确表示需要他的帮助和鼓励。他在分配任务上展现了卓越的工作才能。

海因里希·德雷泽应当是阿司匹林“三人组”里最强大的。他完全是一个古怪的德国教授的标准样子，他像其他同事一样，从不操心自己的外表，他的气质有点像外表可爱但胖胖的腊肠犬，坐在实验室的工作台边，沉重地喘息。不过，他却不是一个简单、容易相处的人。他出言犀利，爱找碴，下结论时主观随意，许多同事真心不喜欢他，视他为一个专制的、孤独的人。他们对他的专业判断能力当然绝对尊重，他能让药理组高效地运转。当初创建药理组，是要确保拜耳生产的任何药品的有害副作用尽可能少，在这一点上，德雷泽的监管非常严格。他建立了一个严格的临床实验和动物实验机制（他是世界上最早用动物做实验的药理学家之一），引入了严格的细菌学和毒物学检测程序。制药组的人经常有自己的主观判断，德雷泽则对他们的成果给予最严厉的检查。这样一来，他与制药组的组长阿图尔·艾亨格伦之间的冲突就不可避免了，而且，冲突很频繁。

在研发阿司匹林的过程中，霍夫曼、艾亨格伦和德雷泽的贡献比例如何，这个问题一直让人争论不休。这里头涉及三个关键点：最初的想法是谁提供的，当时的研发基础如何，阿司匹林研发出来后又发生了些什么。

出自拜耳公司的一种比较流行的说法是，有关阿司匹林最初的想法和研究都源于费利克斯·霍夫曼。根据这个说法，霍夫曼一开始是想寻找一个配方，为他的父亲减轻严重的慢性风湿病的折磨。他父亲一直服用水杨酸钠来缓解疼痛，但这东西伤害了他的胃，所以，多年来他一直劝霍夫曼研制出一种酸性较低的药物。出于这个用意，霍夫曼想出了一个完全独创的配方。海因里希·德雷泽进行了测试，然后，他宣布测试结果令人满意。阿司匹林诞生了。

这个说法简洁又美好，但它不是真的。[1] 这种说法是在阿司匹林问世几年后出现的（这一点读者在后面的章节会明白），几乎可以肯定，这个说法受到了政治和商业利益的影响。以现存可信的证据来看，真实情况是这样的：

1897 年，即阿图尔·艾亨格伦来到拜耳公司后不久，他就决定尝试找到一种药效类似水杨酸，但是没有水杨酸的不良副作用的药物。他是实验室制药组的组长，他把这个任务派给了费利克斯·霍夫曼。

这个项目很自然是任何雄心勃勃的医药化学家所看重的。25 年前，经过麦克拉根和施特里科等人的临床实验后，柳苷、水杨酸、水杨酸钠，特别是水杨酸钠，已经成为治疗风湿热和关节炎的常用药。但它们都很伤胃，在某些情况下还会导致耳鸣等副作用。显然，如果有药物能解决这些问题，同时保持疗效，那肯定很有商业价值。

该说明的是，决定开展这项研究并没有什么太值得注意的。拜耳公司的化学家们一直在尝试各种实验，涉及的物质多达数百种，新的实验室的先进条件很容易让人忘记这些研究有多危险——按照如今的标准来说是挺危险的。这些化学家对几百种化学物质有了一些基本的了解，又有自己的实验观察和科学文献、医学期刊论文等方面的知识，他们熟悉这些物质对人体可能产生的影响。他们便尝试将这些物质进行不同的组合，在新的配方里，加点这个，减点那个。有时，他们想出了一条很有希望的线索，但实验起来却常常失败。如此多的实验往往很难系统地进行，因此，艾亨格伦的团队经常还不明所以就开始做实验了。他们会像完成一件麻烦事一样完成任务，直到他们有机会去回顾一下（机会或运气使然），才会偶然发现一个有用的产品。自从非那西

1 霍夫曼的父亲患风湿病，并因阿司匹林而减轻了病痛，这点应当是真的，其余的可能就是编的了。——作者原注

丁和索佛那出现之后，还有几种药物也得以成功生产，包括防腐剂百里酚碘和安眠药索玛妥思等，但同时，被市场拒绝的药物则数以百计。

很有可能，当任务落到费利克斯·霍夫曼的工作台上，他像其他人一样，在开始一个新项目时，先跑到资料室去研读一些资料。他应当很快就能发现1853年的一期《化学与制药学纪事》上，有蒙彼利埃大学的化学教授夏尔·热拉尔发表的有关减少水杨酸严重伤胃的副作用而合成乙酰水杨酸的初步实验的文章。稍后，霍夫曼还会看到这份期刊上刊载了其他科学家做的类似的实验，包括德国人卡尔·约翰·克劳特在1869年所做的一次相当成功的实验。以这个配方为基础，海登制药公司已经生产了自己的没挂商标名的乙酰水杨酸。

霍夫曼在多大程度上受到了这些文献的影响，只能猜测。再说，这其实没有多大的帮助，因为这件事是确凿无疑的：带着同样的实验目的，他开始重复那些化学实验。1897年8月10日，他在工作日志上写下了自己的实验情况：

把水杨酸（100.0份）和乙酸酐（150.0份）加热回流3小时，一定量的水杨酸会乙酰化。蒸馏去掉乙酸后获得一种针状物，结晶后可与苯分离，它会在加热到136度（文献记载是118度）时熔解。与文献记载相比，我得到的乙酰化产品不能与三氯化铁发生反应，很容易就能分辨出它不是水杨酸。依据其物理性质，如它的酸味、无腐蚀作用等，可知乙酰水杨酸和水杨酸明显不同。我目前正在测试它能有什么用。

对于不是科学家的读者来说，这段话颇为复杂，通俗地说，就是霍夫曼说他发现了一种制备乙酰水杨酸的方法，而且可中和水杨酸中让人反胃的酸性。本质上，他做的还是热拉尔当年做的实验，只是比后者更有效果。

到目前为止，一切都很顺利，得到了新的物质，然后交给海因里希·德雷泽的药理组进行测试了。几周后，药理组对乙酰水杨酸的制备过程进行审核，首次通过了。阿图尔·艾亨格伦也在现场，他很高兴看到制备过程顺畅而有效。显然，他觉得应该继续下一阶段的审核——临床实验。但是德雷泽有其他想法，他宣告说水杨酸能让心脏衰弱（有些医生也误信这一点，因为有的风湿患者大剂量服用之后，心跳加速了），乙酰水杨酸也有同样的副作用。德雷泽不能不考虑这个问题而盖章批准这种药物。乙酰水杨酸被药理组毙掉了。

艾亨格伦非常恼火。这种注定会成为历史上最成功的药物的东西，即将被丢弃到垃圾箱里去了。但德雷泽对艾亨格伦的火气泰然处之。不知德雷泽怎么想的，他所有的注意力都放到了霍夫曼的另一个发现上，德雷泽确信它更有疗效、更有商业潜力。这东西就是海洛因。

跟乙酰水杨酸一样，学名二乙酰吗啡的海洛因并不是霍夫曼弄出来的新物质。是一个名叫查尔斯·罗姆利·奥尔德·赖特的英国化学家在1874年发现的。他一直在伦敦圣玛丽医院用鸦片中提取的吗啡进行实验，从沸腾的吗啡里得到了一种白色晶体。他好奇地想看看它有什么药效，他用自己的狗做实验，结果据说令人恶心，他把这东西扔了。他也写了实验报告，但已没人记得了。德雷泽会周期性地查阅旧的科学文献，他看到了这篇实验报告。吗啡长期以来被用作止痛药，近年来还广泛用于治疗肺结核等呼吸道疾病。鸦片的另一种衍生物——可待因，也是常用的，因为它能止咳。但这两种药物都有一个大缺点：极容易上瘾。谁能想出任何不会让人成瘾但又有相同药效的新药，那肯定会获得巨大的成功。德雷泽认为，既然已知乙酰化反应（乙酰水杨酸就是通过这一反应过程而产生的）能降低某些产品的毒性，那么，赖特得到的二乙酰吗啡可能是那种不会让人成瘾的新药。不同寻常的是，按照职务没有权利给制药组指派任务的德雷泽，要求霍夫曼尝试重复一下赖特的实验过程。就在制备乙酰水杨酸的两星期之后，霍夫曼成功合成了二乙酰吗啡（这个经历让霍夫曼赢得了奇怪的名声，他在两周内发现了两种药物，一种最有用的药物和一种最致命的药物）。

测试次数越多，德雷泽就越确信二乙酰吗啡有巨大的商业潜力。一开始他用实验室的青蛙和兔子进行测试，然后，他又在自己身上和拜耳染料厂招募的一些志愿者身上测试，所有测试都很成功。事实上，志愿者们发现，这东西能让他们产生一股“英雄”（hero）般的气概，显然，这说法与海洛因（heroin）这一名字有关。进一步的临床实验之后，1898 年，德雷泽告诉德国“博物学家和内科医生总会”，这种药的止咳效果比可待因高出 10 倍，而毒性只有后者的 1/10。它将是完全不会让人产生赖药性的安全的家庭常备药物，它既有吗啡的药效，又解决了吗啡让人成瘾的问题。公司计划将它作为治疗婴儿啼哭、风寒、流感、关节疼痛和其他疾病的药物向医生推广，甚至会将它做成一种日常的提神饮料（就像 20 世纪初的可口可乐那样）。

让这么神奇的新药物完成检测、筹备投产是一个非常耗时的过程，没有人再有精力去注意霍夫曼的另一个发现了——乙酰水杨酸。就连卡尔·杜伊斯贝格也沉浸于新药产生的兴奋中。这样，只有阿图尔·艾亨格伦接手这件事了。

艾亨格伦在亲自尝试乙酰水杨酸之后，发现对他的心脏没有明显影响，就给拜耳公司驻柏林代表费利克斯·戈尔德曼送去了一些样品，戈尔德曼在那儿有不少医生朋友，艾亨格伦让他谨慎安排一些实验。戈尔德曼按照他的要求将药物分发给医院医生、诊所医生，甚至还给了一两个牙医。在几星期内，医生们的反响非常热烈。乙酰水杨酸不仅没有水杨酸的不良副作用，似乎还有另一个非凡的特质——用途广泛的止痛剂。一个牙医把乙酰水杨酸给了一位牙痛病人，这位病人几乎立刻从椅子上坐起来说：“我的牙不痛了！”

艾亨格伦感觉自己是正确的，他向实验室工作人员分发了一份报告。德雷泽——毫无疑问，他会愤愤然觉得这是自己的同事在背后捣乱——在报告的空白处写了批语：“这是柏林人习惯性的吹牛。这产品没有价值。”不过，卡尔·杜伊斯贝格看到这份报告后产生了兴趣，他立即下令再做一个完整的实验。实验结果再一次让人兴奋。这一次，经过进一步的严格检测（甚至在金鱼身上进行了检测），德雷泽接受了这一不容置疑的事实。这样，乙酰水杨酸即将投入生产。

1899 年 1 月 23 日，拜耳公司的高级管理人员在传看一份备忘录，这份备忘录提到一个棘手的问题：给新产品取名。这样的问题很常见，大家依次发表看法。因为水杨酸可以从绣线菊属植物中提取（卡尔·雅各布·洛维格许多年前已经这么做了），文档中记录了一个这样的建议：将绣线菊的拉丁名 Spiraea ulmaria 作为这种药物的品牌名的核心，字母 a 放在前面，以表示乙酰化（acetylation）的作用，in 可以作为后缀，让它读起来更顺畅——这也是当时给许多药物命名的习惯做法。这样，按照这个提议就拼出了 aspirin 这个单词，但它有一个缺点，让人想到 aspiration（渴望）这个词语，这种联系跟这种药物没多大关系。另一种提议是用 euspirin 这个名字。备忘录传到了阿图尔·艾亨格伦这里，他最终确定了这种药物的名字，他写道："我赞成用 aspirin 这个名字，因为 eu 通常有改变味道和气味的意思。"卡尔·杜伊斯贝格、费利克斯·霍夫曼和海因里希·德雷泽都在备忘录上签了名，而没有发表意见。

这份备忘录堪称是这种神奇药物的"受洗证书"。

同年晚些时候，德雷泽遵循自己的职责在阿司匹林上市投产前完成了检测报告，他在报告中赞美了它非凡的疗效。这份名为《阿司匹林（乙酰水杨酸）的药理》的报告使得这种药物初步引起了人们的关注。平心而论，这篇论文是科学报告中的经典，对药物的化学成分、检测过程和药效做出了精彩的阐述。在新药上市的早期，主要是这篇报告引起了医生和药剂师的注意，对新药之后的成功也发挥了极其重要的作用。但遗憾的是，德雷泽在这份报告中完全没提及艾亨格伦和霍夫曼的贡献，这只能被看作是一种赌气的做法，因为他不得不批准一种他曾否决的药物。

虽然德雷泽当时心怀不满，但他笑到了最后。霍夫曼和艾亨格伦只能在取得专利权的药物上得到专利费。不幸的是，德国当时的专利法只注重产品的新的生产程序，而不注重新产品。阿司匹林在接下来的几年里都被认为不是一种新产品。而德雷泽，早就跟拜耳公司谈成了一个特殊的协议，确保他能从所有在他的实验室里通过检测的药物的销售收入里获得提成。他发财了，而他的那两个同事一无所得。

1899 年 7 月，阿司匹林投产，这是一个划时代的事件，是持续数个世纪的有关研究、机遇和胆识的非凡历程的高潮部分。不过，这种神奇药品诞生之后的故事，才刚刚开始。

第二部分

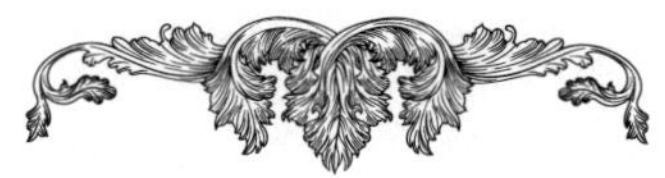

第五章

能否迅速扩大影响与销售，将决定新生的阿司匹林的命运

阿司匹林最初出场之时只是路人甲，并不具备主角范儿。

1899 年夏末，拜耳公司向遍布欧洲各地的数以百计的医生和药剂师邮寄了一份小邮包。包中是一种用于治疗严重风湿疾病和炎症的药物以及一封来自拜耳公司的解释信。解释信明确表示：拜耳公司以自身的名声对其所邮寄药物的药效及安全进行担保，该药物经实验，具有极好的疗效，且几乎没有水杨酸和水杨酸钠等其他同类药物所具有的种种副作用。此外，这种新的药物还可用于消炎止痛。信里还说到，希望收到这种药物的医生和药剂师在医院能够大力试用，对它的药效和尚未发现的情况予以反馈。

阿司匹林就这样低调地出场了。除了这一邮寄行动，陪伴阿司匹林上场的就只有临床医师海因里希·德雷泽的一份关于阿司匹林的药理报告、几次科学会议，以及医学刊物上的几则简讯——但这几则简讯并非专门为阿司匹林定制的，还包括了拜耳公司的其他新药，如海洛因、镇静剂索佛那和解热镇痛类药物非那西丁。这样简单的出场方式，对于阿司匹林这样一种在医药史上具有重大地位的药物而言，未免让人感觉寒酸。

然而，低调出场并非不能逆袭，阿司匹林在此后短短十几年间的表现简直亮瞎了人们的双眼，它迅速在世界范围内获得了极大的成功，成为应用极

广的一种药物，并碾压了它所有的竞争对手。不仅仅如此，它的出现，还在一定程度上改变了医学界与商业界的紧张关系。阿司匹林从不为人知到声名鹊起的逆袭史，像所有成名人物的历史一样，充满了争议。这其中，既夹杂着专利权之争，也贯穿着医德标准与广告规范的争议，还涉及买卖假药、同行恶斗、大国博弈，如此种种。在此种环境下，不仅把宝押在阿司匹林上的各药品生产厂家赚得盆满钵满，阿司匹林也在短短几十年内从一种普通的祛病药物发展成重要的战略物资。可以说，仅仅从这段历史所展现出来的征兆来看，阿司匹林就已经注定了天生不凡。

也许，阿司匹林过于平凡的出场方式，就已预示着它未来将要经历的狂风巨浪。阿司匹林刚被投入市场不久，就被一个名叫卡尔·维特豪尔的医生关注上了，他是第一个看好阿司匹林的医生。后来维特豪尔说，他本来是以一种怀疑的态度对待这一新药物的，因为对于推出的新药，药厂商总是言过其实地宣传它们的效力，并且市场上每天都有新药上市。但是，当他将收到的药物给 50 名来自哈尔市狄康奈斯医院的病人服用后疗效显著，他开始对阿司匹林这一新药刮目相看，并且把阿司匹林的超强疗效写进了他的医学报告中。在同一时期，还有一位名叫尤利乌斯·沃尔格穆特的医生也做了临床实验，实验表明阿司匹林的止痛效果比水杨酸更好。在这之后的医学报告中，不同医生对于阿司匹林药效的评价与先前这两位医生的结论也毫无二致。随着阿司匹林渐渐显示出极好的药效，医学界也逐渐知道了这一种新兴药物。由于使用者的良好评价，这一新药逐渐被更多的人认可并试用，也因此得到了更多的夸赞——3 年内关于赞颂阿司匹林疗效的科学论文多达 160 篇，这一成绩至今在新药领域还是罕见的。某些拥护阿司匹林的人对它的认可程度甚至超过了它的发明者。据这些拥护者说，阿司匹林不仅能治疗风湿疾病，还对其他一些部位的疼痛与器官的炎症有着很好的疗效。对阿司匹林的夸赞越多，医生也就越倾向于开这个药，阿司匹林的销量也就越好。一个前所未有的蓝海在拜耳公司面前徐徐展开，这一蓝海带来的商机巨大。当下，对拜耳公司而言，最重要的莫过于把握这样的机会，并把阿司匹林带来的效益最大化。

尽管拜耳公司在决定生产这种新药时就已经以公司拥有乙酰水杨酸的知识产权为理由申请了专利权，但是，这个申请却被专利机构驳回了，理由是按照德国的专利法律法规规定，只承认新过程而不涉及产品本身，也就是说乙酰水杨酸并不是拜耳公司通过新过程制备的，单凭公司新生产上市的高纯度乙酰水杨酸新产品——阿司匹林，并不足以获得专利权。有关的专利审查人员认为科贝尔和克劳特在几十年前已经发现乙酰水杨酸的存在，因此，拜耳公司仅仅对乙酰水杨酸进行提纯并不能作为一个新的发明来申请专利。对于这一结果，卡尔·杜伊斯贝格和公司董事会早有心理准备，尽管有所遗憾，但无伤大局。拜耳公司将希望寄托在德国以外的地方。然而，在拜耳公司提出申请的国家中，除了两个国家以外，其他国家的专利机构基本上都持有和德国专利机构一样的看法。但足以让拜耳公司欣慰的是，与德国的专利机构持有不同看法的两个国家恰好就是拥有最大市场潜力的英国和美国。

1898 年 12 月 22 日，拜耳公司向英国专利机构申请的关于高纯度乙酰水杨酸的专利获得批准，登记入档。这一专利的专利号是 27088，登记人是亨利·爱德华·纽顿，申请受专利保护的内容为“由德国埃尔伯费尔德的弗里德利希·拜耳老号染料公司责成申请审理的产品‘乙酰水杨酸’的制备”。此时，阿司匹林这个名词尚未出现在专利中。由于纽顿有英国国籍，所以让他的名字挂名出现在专利文件上。在这一专利的具体内容一栏写着：“本登记人的国外委托者即拜耳公司发现，加热水杨酸和乙酸酐会得到一种物质，与克劳特描述的性质完全不同……”1900 年 2 月 27 日，拜耳公司向美国专利机构申请的专利同样获得了批准，并登记入档。申请书上标明，申请人是哲学博士、化学家费利克斯·霍夫曼，他是纽约埃尔伯费尔德染料公司的让与人，他对制取乙酰水杨酸的实验过程有了新的且有效的改进方法。两份专利申请的批复文件都认可拜耳公司有着与克劳特所发现的并不相同的制备过程。虽然拜耳公司在英国和美国的专利机构申请的专利获得了批准，但是福兮祸所伏，殊不知这也为阿司匹林的未来埋下了祸根。

阿司匹林已然成为超级明星药品，而在当时，英国和美国是这世界上最大的两个市场，在这两个市场，拜耳公司已经取得了生产和销售阿司匹林的垄断权。虽然专利权是有时效限制的，但至少现在天时地利人和尽在掌控之中，一时间，拜耳公司的掌舵人不由得自得满满。在申请专利时，还没有阿司匹林这个名称，因此这是一个全新的名称，所到之处尽可用作商标品牌。非那西丁的例子让卡尔·杜伊斯贝格意识到商标名称的重要性，一个成功的商标不仅能让顾客记住，还能让他们将其与药品所带来的显著的药效品质等同起来，使他们成为对其他商标品牌不屑一顾的忠实顾客。但是怎样才能让顾客记住这个特殊的商标，并将其与药效品质等同起来呢？

如何才能让阿司匹林迅速扩大销路，是拜耳公司现在面临的最大挑战。当年的莉迪娅·平卡姆就是利用广告造势来推销她的草药合剂而发了家，使得她成为美国最早的女百万富翁之一。人们还吟唱着《粉红色的百合花》这一滑稽且流行的小调来怀念她。

“博士驱虫李子糖”“巴德维威而钢壮阳含片”“达比益气水”“特灵回春膏”……这些 18 世纪在药摊上见到的药品，在 150 年后仍然很畅销。虽然这 100 多年来医学进步很大，但仍旧有些老实人愿意买这样的秘方野药。而且，随着科学技术的进步而出现的报纸和铁路也为野药贩子提供了广阔的空间。除去中产阶级及其追随者对这类没用的东西的舍弃之外，假药贩子对穷人和老实人的影响及控制还是很大的。这样的野药一贯以“秘方药”的面目出现，“秘方药”即对药的成分保密，这一叫法形成于 18 世纪的英国，也是一种骗人的伪装手段。

1887 年 5 月 3 日，《纽约时报》刊登的一则广告，就是这种骗人的伪装把戏的典型例子：

莉迪娅·平卡姆的草药合剂

百试百灵

根治所有的妇科痼疾、顽疾及失调

解除痛苦，调经理血，使青年女子永葆青春，助韶华已逝的女子重回青春。加强腰背器官功能，减轻常年在家中、店内和厂里站立所造成的全身疼痛。

白带异常、妇科炎症、子宫糜烂、宫位不正，此合剂均有疗效。对此，各地皆有女士乐于出面证实。正规医生也常推介本合剂。

所有药品均可从代售点购得，每瓶 1 美元。

平卡姆太太将邮赠《健康指南》。邮购地址：马萨诸塞州，林恩镇实验室。邮资自付。

广告推销的就是上文提及的莉迪娅·平卡姆的草药合剂，广告中并未提及此草药合剂的成分，只是一味地夸赞此药包治百病，百试百灵，能根治所有的妇科痼疾、顽疾等。然而，这剂神药竟然无法治疗她自己的中风，早在 1883 年，莉迪娅·平卡姆就已经撒手西归。只是，在她死后，她的合伙人继续成功经营着这一草药合剂，并以她的名义继续推出广告，仍旧将她的画像贴在药剂上，以她的签名来回信给讨教保健诀窍的女人们……不知情的人们以为她还光鲜亮丽地活着，将她的药奉为神药，将她的宣传奉为神话。而在当时，这样的神药和神话数不胜数，比如，“名医赖特之印度草药丸”“斯蒂尔氏正宗再造丹”……不过，莉迪娅·平卡姆之流的草药合剂能够畅销还有另一原因，就是其最起作用的一个成分是酒精。也许人们往往希望花钱买到的是消愁的灵药，却在不知不觉中买到了宿醉和宿醉后的头痛。

19 世纪末，医药行业已形成了严苛的行业法规，药剂师也都是受过科学训练的专业人员，医生也能比以往更加明智地判断药物服用后有无药效。在这种环境下，流行于 18 世纪的种种“秘方药”及其贩卖者已越来越不为业界所容。在过去，即便是由医生开出的药方，也未必比病人自己找到的“秘方药”有效。而随着正式渠道提供的科学医疗水平的不断提高，在认识到了“秘方药”的无效和危险的同时，行医与制药方面也形成了更严格的标准。随后，医药行业如何对待“秘方药”等野药开始成为人们热烈讨论的内容。在美国，因为极其活跃的广告营销而导致了巨大的市场销量，所以，对此的讨论更加热烈。美国医药学会最终明确表态：即便拥有专利权、保密权和商标权，也不能表明医药处方的自然合法性。公众需要知道的是所开出的药是否值得信任。在同一时期，欧洲各国也有了类似的规定。

不过，制药业是从化工界孕育而来的，基本上与公众没有直接往来，因此一开始并没有受到上述规定的影响。化工厂制备出原料卖给药剂师，药剂师再加工成成药提供给病人，一切如常。由于在这一加工成成药的过程中，药剂师会对药中的各种成分进行科学化验及分析，并尽可能保证成药服用时安全与有效，所以，由医生开具处方、药剂师制备药品便逐渐成为医药界的一种行规。病人通过这样的程序拿到的药叫作“规范药”，也就是今天的处方药。这样，规范药就和“秘方药”截然不同了。

但是，在德国出现了有能力制备成品药物的化工企业，这就给在医药界已形成的稳定关系打开了一条缝。然而，对于以拜耳公司为代表的这样的化工企业来说，形势并不明朗。一方面，他们对医药界的说辞虽然是仍将自己视为处方体系里的一部分，自己制备的药物只向医务人员售卖，但是，企业经营的目的是盈利，况且他们拥有商标、专利和广告这一在原来生产常规化工产品时的有效行销工具，所以，他们当然希望重整旗鼓，打开这片极具潜力的市场。另一方面，那一套行销的商业套路在医药界看来与推销贩卖野药的手法太过相似，因此一旦药剂师有所抱怨，医生们定会支持，这时就会失去医学界的支持。综合这两方面的矛盾，拜耳公司决定低调营销阿司匹林，淡化商业味道，以赢得医学界的支持。

美国是拜耳公司对乙酰水杨酸实现了生产与销售垄断的仅有的两个国家之一，而且这里巨大的市场潜力能够让拜耳公司赢得最大的利益。拜耳公司也深知在美国专利机构申请的专利权是有时效限制的，他们必须尽快全力开发自己手里的这座大金矿，必须尽快地让阿司匹林在美国人心里扎根，让人们在需要乙酰水杨酸时，就会自动联想到拜耳公司的阿司匹林这一产品。然而，当时美国的医药界对喧嚣的商业广告行为是很反感的，这让拜耳公司又陷入了两难境地。

面对这个进不得宜、退不甘心的形势，卡尔·杜伊斯贝格虽然无计可施，但他也知道分清先后，现在先要解决的是阿司匹林在美国面临的其他问题，如保护和扩大自身在美国的竞争优势，保证自己在大有所为前不被竞争对手挤掉，这样才有可能在将来取得巨大成功。

埃尔伯费尔德染料公司是拜耳公司的一家子公司，成立于19世纪60年代末，自成立起就经营着染料等化工原料的销售，并给拜耳公司创造了不错的利润。同时，拜耳公司也通过这家子公司来管理在美国的业务。非那西丁是拜耳公司的第一种重要的药物，虽说这家子公司曾成功地在美国为其申请到了第一份专利权，但要由经营染料转而经销医药并不容易。由于从产地德国到美国销售的进口关税很高，导致走私贩子觊觎这种药品的巨大利润而将其视为重大目标。他们在欧洲以低价买进，经加拿大和墨西哥边境进入美国，然后在黑市上贩售获利。杜伊斯贝格也曾采取过一些防范措施，然而仍旧失去了巨大的收入。1906年是拜耳公司的专利权的截止期，届时，美国本土的医药制造厂商就有权合法制造非那西丁，并以低价销售，这对拜耳公司的发展前景十分不利，杜伊斯贝格十分清楚这一点。也正因为这个前车之鉴，杜伊斯贝格将为阿司匹林另寻出路。

1903年，杜伊斯贝格乘船来到美国。此番赴美的目的是探求阿司匹林的可能出路。他设想，如果拜耳公司将药品生产从德国转移到美国，将为公司免除一大笔进口关税，阿司匹林的销售价格进而得以降低，也就保护了其在美国的竞争优势。然而，将生产部分地移到美国，杜伊斯贝格的控制力量必然会削弱一些，而他是个喜欢掌控大权的人，极不情愿与他人平分疆土，并且后来的事实也表明他的担忧是有道理的。不过，为了不让阿司匹林重蹈非那西丁的覆辙，他还是不得不按设想的来做。

拜耳公司在美国开设的子公司拥有一家小工厂的多数股份，因而积累了一些在美国从事生产的经验。这家小工厂名叫哈德逊河苯胺染料厂，位于纽约东部的伦斯勒，交通便利，且附近有不少能提供合适劳动力的德裔移民。

于是，杜伊斯贝格决定将这个工厂买下来，筹钱增建新厂房，添加新设备。建成的新厂是美国当时规模最大、水平最先进的制药厂。

在确保并扩大自身在美国的竞争优势之后，杜伊斯贝格等人开始集中全力应对那个进不得宜、退不甘心的形势了——如何在不引起美国医药界对商业营销的极大反感的同时，在阿司匹林的美国专利权中获得最大的经济利益。然而，就在他们拟定如何开发美国市场的战略计划时，英国出现了一个出乎意料的情况。

1905 年 5 月 2 日上午 11 时，在英国最高法院的法庭里，医学立法史上一次最激烈的有关知识产权保护条款的争辩正在进行着。原告是拜耳公司，原告的代表律师是皇室法律顾问乔治·莫尔顿及其身边一大批和他一样头戴司法假发的著名律师。此时，乔治·莫尔顿律师正准备起身发言。被告是海登化工公司。坐在法庭另一侧的是同样著名的被告的律师团队。每个律师面前都是一大摞系着红缎带的文件。还有一批来自欧洲各国的新兴制药化学领域的顶级专家，他们坐在法庭后面的座位上，急切地等待着要求他们做证的传唤。审理此案的是英国三大高等法院之一的大法官法院里经验最丰富的乔伊斯法官。他坐在法庭前端的靠背椅上，俯身以眼示意原告的首席律师乔治·莫尔顿可以开始发言了。

“法官阁下，”乔治·莫尔顿开始了，“本案谨就对专利号 27088 的专利权的侵权行为请求仲裁……”

1898 年，拜耳公司向英国专利机构申请的乙酰水杨酸专利获得批准，这场官司正是源自于此。在当时，通过了英国批准的专利是极具价值的，它不但保护专利持有者在英国本土不会遭遇竞争，而且在大英帝国的其他殖民地区，如东半球的印度和西半球的加拿大也不会遭遇竞争。虽然在一些实行自治或半自治的殖民地，英国难免力不从心，但主权仍属英皇，英国对殖民地的影响犹在。若持有英国认可的专利权在这些地方进行生产与销售，必定能开发巨大的市场潜力。因此，原告和被告这两个德国化工企业的精英，在英国打了一场涉及巨大金额的官司，归根结底还是经济利益的问题。拜耳公司认为被告海登化工公司是盗匪之流，它在完全清楚拜耳公司已经获得了乙酰水杨酸专利，并在英国政府全力保护的情况下，还在英国销售这种药物，有着明显的侵权行为，理应受到制裁。

事实上，拜耳公司和海登化工公司关于乙酰水杨酸的专利权之争只是这场官司的一个导火索，双方的敌对情绪由来已久，这次终于爆发了。早在1859年，马尔堡大学的赫尔曼·科贝尔教授通过苯酚钠和二氧化碳的化学反应合成了水杨酸。他的学生弗里德利希·冯·海登使这一过程实现了商业实用化，并成立了海登化工公司。该公司成为欧洲大量生产水杨酸的公司。如此看来，海登化工公司并非不择手段的盗匪，它在这条路上已经走了很久。拜耳公司现在制售的阿司匹林也在1901年由海登化工公司制取成功，只是没有另起名称。因为乙酰水杨酸在德国本土不受专利法保护，所以拜耳公司在那里没有打起这样的官司，而当海登化工公司将乙酰水杨酸出口到英国后，就有了上面那场官司。

对此，海登化工公司的反应极其冷静。它承认自己向英国出口了乙酰水杨酸，并且这种药物与拜耳公司的阿司匹林的成分完全相同。但是，它并不认为自己有侵权的行为。因为拜耳公司在英国申请到的乙酰水杨酸的专利是通过谎称有了新发现而骗来的，而实际上，早在50年前，乙酰水杨酸就已被夏尔·热拉尔首次发现了。随后，科贝尔教授和卡尔·约翰·克劳特等又对乙酰水杨酸的制备过程进行了改进。因此，海登化工公司并没有侵权，并且拜耳公司申请的专利根本就没有得到批准。

面对海登化工公司充分的辩护理由，拜耳公司已没有了退路。为了不让前几年一直致力于营销的药品向所有的医药厂商敞开大门，拜耳公司孤注一掷，坚持声称虽然其他人制得了乙酰水杨酸，但只有费利克斯·霍夫曼成功得到了乙酰水杨酸的纯品。

正是基于此，才有了这两队让拜耳公司和海登化工公司靡费资财的律师，有了高高摞起的文件，有了一群出庭做证的行业顶尖人物，还有博学多闻并注意学习的乔伊斯大法官。大法官在出庭时特意带了一本化学基本教程以做参考。

在开庭的 8 天中，大法官的耳朵里充斥着各种事实，数字，化学式，援引先列，科学刊物上的文章和那些以专家身份出庭的化学教授、药学家和医学博士大异其趣的证词。大法官神情严肃而庄重地坐在那里，一直认真倾听着，偶尔打断一下，或是提个问题，或是澄清某个说法，或是翻一翻那本化学教科书，寻找某个定义。

厘清思路之后，这场诉讼官司的关键问题在于，让拜耳公司获得专利权的这个药品是否真的与克劳特所描述的完全不同。该说的话，来自德国的当事人和他们的英国律师代表都已经说过了，下面轮到大法官先生表态了。他会说什么呢？他懂不懂科学呢？他是倾向于原告，接受詹姆斯·杜瓦勋爵和阿道夫·利布曼博士的证词呢，还是更倾向于被告，相信弗兰克兰、阿姆斯特朗和罗森海姆等人的陈述呢？5 月 11 日，在原告与被告做出最后一轮陈述后，暂时休庭。离开法庭时，双方律师与各自的委托人交头接耳，一副稳操胜券的样子，然后拿取了自己应得的优厚报酬。律师们清楚的是，不管最终判决如何，阿司匹林都将成为他们的摇钱树。

7 月 8 日，是乔伊斯大法官宣判的日子。他首先简明扼要地概括了这一诉讼过程，表明他在出庭的诸多科学家的帮助下，成了制药化学领域的明白人。接下来，他做了冷静而又犀利的评论，这一评论或许会让拜耳公司听了无地自容。

大法官说，拜耳公司的这一项专利文件很值得注意，因为类似的内容是参与此次诉讼的经验丰富的律师们都不曾接触过的。它是“错误的和起误导作用的……形成于事故、错误，或者是以别有用心的意图构筑起来的，只是为了最大可能地造成混乱”。接着，他又不留情面地评论道：

早在此专利被批准日期以前，乙酰水杨酸便被人制备出来，并作为成果发表，然而某些人只是在这个成果的基础上提高了一下它的纯度，便声称自己有了新发明，申请到了相关专利，然后将它作为新药品投入生产。这不但是大大的奇闻，在我看来这是可悲的坏事。我认为，它并不是什么新东西。因而，我判定此项专利不再有效。

大法官的最后结论是："该申请的具体内容并没有超出常识范围的发明或者发现的成分……"他宣布"这一非常特殊的案例"的原告败诉。随后，海登化工公司的律师提出由拜耳公司支付所有的诉讼费用，法庭表示同意。原告一方坐在那里一动不动。不难想象，他们一定是在想同一件事情：谁去将这个结果汇报给卡尔·杜伊斯贝格呢?

乔伊斯大法官的判决如一股巨大的冲击波。从更为广泛的意义上说，他的那番含糊其词的评论，反映出其对德国化工界保守行业秘密的做法的担心。欧洲和美国的民营企业家已经开始抱怨，"外国人"正在到处滥用专利申请权利。

在这里，要为拜耳公司说句公道话。他们这样做并非事出无因，这是他们当时习惯性的做法。因为德国的专利体系中存在着漏洞，使得不论什么产品，只要能够找到稍有不同的制备方法，就可以自行生产制造。这种在发明的后面做手脚、使他人难以制备的手段，是所有德国公司早已熟知的，因而依葫芦画瓢地照搬到英美去自然无可厚非。不过，这样做的结果就是德国公司很难在外赢得友谊。拜耳公司在英国的阿司匹林专利权被吊销，引得评论家如此评论："凡是动刀的，必死于刀下……"（《圣经·新约》中的一句箴言）也就是说，拜耳公司是搬起石头砸了自己的脚。

另一方面，这一判决间接地促成了英国对专利法的修改。第一次世界大战期间出任英国首相的大卫·劳合·乔治在担任商业大臣期间，就开始制定必要的法规。两年之后，他在新专利法出台时的发言，清楚地反映出乔伊斯法官关于拜耳公司的这一判决对他产生的影响：

外国的大型企业的某一手段会严重伤害英国工业，它们会从各方面申请专利。以化学为例，它们会将各种可能发展到的而自己并没有实验过的情况写进专利申请中，以期和这个国家里可能实现的发明有所关联。其实，关于这些排列组合，它们自己并没有真正实验过。

这样的看法，已经在英国制造业存在一段时间了。而且，这一看法也反映出当时趋于恶化的国际关系，上层精英中越有人怀疑外国在耍阴谋诡计，底层民众的情绪就越偏激。德国人认为自己的国家被故意挡在门外，难以居于政治和工业的前列；英国和法国则担心强大的德国会威胁到自己的安全。这一时期，如1903年罗伯特·厄斯金·蔡尔德斯发表的一篇“阴谋论”小说《沙滩之谜》，1906年英国刚下水的大型战舰“大无畏号”，人们对外国武力入侵的担心日趋加重……都是这一时局的现实反映。在欧洲，一向以耸人听闻为特征的黄色新闻界，也播报着充满怀疑气氛的新闻内容，政客们则从旁鼓动。在这样的国际背景下，德国在化工领域的领先地位就有了一种超出商业范围的意味。而且，化工领域的发明还被视为具有战略意义的问题。与专利有关的技术引发的争论，本来只是律师和工商界人士注意的事情，然而，在当时的时代背景下，这一争议却得到了新的解读。乔伊斯大法官当年的判决，也就有了原来根本不曾有人设想过的深意。

就当时的情形来看，短时间内，法庭的判决对拜耳公司产生了极为严重的影响。在英国，拜耳公司的局面，只能依靠阿司匹林这一商标的名气来维持。其他公司都能通过进出口，将当时英国还不能生产的乙酰水杨酸弄到英国进行售卖。在这种情况下，阿司匹林的商标品牌就成为拜耳公司在英国市场抵御对手的唯一武器。这样一来，尽管全力对品牌进行宣传会增加与英国医药界的冲突，也同样会招致美国医药界的巨大反感，但拜耳公司还是这么做了。

当英国法庭的宣判传到德国，对德国化工界也产生了影响。原因有如下三点：第一，海登化工公司并不是唯一能够生产乙酰水杨酸的企业；第二，德国的药剂师对于拜耳公司的高价格抱怨已久；第三,一些人对不同厂家生产的乙酰水杨酸进行了纯度测试，经测试发现，质量最好的若干家公司的乙酰水杨酸纯度同阿司匹林一样高，而且都没有另起商标。如今，英国广阔的市场已经向所有竞争者敞开了大门，因此，拜耳公司的竞争者们纷纷来英国跑马圈地。对这些厂商而言，产品本来就一样，连英国官方都已经承认了这一事实，何苦要多花冤枉钱呢？面对此种情形，拜耳公司唯有重走商业套路向市场卖力推销阿司匹林这一品牌。

在美国，情况同样不容乐观。拜耳公司正在美国芝加哥面临着与在英国类似的侵权诉讼案。让卡尔·杜伊斯贝格和公司董事会最担心的事情就是美国这起专利侵权案的前景。因为对于同类的判决，美国的法律机构总是效仿英国的先例，而拜耳公司输掉了英国的那场专利侵权官司。

美国的这起侵权诉讼案是由拜耳公司在美国的成功而造成的。为了得到美国医药界的支持，或者说至少不招致医学会的反感，拜耳公司决定低调经销阿司匹林，采取通过医生来使得阿司匹林进入市场的保守方针，而并没有采取任何直面病人的行动。然而，就是这样的方针，执行起来也大大出了格。拜耳公司的推销员们跑遍美国，到处去敲医生的门，塞给他们大批赠品药和多篇赞许阿司匹林的重头文章。他们还在美国医学界的知名刊物上登了广告，虽然行文谨小慎微，但这份杂志却是美国医学界的看家刊物。这些做法取得了实际的效果。1906 年，阿司匹林在美国的销量已经达到了公司全部产品在美国总销量的 25%。拜尔公司宣称：

阿司匹林自上市以来，已成为本年度最受欢迎的药品，而且受欢迎的程度是其他药品无法企及的。可以毫不夸张地说，在公司生产的所有药品中，它是目前应用最广泛、得到评价最高的药品。

正如不久前非那西丁的遭遇一样，由于阿司匹林取得了令人瞩目的成功，觊觎已久的走私贩子与假药贩子群集而来。此时，拜耳公司在伦斯勒建成的新厂哈德逊河苯胺染料厂还未投产，于是走私贩子们开始从国外以低价买进阿司匹林，走私到美国售卖。而假药贩子们则在地下活动——自制不纯的乙酰水杨酸，并且盗用阿司匹林的名义贩卖给药剂师，甚至直接卖给公众，这无疑会给大众对阿司匹林的信赖以沉重的打击。

面对这种现状以及不堪设想的后果，拜耳公司决定拿一个最严重的专利侵权者开刀。拜耳公司锁定了芝加哥的一个医药批发商爱德华·屈姆斯台德。拜耳公司计划将这个走私贩子的生意搞垮，争取使他破产，以起到杀一儆百的作用，令侵权者和造假者意识到，谁想动一动拜耳公司的垄断地位，谁就会倒大霉。拜耳公司在美国的阿司匹林销售领域有法律支撑，同走私者和造假者算起账来就会容易得多。

当然，屈姆斯台德的辩护律师也必然会采取海登化工公司当时在英国所采取的方针，声称拜耳公司当初的专利是无效的，因此他不应受其约束。不过，拜耳公司在美国芝加哥提起的这起侵权诉讼案是在英国开始审理专利侵权案之前发生的，而现在，英国已宣判拜耳公司败诉，但拜耳公司还是相信，至少在败诉的消息传到美国之前，还是有办法对付被告提出的种种专利无效的问题。

但是考虑到美国总是会效仿英国的同类判决先例，以及阿司匹林在美国市场上的前景，拜耳公司处在不宜与屈姆斯台德针锋相对的位置。如果放弃诉讼，同样会给拜耳公司带来不好的影响。如此一来，拜耳公司唯有一条出路，那就是尽量拖延诉讼时间，使得在美国的专利权在诉讼期间一直有效，公司也就能取得从阿司匹林专利权中得到好处的喘息时间。在原告律师的努力下，这一案件审理的诉讼期长达 5 年。屈姆斯台德一方每次要求法院给予判决，拜耳公司都会弄成拖而不决。直到 1909 年，此案终于得以宣判。出乎所有人的意料，主审法官宣判拜耳公司胜诉——这本是拜耳公司一直不敢奢望的。不过，拜耳公司在高兴之余也清楚地知道，专利权是有时效的。距离 1917 年 2 月 27 日，也就是阿司匹林在美国的专利权到期的日子不远了。

自从阿司匹林这个拜耳公司的“金娃娃”问世后，如何使阿司匹林这个商标名称抢在成分相同且更便宜的药品可以随处买到之前在美国人的心里深深扎根，这个问题一直被卡尔·杜伊斯贝格及董事会关注着。拜耳公司心中已有答案，即以药剂师和医生为突破口，集中精神拼命售卖，再一次掀起推销浪潮。然而，现在并不是推销的好时机，又一次由“秘方药”引起的美国医药界对于名过其实、大吹大擂的商业宣传的反感达到了顶峰。

19 世纪时，“秘方药”得以畅销盛行的一个重要原因就是报刊上的广告推波助澜。到了 20 世纪后，报刊行业为之前的过错承担了责任，决定洗濯其心，锐意改革。其中，最值得一提的是 1905 年一家名为《柯里尔周刊》的杂志（现在这家杂志仍在发行，但出版周期已改为双周）的表现。经常有人前来要求杂志为其刊登诸如“‘野牛泉含锂瓶装水’系经教宗所聘专职医生推荐。对从痛风到胃弱等诸多病症均有神效”之类的广告，该杂志的编辑诺曼·哈普古德对此类“秘方药”毫无道德的吹嘘撒谎日渐厌恶，因而决定向这种行为开战。

1905 年 4 月，他找来一名记者一起合作。这位记者名叫塞缪尔·霍普金斯·亚当斯，是一位很大胆、有闯劲儿的记者，曾以发掘和报道纽约的凶杀案件而有了些名气。在他们拟定的行动战略中，哈普古德负责制造舆论，刊登一系列文章指明“秘方药”买卖的危害，亚当斯则负责去寻找实证实例。接下来的几个月，他们紧锣密鼓地进行着这一切。他们的这些举动自然会引起“秘方药”制售者的注意，也有过多次危险的经历，但是都挺过来了。1905 年 10 月 7 日，亚当斯的系列文章开始在《柯里尔周刊》上发表，这一系列文章的标题就叫作《美国大骗局》。它的开篇写道：

今年，美国人花在“秘方药”上的钱高达 7500 万美元左右。这表明，会有大量的酒精灌进喉咙，会有惊人的鸦片和其他毒品进入体内，还会有各种各样副作用极强的有害物质残害大众——有的会抑制心脏跳动，有的会严重刺激肝脏。这是彻底的欺瞒造假行为，会为医学界及国家带来严重的后果。这些药品的制造者是一帮门道精纯的牛皮客。如果所有杂志、报纸和医学出版物都拒绝刊登这些人的东西，那么不出 5 年，“秘方药”就会像“南海泡沫”一样臭名昭著，会减少许多酒鬼和瘾君子，整个国家会国富民强。

亚当斯的一系列文章在《柯里尔周刊》上连载了10星期。这些文章深刻揭露了“秘方药”制售行业的骗人把戏，戳穿了他们的伎俩，不仅在新闻界引起了重视，也引起了公众的广泛关注。其中就有哈维·威利，他可是制售假药假食品者的强劲对手。

1844年，哈维·威利出生在印第安纳州南部的一个小农场主家庭里，从小性格刚硬。在南北战争期间，他一直从军参战。战后他希望从事营养保健工作，取得了医学博士学位之后，当上了公务员，担任印第安纳州的化学总长。1883年，怀着对食品分析的浓厚兴趣与对食品造假的恨意，他来到了美国，领导美国农业部化学司的工作。

哈维·威利是个肩宽背厚的大块头，一头硬撅撅的头发，有一种粗犷的魅力。他是出色的组织者和改革家，又是首都最早的开车一族——据传还是最早出车祸把车弄毁的人物。在美国农业部就职后，他带领着这个部门，调查了全国数千种商业食品，分析它们的纯正状态。他率先揭露出，几乎所有的食品中都含有化学物质，它们或用来添味，或用来增色，或用来赋形，并且这种做法花样繁多，层见叠出。随着分析研究的深入，他努力游说美国国会，并要求其采取实际行动。为此，哈维·威利不断向政府提交有关报告，而新闻界将总统西奥多·罗斯福的反应视为他是否励精图治的标准。哈维·威利注意到“秘方药”领域后，便发出整顿食品和药品两大领域的呼吁。尽管这一疾呼必定会受到工业界内强大的政治游说团体的排挤，但哈维·威利仍不改初衷。哈维·威利当选为美国医学会药学与化学理事会的委员后，便利用该理事会搭建的社会关系，努力促成整顿食品与药品的立法。亚当斯在写他那篇报告时，曾向威利求助，而报告的发表，为后者提供了进攻的炮弹。不久之后，厄普顿·辛克莱发表了描写脏污肉食的长篇小说《屠场》。这两者都为哈维·威利提供了进攻的强劲炮弹，使得他更加起劲地鼓动华盛顿的大小政治团体。终于，这个问题受到了西奥多·罗斯福总统的关注，他要求国会有所作为。1906 年 6 月,《纯正食品与药品法案》出台。

这部法案中的药品部分对药品的标签与说明材料做出了规定，即凡是出售的药品，都必须在标签上准确注明药品的各种成分。至此，药品中所用材料终于有了法律的保障。这样一来，各种“秘方药”、假药就无所遁形了。

在颁布《纯正食品与药品法案》的第二年，哈维·威利便依据这一法律指控了一个制售一种名为“养脑祛痛精”的止痛药物的商家。这种止痛药里含有前不久被德国合成制药业研制成功的退热冰和安替比林，由于当时已经过了专利有效期，所以这种药物可以随意从药店买到，用不着凭医生处方获得，销路很好。于是，这就给了制售“秘方药”的商贩以可乘之机，他们利用这个制成各种不靠谱的合剂来贩售。退热冰和安替比林都有很强的副作用，特别是退热冰，会严重损害服用者的肝脏和肾脏。而“养脑祛痛精”的制售人在贩卖时并没有标明这种药的药品成分，因此属于违法行为。当时法庭对于该违法者的处罚虽然只是罚款 700 美元，但这一宣判无异于雷惊与风扫，给了不守规矩的制药卖药者一个下马威。

从最初的报刊炮轰到如今的司法诉讼，这一系列的进程极大地改变了美国医药界与各大制药企业之间的关系，突显了美国医学界一直以来发出的一则警告。在过去，一些德国制药公司为了能在美国医药界站稳脚跟，以低调的姿态和规范的方式营销药物。这就给了一些毫无顾忌的商贩打着规范药的幌子继续贩卖“秘方药”和假药的机会，他们把这些药伪装成规范药混淆视听，使得一些医生把它们开给了病人。而现在，人们逐渐了解了“秘方药”的危害,《纯正食品与药品法案》的实行，完全限制了没有商标的“野药”进入《美国药典》的途径，这是具有法律效力的官方权威文献，医生也是依据它来开处方的。这一法案开始实施后，规定有正规化学名称的药物要尽可能地以明文标示，而且，制药厂家营销药品时，也只能标上生产厂家和药品名称。这无疑给具有浓重商业味道的宣传与广告行为以沉重的打击。

拜耳公司前不久刚失去阿司匹林在英国的专利权，而这次的媒体披露又给其增添了忧愁与不安。因为他们大张旗鼓地宣传，把规范药阿司匹林和

“秘方药”等野药摆在同样的位置示众，这让拜耳公司心生不快。但是阿司匹林如今极具名气，而且还关系着公众安全，因而即便情形再恶劣，拜耳公司也必须有所行动。以往都是拜耳公司向批发商提供粉末状的药品，由批发商压制成没有标志的药片售卖给药剂师，只有药剂师和医生知道阿司匹林是由拜耳公司生产的。而现在为了让公众也知道，并且让他们认为只有拜耳公司生产的阿司匹林才是最有效的，拜耳公司决定自己制售药片，并且打上能辨识出其产自拜耳公司的标志，应对假冒伪劣产品。这个标志就是著名的“拜耳十字”——公司名称的德文“BAYER”横竖各写一次，在药片中心形成一个“十”字。然而，拜耳公司的这一做法被视为张扬的商业炒作，遭到了美国医学会的严厉声讨。

还有一个问题，列入《美国药典》的药品必须有正规的化学名称，医生是据此药典来开处方的。而如果以乙酰水杨酸这一正规名称进入药典，拜耳公司就无法靠它实现垄断地位，药剂师就有权换成其他厂商的同一产品。拜耳公司的解决方法是，使用其未必更有意义但较长的学名——邻位乙酰氧基苯甲酸，以此来考验医生的记忆力，让医生记不清楚它是乙酰水杨酸而开出“阿司匹林”的处方。而这一举动被机敏之人看穿了，比如，《药剂师通报》这一著名杂志就揭穿了拜耳公司的这个计谋，并提醒医生们注意这一点。

最后的但并不是重要的一个问题，就是在美国的专利权期限快到了。在芝加哥法庭上，拜耳公司一直拖延时间，以合法使用自己的专利权，并借此警告所有侵权者。然而美国的化工企业早已表示一旦这种药品的专利权到期，就会立即在本国生产它，这对拜耳公司的前景是极为不利的。

如果拜耳公司是一家美国公司，卡尔·杜伊斯贝格也是美国企业家，他们面临的问题就没那么大了。然而，拜耳公司并不是美国公司，而是德国公司，卡尔·杜伊斯贝格也不是美国人，而是德国人。1914 年 8 月，第一次世界大战爆发，德国进入了战争状态，使拜耳公司的情况更糟。

第六章

化学家之间的战争

敬启者：

我很荣幸地看到了贵公司的刊物上刊登了一种和阿司匹林极其相近的药物——“好利康”。

是时候了，英国民众，大家都来购买“好利康”吧，以此支持英国药物收入的增长；并拒绝购买阿司匹林，防止德国人将钱赚走。这一经济增长项目对于这场战争将起到重要作用。

您最亲爱的朋友，爱德华·特里维斯

英国皇家外科学会会员

这封信于 1914 年 10 月发表在《柳叶刀》期刊上，此时，第一次世界大战刚开始不久。作者在信中表现出强烈的维护本民族的情绪，这种情绪一直到大战结束都未能停息。这大概是由于作者及其家人在那一次大战中经历了炮火的洗礼，并曾一度颠沛流离。不仅仅是作者，在大战刚开始的时候，无数英国人向各个杂志社投递稿件，以表达自己对于战争的憎恨和对祖国的维护，而且形成了在战乱中不购买敌国用品的“默契”。

第一次世界大战更是对阿司匹林的销售产生了重大影响。当西线战场战事缓和，无数的罂粟花再次开满大地时，拜耳公司控制了 15 年的“大金娃娃”也开始走下坡路。直至战争尾声，许多国家宣称阿司匹林对于国家医疗和经济发展至关重要，不能让战败国德国垄断。各个国家依靠战争中积累的经验，已经可以很好地“复制”这一药品了。

英国是第一个自己动手制造这种药物的国家。实际上在第一次世界大战初期，由于英德贸易中断，从 1914 年 8 月起，德国在英国的资产便被一概冻结或没收。英国境内的德国公民和移民，无论是没能回国的，还是不愿回国的，都遭到了不公平待遇，有的被拘留，有的被要求表态。当时，在所有的交战国中，都发生了类似的对待外国侨民和资产的事情。这些国家的政府声称，这么做不单单是为了贸易。为了保护国家利益，必须对有战略重要意义的物资进行严格控制，以防落入敌手。这正是特里维斯医生发表的观点——这次战争将旷日持久，钱包是否充盈将决定战争成败。

在第一次世界大战中，英国充分利用了其强大的海上军事力量。虽然说德国有自己的新武器——潜艇、鱼雷、辎重袭扰艇、磁性水雷、战列舰（只是模样威武，性能却一般），对这一海上霸权提出了挑战，但是英国的皇家海军和陆军不同，在与德国海上军事力量的对比中远远胜出，成功地掌控了海洋——而作为陆军的英法联军却在佛兰德低地的烂泥地上苦苦支撑，频频落败。英国从一开始便采取了拦截围堵敌人海上战舰的战略。100 年前，英国与加拿大开战时，就使用过这一策略。而这一次，英国从第一支陆军队乘船渡过海峡在陆地参战时就开始使用，不但针对敌对的同盟国，还针对同德国进行贸易的中立国家，因而引起了后者的抗议。

然而，这一海上制裁策略也对英国本身造成了不小的影响。英国无法再获得那些德国专有的物资。英国固然能从各个同盟国那里得到所需的染料、食品、纺织品和弹药，但仍有不少物资难以弄到。比如，德国生成的大量化工产品。国内厂商倒是逐渐开始填补空缺，但是有些一时半会儿很难补上，而药品在中间就占有较大比重。

阿司匹林就是战时短缺的药品之一。1905 年的那场官司之后，乙酰水杨酸不再是拜耳公司的专利。英国有人开始进口这种药品，也有人尝试自己制备。尽管此类产品很快就在市场上出现，但是大多数乙酰水杨酸还是来自德国的海登化工公司、赫斯特公司等企业。不仅如此，拜耳公司还通过自己在英国的子公司——英伦拜耳有限公司，保住了阿司匹林的品牌所有权，并花了很大力气扩大了它的影响力。英国人也和世界上其他地方的人一样，一步步接受了它，并视为不可或缺的物品。当伦敦和曼彻斯特的医生给病人开乙酰水杨酸时，在处方上总是习惯性地写成“阿司匹林”，搞得病人以为阿司匹林就是药的本名。由此可见，拜耳公司的用意有了成效。渐渐地，拜耳公司在市场上占据鳌头，其他同样生产乙酰水杨酸的厂商则无人问津。在此情况下，当英德贸易停止，英国本土一些相似的药物品牌，如“克萨克萨”和前文提到的“好利康”，由于知名度较低，迟迟未能打开销路。在1914年前，所有这些药品的销量都不怎么高。

问题的产生，也使英国认识到自身在化工行业等方面的不足。于是，战争打响后，英国本土化工和制药等行业为了提升战争物品供给而不断钻研。当时针对生产主要存在两个问题：一是提取乙酰水杨酸的原材料水杨酸严重不足；二是尚未攻克乙酰水杨酸的工业化生产方法。由于战时物资由国家管控，所以英国皇家药学会想要获得水杨酸十分困难。

英国政府对于这一问题有充分的认识，但战争刚刚开始，类似的问题成百上千，因此，直至1915年2月5日，这一问题才得到了解决。当月的《柳叶刀》杂志上刊登了相关新闻：

关于阿司匹林商标的解决办法

商业部已经针对阿司匹林的商标问题发了公文，很快会使阿司匹林成为公共财产。大家都知道，这个商标是拜耳公司推出的乙酰水杨酸时采用的商业化名称，也是这一化学物质的普遍叫法。从现在起，国内所有乙酰水杨酸的行销处都可用“阿司匹林”这一名称指代。希望此规定不会导致该药品的质量有所下降……目前，国内有很多家生产乙酰水杨酸的公司，经过查证，它们生产的这些产品大多数的化学成分与原来的阿司匹林一致。

这一新闻的刊登在英国国内引起重大反响，各商业报刊上一片爱国欢腾之声，就像1905年乔伊斯大法官宣判拜耳公司的乙酰水杨酸专利权无效时的情景。无数英国杂志和生产厂商都认为英国本土品牌即将取代拜耳公司生产阿司匹林的地位。一家杂志得意地认为："英国的阿司匹林消费者很快就可以买到英国自己的产品了。这件事的意义，等于攻下了敌人的一处要塞。"可是他们没有意识到，挪用拜耳公司品牌吸引消费者和生产同品质的药物是两件不同的事情。在《柳叶刀》杂志刊登的新闻中并没有明确指出哪些厂商所生产的乙酰水杨酸和阿司匹林的质量相同。在巨大的市场空白和利润的驱使之下，英国无数厂商投入生产中，但是产品质量达到使用标准的却寥寥无几。大多数英国造的乙酰水杨酸新药，成分极其不纯，吞咽时很不舒服。甚至连英国军队所使用的阿司匹林都未能真正达到使用标准，一些士兵宁愿忍受痛苦也不愿服用这一药物。一位英国军医从法国写信向当年的一位同事抱怨，他在军队里得到的阿司匹林，"像碎粉笔渣子一样难以下咽。能否止痛我不敢肯定，但能够催吐却是毫无疑问的。士兵们死活都不肯吃"。

尽管英国生产的阿司匹林品质不行，但军队里毕竟还是能够获得一些，英国的平民们就没有这个好运气了。有一家名为《求医问药》的杂志，1915年3月时还津津乐道英国马上就会有自己的阿司匹林，但是两个月后，没有人能够兑现这一目标了，"除了听说英国一家最大的医院得到了第一批货，总计56磅的水杨酸钠外，就再也没有听说有其他地方得到此药了"。再说，水杨酸钠并不是真正的阿司匹林，药效比阿司匹林可差得远呢。

虽说拜耳公司的英国子公司被关停了，但英国的这些问题最终还是被拜耳公司的董事会知悉了。整个大战期间，海峡两岸的工商业界仍然保持着联系，以了解与自己利益有关的问题。不过，得知英国方面无法生产出阿司匹林，固然使拜耳公司董事会高兴了一阵子，但其长远前景又让他们重新陷入了郁闷之中。毕竟，现在任何英国人都有权利生产和销售阿司匹林了。而且，战争持续越久，英国最终生产的产品的品质堪比拜耳公司阿司匹林产品的可能性就越大。一旦英国人成功了，那拜耳公司的垄断地位将不复存在。当然，如果德国可以成为整个战争的战胜国，情况就不可同日而语了。

然而，最终摧毁拜耳帝国垄断地位的却不是最早投入生产的英国，而是一个在遥远的澳大利亚墨尔本地区名不见经传的小药房。

在澳大利亚墨尔本的郊区，有一家小小的药店，名叫“路口药房”，店主是乔治·理查德·尼古拉斯。他手脚麻利地将工作服上的火点扑灭，接下来，他四处看看，想着还能做点什么。屋子里烟味儿很重。他旁边有一个工作台，上面有一只锡罐，里面装着乙醚，正在熊熊燃烧。他想赶紧扑灭这把火，却又不知道该怎么办。慌乱中，他将罐子摔在地上，坐了上去。火灭了，一股难闻的棉布烧焦的味道飘了起来……就这样，他实验了很多次，思索了几百次，还是没有任何头绪。

他已经这样连续好几星期了，把自己关在配料室里面，希望通过努力将难倒了整个欧洲的药物研制出来。在这期间他经历了无数次失败，两次差点将自己的药房烧毁，把自己都累垮了，体重减少了好多，甚至一度看不见东西，但是他没有放弃，依旧在探索着。

战争爆发之前，澳大利亚和许多其他国家一样，都是从拜耳公司进口阿司匹林。战争开始后，出于国家立场，澳大利亚也被迫切断了阿司匹林的来源，因此也面临着和英国一样的困境。战争爆发后不久，澳大利亚的总检察长比利·休斯便宣布吊销德国的所有化工专利权和商标权，并同时转让给本国任何能够提供合乎质量要求的产品的生产者。他的这番话被欧洲传来的各种重大新闻给淹没了，没能引起多少人注意，但是31岁的乔治·理查德·尼古拉斯发现了，并上了心。

乔治·理查德·尼古拉斯虽然持有药剂师的证书，但他在这家路口药房里只是负责给顾客配药，不过他还是希望可以尝试一下用自己学生时代学习的一些知识生产出阿司匹林。

就理论上而言，阿司匹林的制备过程并不困难，只要将水杨酸的干粉和乙酸酐混合加热再进行蒸馏，得到一种蒸气，再将蒸气回凝为液体，进行干燥处理，液体干燥后，就会出现乙酰水杨酸的白色结晶。对混合、加热和冷却这三步的控制越得当，得到的白色结晶就会越纯净。要得到纯净的乙酰水杨酸，就要尽可能地除掉掺杂在其中的游离水杨酸。游离水杨酸就是造成胃部严重不适的成分。然而混合、加热以及冷却这三个步骤却十分难以掌控，稍有不慎，便会失败。

尼古拉斯前期的研究多以失败收尾。他无力购买回流冷凝器，这一设备对冷却蒸气十分重要。因此，他只好用药房现有的装备拼拼凑凑，还向妻子借了许多厨房器具。在经历了无数次失败后，他终于得到了一些勉强可以称为乙酰水杨酸的东西——说是乙酰水杨酸，其实只是一种绵软并含有水分的粉色物质，和拜耳公司的白色阿司匹林晶体天差地远。

直到他认识了一位名叫哈里·伍尔夫·舍米什的业余发明家，情况才有了转变。一天，舍米什到路口药房买药时，在与尼古拉斯的闲聊中知道了他的尝试，便自告奋勇地前来帮忙。他们尝试将蒸馏所产生的粉色物质溶解在乙醚中后再进行结晶，经过了反复尝试，充当蒸发皿的平底培养皿底部终于出现了一些纯白色的结晶体。因此，他们骄傲地向世人宣布他们所取得的巨大成功。

两人下一步的工作就是将自己的这一成果告知澳大利亚政府。不过，这一步也并不容易，他们向澳大利亚政府投递的信件一封封地石沉大海。一方面是因为战事，政府事务较多；另一方面是因为尼古拉斯本身是一个没什么名气的普通百姓。但是，在他们的不断坚持下，事件终于引起了总检察长比利·休斯的注意。他指派了一名在政府任职的分析专家验证了两人的合成结果，自己也亲临了几次检验现场。在经过政府的几次检验和审核之后，他们的成果终于得以发表。1915 年 9 月 17 日，《墨尔本论坛报》第 1 版上发表了这一分析结果，与一则公布澳大利亚在加利波利之战中伤亡名单的公告并列。意识到这一战役在澳大利亚民众心目中的分量，比利·休斯认为很有必要同时宣布一项发明，给予敌国一定的打击：

澳大利亚自制的阿司匹林获得生产许可

检察长休斯宣布澳大利亚自制的品质高于德国的阿司匹林问世

协约国的一大胜利

澳大利亚总检察长休斯今日宣布，经过他本人亲自到场审查，他满意地得悉，一份澳大利亚自主生产的阿司匹林样品质量高于德国，具备了进入市场的资格，因此为发明者哈里·伍尔夫·舍米什和乔治·理查德·尼古拉斯颁发在澳大利亚联邦各地生产和销售阿司匹林的许可证。

据休斯总检察长表示，“据该许可证的规定，所拟生产的药品，应严格符合《英国药典》的各项标准”，总检察长还要求生产环境和销售价格均须得到他本人的认可。本周二安排的一次检测是由联邦政府的分析专家执行的，总检察长也亲临现场，检测对象中包括德国拜耳公司的产品以及舍米什和尼古拉斯制备的样品。

总检察长宣称：“在所检测的多份样品中，只有舍米什和乔治制备的样品达到了完全纯净的标准。因此，澳大利亚的医药界深信，本国制备的这一物质不含游离水杨酸，而且在所有方面都符合《英国药典》的规定要求。”澳大利亚的民众很快就会得到绝对纯净和可靠的产品。希望各界人士和本国产业能从中得到启发与鼓舞。总检察长还补充说，目前并没有人提出允许进口德国阿司匹林的意见，但是，澳大利亚各地的药房中还存在着不少德国阿司匹林。公众应该了解到一个事实，即便是这些来自德国的存药，也没有完全符合《英国药典》的标准，因为这些存药中都含有游离态的水杨酸。所以，不管是出于爱国之心，还是基于个人健康，都尽量不要购买。

舍米什和尼古拉斯也表示，希望将自己生产的药品命名为“阿司匹林”进行销售。

出于民族和国家的立场考虑，休斯发表了一些不利于拜耳公司的言论。撇开这一点不谈，普通公众从这篇报道中得到的印象是澳大利亚本土一家高水平的制药企业已经成功用自己生产的产品击败了德国人。不过，报道中刻意遗漏了一个事实，尼古拉斯和舍米什是在自己较为简陋的药房里提取并生产了药物，以较快的速度生产这一药物对于他们而言也是一个不小的挑战，毕竟工业化的生产与实验室的制备不可同日而语。此前也有不少人在实验室中制备出了纯净的乙酰水杨酸，但是只有这两位先生的成功得到了澳大利亚总检察长的认可。此前报道中总检察长的话语无疑是在引导澳大利亚的公民们购买这一产自澳大利亚的新药。巨大的市场已经展现在眼前，现在尼古拉斯和舍米什的工作只剩下一个，那就是以尽可能快的速度把合乎上市要求的成药大规模地制备出来。

尼古拉斯和舍米什既没有充足的资金，也缺少齐全的生产设备。就目前而言，单纯依靠两人的力量是难以实现生产的，因此他们希望得到其他人的帮助。最先加入这一队伍的是他们的家人，尼古拉斯寻求作为进口商的哥哥阿尔弗雷德·尼古拉斯及其合伙人威尔海姆·布罗迪的帮助，舍米什则让自己的父亲加入，他们将企业命名为“尼古拉斯阿司匹林公司”。

家人的帮助只是杯水车薪，这几名业主没有一个拥有雄厚的资金实力，因此，这个刚诞生的小企业总是捉襟见肘。他们需要充足的资金，才能进行大批量的生产。在重重困难下，他们还是说服了原材料供应商延长了付款期限，还借来了一台老式的手摇药片压制机，又将阿尔弗雷德原来用作办公场地的地下室打扫出来，用以包装药品。他们的妻子也被请来干活，公司又雇用了几名女工。就这样走走停停，生产渐渐进入了正轨。

开始的时候十分艰难，1915 年 10 月和 11 月，他们只能勉强保持收支平衡的状态。然而更不幸的是，销路刚打开时，一个经营英国货物的进口商，因为有机会弄到一批英国生产的乙酰水杨酸，为了拆他们的台，打击竞争对手，污蔑他们以德国拜耳公司为幌子，假借研发成功的名义，实际上售卖的是德国生产的阿司匹林。这个人还谣传总检察长是被他们贿赂了，才给他们签发许可证。这当然是胡说八道，可是当时社会被疯狂的反德情绪笼罩，这个谣言就显得十分高明且杀伤力巨大。再加上舍米什这个姓和威尔海姆这个名字本就带有德国味道，这让这个谣言的威力更大了。尽管尼古拉斯对于这些不实的言论不断进行反击和澄清，告诉人们他们家好几代人都生活在英国的西南部矿区，希望由政府查验他家中每个人的出身情况，并给予公布，但是并没有起到作用。这场风波给舍米什父子和布罗迪带来了太多的压力，因此舍米什父子和布罗迪不得不卖掉自己的股份离开公司。

不久，来自英国的乙酰水杨酸在澳大利亚断了档。[1] 借此契机，尼古拉斯公司的阿司匹林销量又有了提升。到了 1916 年年底，尼古拉斯公司的阿司匹林每月能卖到 1300 澳镑，而且这一销量甚至还有上升的趋势。但是，1917 年年初，澳大利亚一名反德立场鲜明的议员 W.H. 凯利再一次以尼古拉斯公司与拜耳公司有关联的消息，在议会掀起大波，以至于政府不得不进行干涉，贸易部给尼古拉斯公司下了一道禁令，要求尼古拉斯公司不许再使用“阿司匹林”这一名称。

尼古拉斯兄弟只得给自己的产品换个新的名字，而且还得尽快搞定，以迅速平息市场上的传闻。最终，他们将自己的药品更名为阿斯普洛，并于 1917 年 5 月 21 日在《澳洲药学杂志》上刊登广告，广而告之：

关于尼古拉斯公司更改药品名称的重要声明

澳大利亚各地的消费者在给我们的信件中都传达了这样一个信息——“阿司匹林十分畅销，你们改名肯定是个错误”。更名一事，无论对业界，还是对我们自身，都是一件十分重要的事，因此我们觉得有必要对此进行充分解释。

目前“德国商标”一说已经引起了整个澳大利亚的关注，借助阿司匹林药品的名称或许可以帮助我们公司销售药品，可是作为澳大利亚本国的子民，我们觉得使用自己原创的名称是十分有必要的。

现特此声明：

1. 公司名称由“尼古拉斯阿司匹林公司”更改为“尼古拉斯阿斯普洛

1　1916 年，一艘给澳大利亚运送乙酰水杨酸的大型货轮在法国附近的海岸不幸被鱼雷击中。——作者原注公司”；

2. 公司所产药品名称由“阿司匹林”更改为“阿斯普洛”。

请大家放心，药品虽然更名，仍接受澳大利亚联邦政府监督，药品质量和相关内容均不会发生改变，民众依旧可以放心购买。

几年之后，虽然尼古拉斯兄弟解释说产品的新名字来源于自己姓氏 Nicholas 的最后两个字母“as”和“product”（产品）一词的前三个字母，可是外界猜测真实的原因可能是新名称在一定程度上保留了与旧名称的相似性，阿斯普洛（aspro）与阿司匹林（aspirin）在字形与字音上都极其相近，而且能被批准通过。当然，改名这一行为本身就蕴含着巨大的风险，有可能使产品的销路受阻。不过，或许是由于上帝的眷顾，尼古拉斯兄弟又迎来了一位对他们的公司发展至关重要的人物——赫尔曼·戴维斯。

1917 年秋天，一个飘着雨的黄昏，阿尔弗雷德正坐在办公室里为最近不景气的生意发愁，一个头发乱蓬蓬湿漉漉的推销员从门外探进了脑袋，说道：“哥们儿，你好啊！最近生意怎么样？”这个人就是赫尔曼·戴维斯。

赫尔曼·戴维斯曾经自主经营服装厂，不过因为经营不善，不慎倒闭。他后来又为印刷厂打工，四处奔走承揽订货，就这样，他闯进了尼古拉斯的办公室。赫尔曼·戴维斯是典型的新西兰人，身高马大，穿戴有些随意，能说会道，很有人格魅力。此刻，他站在办公室的旧地毯上，浑身上下滴着水，可他居然毫无感觉，就像一位大人物一样，口若悬河。这样一位推销员，居然使阿尔弗雷德开了口，这个能耐真是了不得。阿尔弗雷德性格内向，脾气不好，事情不顺利时更是火暴。即便这样，赫尔曼·戴维斯还是让阿尔弗雷德开了口，短短一番交谈后，他就套出了有关阿斯普洛的全部底细。

天资聪明的人总是能够抓住机遇，就在那一瞬间，赫尔曼·戴维斯意识到，他的机会来了。戴维斯后来回忆，他就是在这时萌生了一个想法，他要加入，这是一个千载难逢的好机会。当乔治·理查德·尼古拉斯也走过来后，戴维斯便滔滔不绝地谈起来。他在房间里走来走去，不断地说出一个又一个想法。他告诉尼古拉斯兄弟，阿斯普洛是座大金矿，但是现在公司的推销方法不对。他们需要一个有想象力、充满闯劲儿和有创新精神的人来为自己服务，扩大阿斯普洛的销路。如果打开了市场，阿斯普洛能为他们带来百万资产。而他就是这样一个能为公司带来改变的人。

兄弟俩被他说得十分心动，第二天就与他签订了合同，每周支付他基本工资 4 澳镑，再加上全部销售收入的 1% 作为提成。这一明智的决策也确实为兄弟俩带来了丰厚的回报。

对于拜耳公司而言，澳大利亚发生的事情尽管糟糕，但是对他们的影响不大，他们暂时还顾不上。拜耳公司目前的注意力主要集中在美国市场。大战开始之初，德国与美国并未宣战，拜耳公司在美国申请到的阿司匹林专利也还有 3 年的有效期。因此，借着这个专利权的保护期，让阿司匹林在美国这个全球最大的市场上建立自己的牢固地位，是眼下拜耳公司的工作重心。

对于美国而言，战争带来的直接影响是与欧洲贸易往来的中断。在战争中，英国希望做到这两点：一是切断德国及其他同盟国成员的物资来源，二是破坏这几个国家的经济。此前的一些国际公约本来主张在战争期间，非交战国的海上贸易可以继续进行。英国也是此类条约的签约国。按照这一原则，德国和美国在未交战期间的贸易是合法的，不应受到阻挠。但是，当英国意识到这场战争会延续很长时间时，它就扩大了封锁的力度。一方面，英国仍要与美国这个巨大的中立国家进行贸易；另一方面，它又力图阻止同盟国成员与美国做生意。为了达到这个目的，英国皇家海军将自己的封锁海域扩大到了大西洋上。

这一行为使得德国和奥地利异常愤怒，但这于事无补，毕竟战争期间，敌对方采取何种手段都是无法避免的，如果它们的海军有这个实力，它们也会这样做。英国的这一做法也遭到了美国的反抗。美国总统伍德罗·威尔逊认为，在这场战争中美国并不支持或反对任何一方，这样最符合美国人的利益。这也是战争之初大多数美国人的观点。中立使美国能够扮演调停人的角色。而美国在拯救欧洲的同时，还能同其他国家做生意，而且是想跟谁做，就跟谁做。到了 1914 年，美国与各同盟国的贸易额达到了 1.69 亿美元，这是一个让美国人无法忽视的数字。

但是，到了 1915 年，这一情况发生了改变。英国皇家海军在这一时期已经牢牢控制了大西洋，它们不但对驶向美国的德国商船发动攻击，而且拦截了美国开往德国的商船，将有些船只强行遣返，扣留某些进入禁运物资目录的货物。这一举动严重损害了美国的利益，因而遭到美国政府的抗议，两国关系一时间变得十分微妙。英、法两国与美国的贸易额的增加，在一定程度上弥补了缺口，才消解了美国人的怒火，减缓了这一矛盾。不过这种紧张的局势还是持续了很久。

然而，美国与德国之间贸易的中断也产生了一系列的影响。美国本国所需要的物资也在一定程度上出现短缺，尤其是主要进口于德国的化工产品、煤焦油产品。第一次世界大战之前，美国的合成化学工业与德国相比差距太大，在常识、技能、基础设施上都有较大的差距，而且德国的大型化工企业也在努力保持这一差距。就以煤焦油产品为例，美国当时仅能制备少数几种。除了拜耳公司在伦斯勒生产的乙酰水杨酸，海登化工公司和弗里斯兄弟公司也在美国开了较小的工厂制备某几种水杨酸盐，除此之外，就再也找不出别的什么来了。在其他化工领域，从生产染料产品到制造药品等诸多化学过程中所需的十分有用的中间体，生产厂家更是稀少。

美国的亲德分子便利用这一短缺制造亲德氛围。1916 年 7 月，德国潜艇“德意志号”在美国巴尔的摩的近海水域浮上水面，带来了 300 吨浓缩染料（相当于 1300 吨普通染料），这也给美国的亲德分子带来了充分的策动理由。德国海军的这一行动引起了美国人的注意，也给美国的亲德报刊提供了讥讽英国封锁战略失败的素材。不过，这种做法只能称为表演式的军事冒险，对于解决美国巨大的物资需求根本起不了作用。

在向美国输送药物的德国公司中，拜耳公司的处境最不好。

战争刚开始时，尽管拜耳公司在美国的业务并未受到太大影响，但拜耳公司针对可能出现的与美国贸易的意外进行了充分准备，经过深思熟虑，拟定了一项重整计划。根据这一计划，拜耳公司在早期便将自己的资产和专利产品分别转移到美国分公司美利坚拜耳有限公司以及新成立的化工合成专利公司。拜耳公司的领导人杜伊斯贝格认为这一行为可以防止将来战争波及美国后对公司生意的影响，且保住自己在美国的市场。拜耳公司最关心的仍然是阿司匹林在美国即将到期的专利权和美国医学会的限制性规章给公司带来的影响，并且在寻找防止制假和走私阿司匹林的途径。

然而，战争的影响，逐渐开始向人们未曾预想到的方向发展，德国拜耳公司对于美国两所分公司的掌控逐渐削弱，对后期的发展造成了重大的影响，最为著名的就是“苯酚大密谋”事件。

苯酚本身既是制造水杨酸的关键原料，又可以用来制造苦味酸。苦味酸又称三硝基酚，是黄色炸药的一种。大战开始后，苯酚在英国就成了紧俏物资，因此被英国政府视为重要的战略物资，进行严格管控。英国不但不允许德国向美国出口苯酚，就连英国生产的苯酚也不能提供给美国。而这一时期，美国国内的生产厂家还不能提供足够的产品。随着美国苯酚库存告急，它的价格不断上升，使得水杨酸的制造厂商无法向伦斯勒的工厂供货，而所有美国国内的阿司匹林都是在此生产的。到了 1915 年 4 月，生产阿司匹林的公司甚至濒临停产。市场上阿司匹林的短缺使得假药贩子乘虚而入，令形势更为严峻。在这种危急的情况下，美利坚拜耳有限公司却无法同德国的拜耳公司取得联系，寻求总公司的帮助。美利坚拜耳有限公司的领导人只好另寻出路，而这个出路是由胡戈·施魏策尔带来的。

施魏策尔博士毕业于德国弗赖堡大学煤焦油化学专业，于 1889 年移民美国。不久，他被美利坚拜耳有限公司雇用，数年后荣升为制药部负责人。卡尔·杜伊斯贝格决定在伦斯勒办厂，就是他建议的。这个人对美国并没有太深的感情，只是看中美国国籍给他带来的种种方便而成为美国公民。也因为懂得利用国籍带来的方便，他一路升迁，从白领成为高级顾问，后来成为德国移民界的头面人物。杜伊斯贝格对他的印象很好，所以在成立化工合成专利公司时，希望由他来出任总裁。[1]

大战之初，施魏策尔便公开表示自己支持德国。大多数美国民众一开始对这场自己国家并未参加的战争不是特别关心，而在关心战争的人中，亲德势力略占优势。施魏策尔努力想在美国保住这种势头，他在公众集会上发表了反英的长篇大论，创建了一个名叫“德语出版协会”的机构，分发德国名著，扩大德国的影响力。他甚至还动过将《纽约晚间邮报》盘下来作为宣传据点的念头。1915 年 5 月，德国潜艇击沉英国邮轮“露西塔尼亚号”，致使船上千余人丧生大海，其中也有不少美国人（因为这一事件的发生，美国的公众舆论开始倒向反德立场，而美国政府对英国封锁海上贸易的行为也不再深究）。此时，施魏策尔却仍极力为德军的这一系列行动辩解，声称乘坐英国邮轮而丧生的美国人本身就是自己找死。

施魏策尔发表的一系列最大胆的拥护德国的讲演和文章，都是高度盛赞德国强大的化学工业的。其中最为著名的就是他在一本宣传小册子中发表的如下观点：

德意志的高效，在化学领域表现得尤为突出。在这场战争中，德国化学家所做出的贡献甚至超过了德国的战略家、陆军和海军。这样说并非夸大化学家的作用，而且在战争爆发之前就有人这样预言过。因此，我们有理由认为，当前的这场战争本质上就是“化学家的战争”。

1　1906 年 10 月，苯胺紫染料的发明者珀金访问美国。施魏策尔在美国化学界的欢迎宴会上发表了重要讲话，由此可见他当时在美国化学界的地位有多高。珀金当年 68 岁，虽然已经过了黄金年龄阶段，但是他在人们的鼓动下来到美国访问，仍受到崇拜者的盛情欢迎。接风盛宴在纽约著名的达尔马尼柯饭庄举行，许多赴宴的人都认识到，珀金 50 年前所做的重大决定导致了今天的制药革命。施魏策尔在讲话中表达了这一观点：“如今要认识到当年的这个想法有怎样重大的划时代意义是极其困难的，但是这个想法确实是天才的灵感所得。”——作者原注

其实，在公开表明亲德的立场之下，施魏策尔还隐藏着他的间谍身份。战争爆发之前，施魏策尔便接受了德国特工机构的培训，成为963192637号特工。他的主要任务是充当德国驻美大使馆与一名重要的谍报人员的接头人。

当时的德国驻美大使约翰·海因里希·冯·伯恩斯托夫伯爵本身肩负的是使美国保持中立，阻止美国向敌对国运送军用物资，同时又为自己的国家谋求军事物资的重要使命。帮助他执行这些任务的主要助手是使馆参赞海因里希·阿尔贝特。他以前是德国内政部官员，此时是使馆中的二号人物。伯恩斯托夫大使和参赞海因里希·阿尔贝特都处在美国政府的严密监视中，难以开展行动，因此施魏策尔就代替他们与谍报人员瓦尔特·舍勒接头。舍勒是一位优秀的化学家，在新泽西化学公司工作，是战争初期德国在美国的最重要的工业谍报人员。据说，舍勒是1913年发明芥子气这一毒气的成员之一，他通过施魏策尔将芥子气的制备方法秘密传给了德国，而德国方面生产芥子气的工厂就是拜耳公司在勒沃库森的工厂。舍勒还根据施魏策尔的指示制造了燃烧弹，用来破坏停泊在纽约港的英国轮船。他们两人还想出一种方法，可以将美国的石油伪装成化肥，并成功混过海关的检查运抵德国。

美利坚拜耳有限公司知道了施魏策尔的本事，希望借助他渡过这一难关。施魏策尔通过慎重考虑和暗中调查，不负所托，很快找到了方法。

在美国，需要苯酚的不只是拜耳公司，还有著名的发明家托马斯·爱迪生。爱迪生最著名也最受欢迎的发明是留声机，但是制作留声机的唱片需要以苯酚为材料。无法在市场上直接购买苯酚，爱迪生便想到了一种方法，可以通过苯来合成苯酚。1915年6月，爱迪生在报纸上发表声明，说自己在新泽西建立工厂制造苯酚。预计日产量为12吨，他自己要用9吨，余下的苯酚，爱迪生打算通过美国油品供应公司的代理机构进行售卖。

美国油品供应公司在征求买主的第二天便宣布，经过爱迪生本人同意，它们与一家名为“化学物资互济会”的机构达成了合作。由于卖方从来没有听说过这个机构，因此要求对方预付10万英镑的保证金。很快，对方就按要求支付了保证金。双方具体交易的金额没有对外公布，不过想必金额巨大。

此事引起了包括若干军工产品出口商在内的其他有意向购买的人的猜测，大家都想知道，这个躲在所谓的“互济会”幕后的人是谁，但最终一无所获。

而实际上，此事正是施魏策尔一手策划并施行的。当他知道爱迪生打算自己制备苯酚的消息后，便与海登化工公司美国分公司的总经理乔治·西蒙见面。两人制订了一项计划，由施魏策尔出钱（实际上是海因里希·阿尔贝特从德国大使馆拨出的情报特别资金），西蒙出面，打着并没有实体的“化学物资互济会”的招牌，悄无声息地买下爱迪生多余的苯酚，一部分用来生产水杨酸，以供拜耳公司伦勒斯工厂生产阿司匹林，另一部分则原价回卖给施魏策尔。

几星期之后，施魏策尔在纽约的阿斯托大饭店特地举行了一个私人宴会，主要嘉宾是海因里希·阿尔贝特。宴会上，宾主尽欢。施魏策尔导演的这场大戏可谓十分成功。乔治·西蒙的水杨酸生产得到了恢复，拜耳公司在美国的阿司匹林的生产也得到了保证。施魏策尔则掌握了美国为数不多的苯酚来源之一，也就意味着他有了一棵摇钱树。而且，这些苯酚都是德国政府出钱购买的。德国大使馆也很愿意出这笔钱，因为这能让协约国一方少生产约450万磅的火药，而这些火药原本用于对同盟国的战争。

不过，他们并没有开心很久。就在当年的7月24日，阿尔贝特在搭乘一列开往曼哈顿的火车旅行时，不慎将自己的公文包忘在了车上。当他意识到自己丢包后急忙赶来，火车上的人却告诉他，有个年轻人刚才将他的包拎走了。更糟糕的是，这个年轻人是美国特工机构的一名特工，他已经连续几星期跟着阿尔贝特了。阿尔贝特的这个公文包里满满都是秘密文件，这其中有美国方面尚未掌握的美国国内的亲德分子的名单，有记录破坏活动的密码文件，而近期购买苯酚的文件也在其中。

虽然由于秘密文件的内容不够齐全，美国政府没有充分的证据对涉案人员进行抓捕，但是他们将文件内容透露给媒体，8月15日，《纽约世界报》在头版位置指名道姓地将阿尔贝特、施魏策尔和伯恩斯托夫等人的阴谋行为公之于众。该报道说，这三人多年以来一直在以阴谋方式进行破坏和宣传，损害着英裔美国人的利益。在这些阴谋活动中，谋求（报纸上的原话是“窃取”）苯酚等至关重要的化学原料就是其中之一。

一连很多天，这几个主要涉案者都受到舆论的猛烈攻击，公众要求他们针对这些抨击作答的呼声高涨。他们也尽量设法解释或者脱离公众视线，施魏策尔试图解释他弄来苯酚是为了给医院作消毒剂，伯恩斯托夫则躲在大使馆内不出来，以躲避这一风暴。好不容易，风暴平息，但是麻烦却未能解决。随后，爱迪生撕毁了之前的合同，将多余的苯酚卖给了美国军方。这一事件使得施魏策尔的信誉急剧下滑，尽管他仍然没有放弃亲德宣传，但他自己也清楚，他已经成了美国特工部门重点关注的对象，一举一动都受到监视，再也不可能发挥谍报人员的作用。一年半后，他患肺炎死去。纽约警方在搜检他的住所时发现了密码本、煽动反英情绪的讲稿，还有制备阿司匹林的方法摘记。

这件事严重影响了拜耳公司的名誉。此前拜耳公司远离德国政治的种种作秀，如今已经很难赢得人们的信任了。该公司的一切行为都遭到了美国政府的怀疑。如果说它之前还留给美国政府一些不错的印象，如今这种好印象已经不复存在了。而最重要的资产阿司匹林也在逐渐脱离拜耳公司的掌控，只是这一切，拜耳公司的高层们还没有意识到。

拜耳公司还没有弄清楚这一事件的未来走向，是因为此时拜耳公司正在致力于获取由阿司匹林专利权所带来的最后的利润。阿司匹林在美国的专利权时效只有一年了，美国的各家化工企业都磨利了爪牙，准备分享这油水丰厚的市场呢。在这种形势下，拜耳公司决定绕开美国医药界，通过直接向美国民众出售药物来获取利润。

1916 年 6 月，广告界的专业刊物《油墨》指出，拜耳公司正在报纸上发动一场广告战，目的是推广“阿司匹林”这一品牌：

这则广告的目的并不是催促读者从速购买某种药物，它也没有夸大这种药物的作用，吹嘘其包治百病。它介绍了这种药物的服用方式，它的目的就是告诉你这个药物的品牌。

当这则广告几星期后出现在报纸上时，读者看到的内容极为简单——广告上方只有一个专有名词“拜耳”，中间是拜耳公司制造的装满阿司匹林的药盒的照片，下面还有短短的两句话：“阿司匹林药片。每盒包装和每片药上均有‘拜耳十字’标志，以确保不是假货，也没有被人调包。”

不过，就是这样一则以极低姿态出现的广告，仍然惹得美国医学会极为愤怒，并迅速做出强烈回应。它在自己的学会刊物上提醒医生们，17 年来，拜耳公司一直都是乙酰水杨酸在美国的唯一合法销售者，因此也造成了消费者“不得不因为美国专利机构批准拜耳公司的专利所带来的垄断地位而支付高价”。这句话的言外之意就是提醒医生们，一旦拜耳公司的专利到期，医生们就可以使用其他品牌的同种药物。

以今天的眼光来看，一则低姿态的广告竟会引起美国医学会的极大愤怒，似乎让人很难理解。其实，以当时的情况来看，拜耳公司的这一做法违反了当时的行规，无视职业准则，是对美国医学会长期反对“秘方药”的努力行为的极度无视。若有其他药物品牌仿效这一行为，将会使美国医学会的威严荡然无存。还有一个原因，一旦其他药物品牌也这样做，又如何使公众去分辨合法药品和假药、冒牌药呢？因此，美国医学会决定将阿司匹林从官方推荐药物名单中划掉。

此时拜耳公司似乎已经不太在意医药界的态度了。在专利失效日期即将来临的情况下，他们当下的注意力主要集中在阿司匹林的销售额上。事实是，尽管美国医学会采取了行动，但阿司匹林的销售额仍在一天天上升，这让拜耳公司信心大增。拜耳公司明白，在阿司匹林的专利到期之前，他们只能尽最后的努力提升阿司匹林品牌的知名度，以提高销量。1917 年 1 月，拜耳公司又在美国医学会的重要刊物《美国医学会杂志》上刊登了整整一页的广告，这次广告的目的是针对当时存在的最大威胁，即竞争对手会在拜耳公司的阿司匹林专利到期后将自己生产的同类产品也命名为“阿司匹林”。

商标名——阿司匹林

阿司匹林是由美国专利局登记注册的商标，与乙酰水杨酸的专利截然不同，且不会因为后者的专利期限结束而失效。“阿司匹林”这一商标仍是拜耳公司的专属资产，因此，只有拜耳公司生产的乙酰水杨酸才能使用“阿司匹林”这一商标名称。

任何侵权行为必将遭到起诉。

随后，拜耳公司又采取了新的行动，即攻击波士顿的联合医药公司的侵权行为，以此行为震慑制药界。

但是，拜耳公司的这一行动与当时的形势不太合拍。多年以来，美国本土的制药商无不觊觎阿司匹林带来的利润。从 1914 年开始的 3 年里，美国人共购买了 1000 吨阿司匹林，这些药品的零售金额达 2500 万美元之多。在当时，这是一笔巨额的财富。而这笔财富中的相当大一部分将会流入即将可能与美国开战的德国，这就使得很多美国人不满，他们认为，德国化学工业所力保的对合成化学物资的垄断，是为德国的邪恶目的服务的。他们更希望通过本土制药商的发展打击拜耳公司，阻止其靠在美国取得的利润支持德国军队。美国本土的制药商，如陶氏化学公司、孟山都农业化学公司等都已经建立了自己的乙酰水杨酸生产线，只等拜耳公司的阿司匹林专利保护期到期就投入生产。它们也决定将自己公司生产的产品命名为广为大众接受的“阿司匹林”。

此时的形势正倒向有利于这些公司的一方。此前的战争中，属于协约国一方的俄国发生了革命并随之退出战争，德国错误地估计了局势，认为协约国方面失去了交战的信心，因此利用潜艇加大了在大西洋的攻击，以增强对英国和法国的施压。没想到这样一来惹了祸，有几艘美国船只也在德军的行动中被击沉。德国人还干了另一件蠢事，鼓动墨西哥对美国开战。德国的这一系列行为，加剧了美国当局对德国的不满，整个美国对德国的态度大为改变。此时，拜耳公司在美国的子公司的高层们意识到再不采取行动可能会遭遇更大的危机，因此他们企图将德国资产伪装成美国本土资产。直到 1917 年 4 月 6 日美国对德宣战时，这场闹剧仍未结束。

美国根据《与敌国贸易法》成立的敌国侨民资产监管署（缩称 APC），负责接管所有敌国产业，并托管到战事结束。敌国侨民资产监管署的第一任署长是宾夕法尼亚州人亚历山大·米切尔·帕尔默。帕尔默此前为国会议员，其人极有才干，接管德国在美国的总价值约为 9.5 亿美元资产的重大责任就落到了他的肩上。为了更好地履行职责，帕尔默组建起一支精干的调查大队，帮助他来厘清这团乱麻。调查大队的队长是原纽约助理地方检察官朗西斯·加文。这个监管署，就是今天美国联邦调查局的前身。

亚历山大和加文对此前拜耳公司与施魏策尔等人的勾当记忆犹新，因此在工作中将拜耳公司列为首要目标。十分反感德国的加文仔细了解了拜耳公司的复杂结构。帕尔默也公开表示将接管拜耳公司包括专利权和商标权在内的所有资产，并将任命美国人为公司新的董事会成员，负责在战争期间管理公司。公司最终还是给德国人留下了为数不多的几个高层位置，而这几个高层最担心的问题是将来美国还会不会把公司还给德国。

在战争之前，拜耳公司逐渐从中等规模的染料和煤焦油生产厂家发展为德国最大的化工企业。靠着阿司匹林这一公司历史上最成功的产品赚来的巨额利润，公司不断投巨资开发新的和越来越复杂的产品，供应给德国乃至世界上无数的化工厂。拜耳公司最活跃的部门是药研部，从事消毒剂、杀菌剂、巴比妥类药物（一种新型的镇静剂和催眠剂）、心脏病药物、麻风病药物及其他多种药物的研发。这其中，有些药流行了一阵，随即被竞争对手更有效的药物所击败，也有的药物长期占据着有利地位，如著名的治疗梅毒的药物胂凡纳明（这种药物在第一次世界大战期间救了很多染上性病的士兵的命——当然，它无法挽回这些人的声誉），因此获得了巨大的利润。尽管拜耳公司生产了众多药物，但是没有任何一种药物带来的利润可以与阿司匹林抗衡。这样的药物，是每一个药研人梦寐以求的产品。不过，拜耳公司一些资历较深的药研人员都知道，哪怕是最成功的药品，也会在命运、风气和医药知识不断进步的影响下成为过去。他们以海洛因为例说明，虽然海洛因曾经风靡一时，曾被它在拜耳公司的保护神海因里希·德雷泽捧到天上，说它是治疗咳嗽最为安全有效的药物，但是后来，海洛因的成瘾性暴露无遗。1913 年，美国东海岸地区与海洛因有关的求诊人数激增，掀起了轩然大波，也给拜耳公司带来了巨大的压力。压力之下，拜耳公司终止了海洛因的生产，不出 5 年，海洛因在世界大多数地区被宣布为禁用毒品。[1]

卡尔·杜伊斯贝格经历了拜耳公司的这一切，他知道这一切来之不易。对拜耳公司，他总是表现得像一位凡事亲力亲为、细心照顾孩子的家长。当形势不利时，他竭尽所能地保护公司。他一生中最值得骄傲的成就就是从无到有地在勒沃库森建起了大型化工厂。这座建在莱茵河畔的化工厂占地 25 英亩，距离德国大城市科隆很近。在第一次世界大战爆发之前不久才建成，拥有当时世界上最先进的生产能力。原料从河岸的码头上卸下，化学成品从铁路运走。厂内的道路纵横交错，连通各个车间。这个工厂效率高，成本低，而且很气派，是其他化工厂的楷模。这个化工厂有数千名工人，每一名工作人员都能感受到杜伊斯贝格对于这里的影响。工厂建成之后，拜耳公司的总部便从埃尔伯费尔德搬到了这里，总部的核心部门所使用的是新建的一座新古典主义风格的会堂。杜伊斯贝格也搬进了厂房前面的豪华宅院。

气派的厂房和豪华的宅院，并不是为了满足杜伊斯贝格的虚荣心。杜伊斯贝格的目的是用它们来说明拜耳公司是一支强大的力量，是 20 世纪的产业

---

1 海洛因开始流行的时候，纽约有一些瘾君子到处捡废旧金属来换取海洛因，并经常发生争执，因而得了“破烂王”这个称号。即便海洛因被宣布为非法毒品，但它仍然是美国人吸毒的首选。20 世纪 30 年代黑手党垄断了制贩毒品的行当后，海洛因流通速度加快了。1914 年，海因里希·德雷泽离开了拜耳公司，但是将销售海洛因和阿司匹林所得的利润投给了杜塞尔多夫新建的药研项目。10 年后，德雷泽死于脑出血。有传言说，他去世前几年染上了毒品，成了瘾君子。——作者原注

巨人。杜伊斯贝格是现实主义者，他对拜耳公司的认识十分清晰，尽管拜耳公司已经有了相当大的规模，但仍是众多巨人中的一个，而巨人们在激烈地斗争着。杜伊斯贝格知道这种全方位的斗争是不利于公司长远发展的，因此试图对这种情况加以遏制。

1903 年，杜伊斯贝格在访美的时候学习到了卡特尔的经营模式，即劝说同行在价格和进货方面达成一致。他回国后便尽力去劝服化学界势均力敌的同行，让他们相信美国人的经营模式是值得学习的。不过，他并没有成功。在他劝说的各个竞争对手中，有的人并不相信他所说的宏伟目标。尽管如此，他还是在 1904 年与两个最大的竞争对手坐到了一起，最终，拜耳公司、巴登苯胺及苏打股份公司（巴斯夫公司）和苯胺染料股份公司（爱克发公司的前身）达成了协议，形成了一个比较松散的联合体系，这就是“三方同盟”。同时期著名的德国化工企业中，赫斯特公司和卡塞拉公司也结成了同盟。意图将德国所有的大化工企业纳入同一个体系的杜伊斯贝格并不认可这样的局面，不过他认为，经营的规律最终将使大家彼此靠近，罗马不是一天建成的，因此也不必急于一时。这两个卡特尔模式运作都非常成功，各自占据一定的国内和国际市场份额，有效地规避了恶性竞争。

第一次世界大战给杜伊斯贝格带来了他梦寐以求的机遇。因为英国的海上封锁，德国化工企业在世界合成化学品市场的垄断地位不复存在。虽然外界的订单因为战事萎缩，但德国战争机器的开动带来了大量的国内订单。战争的爆发使得双方对于弹药的需求急剧增加，协约国一方可以从其他国家得到补充，而因为英国的海上封锁，德国却没有这个条件。于是，生产弹药的重任就留给了拜耳公司和其他一些企业。为了供给弹药，德国许多化工企业投身于生产当中。原来从事化肥生产的厂家，此时都转而制造烈性炸药。而在战前研究医药和染料的科学家也纷纷转行，开始研究毒气。化学毒气最早是在 1915 年 4 月用在比利时西佛兰德省的伊珀尔战场上的。就像胡戈·施魏策尔在他的一本小册子里所宣称的那样，这是一场“化学家的战争”。[1]

因为这些大化学企业联手向德国军方提供军火物资，因而他们的关系越来越近。杜伊斯贝格再次号召大家结成同盟，各个化工企业被他说服，1916年1月，赫斯特公司和卡塞拉公司两个化工联合体并成了一个松散的卡特尔模式。在这个卡特尔模式中，所有的成员仍然像以往一样自主管理，并保留各自的独立资格，但各方都同意在研制和销售领域相互沟通，利润按共同商定的比例分配。在此基础上形成了当时世界上最大的工业集团——德意志煤焦油染料工业利益集团，也就是法本公司，而卡尔·杜伊斯贝格出任这一公司的主席。

阿司匹林是拜耳公司最宝贵的财富，从它问世之日起，就受到杜伊斯贝格的“细心照料”，而它渐渐成了世界上名气最大、利润最多的药品，以此回报了拜耳公司和杜伊斯贝格。然而，当杜伊斯贝格取得了业界联合的胜利时，却失去了对阿司匹林的控制权。在前期他失去了英国市场，那时情况还没有引起他的重视，他认为以后还有机会可以挽回。即使是澳大利亚市场发生的逆转也未能引起他足够的重视，直到美国形势的转变，他才开始对事件的发展痛心疾首。他逐渐丧失了对美国子公司的控制，并且对于子公司在美国做出的一系列行为持反对态度。如果他拥有对子公司的话语权，可能不会让事情发展到这一地步。1917年4月美国参战后，美国政府接管了拜耳公司在美国的产业，事情已经发展到他无法控制的地步了。

他曾经还奢望事件出现转机，因为德国那时尚未成为战败国，他寄希望于战争局势发生逆转或者协约国同盟解散。虽说食物和染料的短缺已经严重影响到人们的生活，但是德国军队仍然在坚持作战。战局向有利于德国的方向发展还是有可能的。最近德国潜艇对协约国辎重船的袭击就非常成功。而

1 杜伊斯贝格参与了名为“光气”的化学毒气的研制，甚至还亲身体验了这种毒气的效果。1915年3月3日，他给同盟军司令部负责与德国化学界打交道的联络副官麦克斯·鲍尔少校写信说：“我告诉你它有怎样的威力：一连8天，我都卧床不起。其实，我只吸进去了几口……”——作者原注

且，曾是协约国成员的俄国陷入严重的内乱，已宣布退出大战。[1]

可是随着1918年马恩河战役德国的失败，杜伊斯贝格的所有幻想都破灭了，德国战败的局面已经无法改变了。当年秋天，在协约国联军发动的全面进攻下，德国陆军瓦解了。与此同时，柏林的工人也发动了罢工。德国海军也发生了哗变。德皇威廉二世不得不宣布逊位。而曾经辉煌一时的德国化工业巨头也不能在这次失败中幸免。

1918年11月11日，德国宣布投降。一个月后，协约国联军的一支新西兰军队入驻勒沃库森，杜伊斯贝格也被赶出了豪华的宅邸。拜耳公司在美国的资产被资产监管署拍卖了，更为讽刺的是，这些资产最后被一家以靠做假药发家的名为施德龄产品公司的企业收入囊中。

而在这之后，发生了更有戏剧性的事情：曾经被万家企业争夺的阿司匹林要面临最严峻的挑战——传染病。

1　如果杜伊斯贝格知道阿司匹林在俄国溃败中所起的作用，会有何感想？最后一个沙皇的儿子阿列克塞患有血友病，血液流入他的关节，引发严重的炎症和剧痛。在治疗此病时，沙皇的御医很可能会给阿列克塞服用当时广为流传的止疼药阿司匹林。当时的医学界并不知道阿司匹林会使血友病患者的内出血加剧。出于对儿子生命的担忧，沙皇皇后亚历山德拉病急乱投医，找来了农民出身的教士、会搞“通灵术”的格里高利·叶菲莫维奇·拉斯普京。此人劝说皇后放弃所有的医学手段，由他用自创的“信仰疗法”进行治疗。因为停用了阿司匹林，阿列克塞的病情有所好转，拉斯普京的影响力一下子大增。他日渐受宠，利用这一优势胡作非为。据说他在使俄国人反对沙皇的转向中起到了关键作用，因而给“十月革命”制造了机会。——作者原注

第七章

流感

锡福德是一个沿海小镇，坐落在英国南部的丘陵地区。在镇北的郊区有一座占地几英亩的墓园，由石块砌成的高墙围着，位于缓缓起伏的田野和排布规则的民宅交界处的一面小山坡上。这里的墓葬大多简朴，墓碑上刻着简短的铭文。这里被细心地照料着，以此纪念长眠于此的人们。

除此之外，这里还有另一类墓葬。它们排列在一起，一组十几个至数十个不等。这类墓葬的墓碑很简单，上面刻着的铭文都很简短。墓碑都是白色的不大的石板，石板上刻着逝者的姓名、军衔、兵役号和军徽符号或者国籍图符，从这些符号可以看出这些逝者有的来自英国，有的来自加勒比海国家，但大多数来自加拿大。

这些墓葬的墓碑上比较奇怪的一点是逝世时间，多数人都逝于第一次世界大战停战协议签订不久之后，比如 1918 年 11 月 15 日、1918 年 12 月 12 日、1919 年 2 月 22 日等。显然被埋葬在此的这些军人都是为国殉职，却又并非战死沙场，那么他们的死因到底是什么呢？而且他们大多来自加拿大的不同省市，为什么会长眠于英国一个沿海小镇的公墓呢？

站在这些墓前，你仿佛能听到这些士兵的扎着小辫子的妹妹在遥远的故乡边跳绳边唱——

好友正当年，
有名叫流咸，
一天多了心，
流咸变流感。

这就是如今已渐渐被人遗忘的发生在1918—1919年的大流感。那是一场可怕的灾难，它发生时的情形不亚于《启示录》中描述的人类趋向毁灭时的情境。那场大流感爆发了两轮，它不分国别、不论远近地侵损着生命，造成的死亡人数至少是第一次世界大战期间的5倍。流感有很多种，而如果患上了最严重的一种是无药可治的，唯一的防线是自身免疫系统的抵抗力。只能靠阿司匹林这种降低热度、减轻肌肉和关节疼痛的药物来缓解症状。在这场与流感病毒的大作战中，阿司匹林帮助数百万人应对流感，立下了不小的功劳。虽然这种药并不能治愈流感，但它能够在一定程度上缓解流感的症状，帮助了数百万人同流感病毒作战，使许多人的身体得到了康复。而这个时候，历经20年风雨的阿司匹林已经进入了成年期。

艾伯特·吉彻尔是一个年轻的美国士兵。史料中并没有记载他从军的原因，也许是因为招兵员描述的光荣前程吸引了他，也许是为了按照《征调兵役法》的规定尽服兵役的义务。不管是什么样的原因，在战争时代加入军人队伍的他肯定和大多数年轻人一样，满腔激情与热血，要为国家而战，要建立功勋，而不是命断沙场。然而，当他发现他只是被安排做炊事兵后，心里原先的那些宏图伟志渐渐消失了。不过，不久之后，他发现被安排做炊事兵是幸运的。在1917年年末、1918年年初的那个冬天，吉彻尔所在的连队驻扎在美国堪萨斯州赖利堡的中转军营里。外面寒风刺骨，可连队厨房里热气腾腾，而且还有各种食物，比在外面摸爬滚打舒服多了。他虽然只当了个火头军，是个二等兵，可是还是出了名——尽管跟他当初想象的不一样。

1918年3月11日早上，吉彻尔在起床号吹响之前就打着寒战醒来了，外面的操练场上正刮着沙尘暴和刺骨的寒风，风沙从门窗的缝隙钻进室内。屋里火炉熄灭，一片清冷。再过一会儿，吉彻尔就该穿上迷彩服起床工作了，可他却发觉自己全身疼痛，无法动弹。最后，他艰难地从床上爬起来，蹒跚着走在寒风中，一路咳嗽着来到了厨房，准备跟大伙一起工作。然而，不一会儿，军事长便看出了他情况不对，命令他休息一会儿，然后去医院看病。

一小时后，吉彻尔到了医院。这时他比早上起床时还要难受，浑身发烧，咽喉疼痛，头疼得快要裂开了。值班的医生随军多年，且为人严厉，刚开始他还怀疑吉彻尔是偷懒装病的，不过经过一番检查之后，他就打消疑虑了，在给吉彻尔服了两片拜耳阿司匹林之后就将他送进了传染病人的病房。紧接着，医院又来了一位同吉彻尔的症状一模一样的士兵，他是第一营直属运输加强排的下士李·德雷克。随后又来了中士阿道夫·胡尔比，发烧到 40℃。之后，陆续有人来看病，当正式的军医赶到时，候诊看病的军人已经排起了长长的队，一直排到操练场上。这一天下来，卧床病人达 100 名，一星期后增至 500 名，所有病人的病情都一模一样。

就这样，二等兵吉彻尔以领先几分钟的优势，成为第一位被载入 1918—1919 年大流感史册的士兵，他也是一名幸存者。当这场与流感病毒的大战终于平息时，已有 5000 多万人死于非命。

流感病毒是如何潜入美国军营的，目前还没有定论。这一次的病毒传染性极强，但在流感病毒刚潜入美国军营且有人患病时，医生们都认为这是冬天很常见的现象，并没有十分重视，而且就算是病毒的变异种也不难对付。赖利堡军营相继有 48 名军人死去，也未引起他们的高度重视。这些人大都是在几星期内死去的。而整个军营里得病的人有数千名之多，多数人只是卧床三四天后就好了起来，相对于得病后痊愈的人数来说，死亡率并不高，所以在这次流感中也不是特别值得注意的大事。美国陆军将这一次流感致多人患病的事实记录了下来，直到后来科学家们竭力想将这次流感与后来发生的事件联系在一起时，那个记录册才派上了用场。今天也还有人在这样做，并提出了几种不同的假说：有人认为这是一种源于中国的很常见的流感病毒，经变异后由移民者带入了美国；有理论认为这是潜伏在猪身上的经过了变异的病毒，原来只会导致猪瘟，但是现在传染给了人类。

这里有两点最值得注意，一是这次流感在最初数周内所表现出的极强的传染性，二是美国当时的环境有利于流感的传播。当时，美国已经全面进入战时状态，在对德宣战后的几个月内，军队迅速得到了扩充，军营里涌入了大量的入伍新兵和预备退役的老兵，他们正在进行着紧张的训练和奔赴海外的准备。美国当时有汉考克斯、刘易斯、弗里蒙特、谢尔曼和赖利堡等军营，而光是赖利堡这一处军营，就有 2.6 万名士兵，一旦病毒侵入军营，就极易蔓延到其他的军营。在这一阶段，疾病主要在年轻男子的宿舍等集体场合传播，在一般的家庭中还没出现这样的病人。而且，只要患病者在 3 天之内熬过去了，就会慢慢痊愈。

从 1918 年 3 月起，美国军队大批开赴欧洲。据记载，当月有 8.4 万名士兵带着病毒离开美国，4 月时已高达 11.8 万名。在航行途中，第 15 骑兵师有 36 人患病，其中 6 人死亡——这一高死亡率在早期病毒流行阶段算是非常惊人了。当然这与船上的医护条件差也有关系，但也预示着前景堪忧。

于是，流感病毒就这样来到了被 4 年战争折磨得一片狼藉的土地，犹如火星落在干柴上。当运送美国大兵的船舰越过英吉利海峡后，流感病毒便随着美国大部队进入作战位置，迅速蔓延开来。流感病毒先后占领了法国、英国和德国部队的阵地，使得军人锐减，士气下降。原打算进行最后一场大型主动进攻战的德国陆军将领埃里希·冯·鲁登道夫十分无奈。他在事后回忆说：“每天都能听到参谋长报告患病官兵的数字，真是一种折磨。”其实，英国部队也是如此。英国陆军第 29 师就因为流感盛行而推迟了预定的军事行动。英国皇家步兵第 2 旅的军事记录显示，因为感染流感病毒的士兵太多，这支部队曾被迫将纳莱米纳一所废弃的学校改为临时医院。

实际上，那个时候的欧洲，由于战时军人所处环境潮湿阴冷，而军人本身精疲力竭，所以无论是哪个国家的军队，也无论官阶和兵衔大小，都会被这种流感病毒击倒，进而传染给别人。鉴于当时的那种情况，自然也会不可避免地传染给寻常百姓。它先南下侵入法国，然后进入西班牙，将西班牙首都马德里的居民放倒了 1/3，迫使政府机关关门。受到战时管制的报纸没有政府的监管，便对这种流感的可怕程度进行了夸张的描述。而各协约国的报纸受命不得报道本国的流感传播情况，于是只能转载西班牙的报纸关于此事态的报道。后来，这场流感也被称为“西班牙流感”。不过，这种说法不太确切，因为这个时候流感病毒已进入了英国国内（传染了英王乔治五世，又使得联合舰队中的 1 万名官兵疾病缠身，不得不将出海日期顺延了 3 天）。而实际上，世界上大部分地区和国家都被流感病毒包围了，从欧洲传到中东，进而又侵入亚洲，只有非洲、南美洲和加拿大的大部分地区得以幸免。

之后，流感就像它突然到来一样，突然就消失了。人们的病症也在渐渐消退，发烧的人体温下降了，身上的疼痛消失了，咽喉也不难受了。所有的人都松了一口气。

其实，流感病毒并没有消失，它只是隐藏起来，养精蓄锐，在所到之处发生着变异。它潜伏在军人们的肺泡器官里，躲藏在送伤员回国的船舰上，准备要进行新一轮杀伤力更强的猛烈攻击。[1] 于是不久之后，那几十名加拿大士兵便长眠于英国锡福德小镇的那座墓园了。

1918 年 8 月，一批美国海军官兵来到波士顿的共荣码头，准备调防到新基地。在登上新舰艇执行护航任务之前，他们被允许在这里上岸休息几天。于是，这些好不容易有点休息时间的水兵涌进了各处酒吧，谁也没有想到流感这件事。然而就在这几天里，他们一个个都生病了。8 月 28 日，波士顿地区的切尔西海军医院接待了他们之中的 10 人，第二天增至 58 人，他们都患上了流感。一个多星期后，即 9 月 7 日，已有 119 名水兵卧病在床。同时，波士顿市立医院还发现了第一个患流感的老百姓。9 月 8 日，开始有流感病人死亡。这时人们都已经知道，流感病毒已开始了第二轮的致命攻击。

---

1 新西兰科学家 G.M. 理查森在 1948 年对第二轮传染病做出了与众不同的解释。他认为，1918 年 5 月和 6 月，交战双方都使用了化学毒气芥子气，这可能是第二轮流感病毒变得更凶险的原因。——作者原注

对于流感病毒的又一次攻击，匈牙利称之为“黑死长鞭”，德国军人叫它“晴天霹雳”，而瑞士人民则是“束手无策”，整个欧洲和世界其他地方还是叫它“西班牙流感”或者“魔掌”。这也成为之后对流感病毒爆发的一般叫法。但是人们还不知道的是，这一次的流感病毒不同于以往，之前幸运的话会在发病的 3 天之后渐渐痊愈，但是这一次，出现这种情况的概率非常小，5 个人之中只有一个才能有这个机会。遇到这种机会真是不容易，但总归还能死里逃生，最终痊愈。

绝大多数的发病者将与流感病毒来一场生死搏斗。刚染上病毒时人的症状和普通的感冒差不多，但是一段时间之后，会感到全身疼痛不已，浑身冰冷，呼吸困难，不断地打着寒战。到了第 5 天，病人的肺部会积聚大量的致死病菌，损害严重，而此时，唯有人自身的免疫系统的抵抗力能与之一搏。不过，即便是人战胜了流感病毒，也要经过数周时间才能恢复正常的身体机能。

然而，其他人连这点机会都没有。仅仅在发病几小时后，病人的肺泡就会出现液体，致使人体的氧气供应中断，接着咯血出痰，拼命吸气，但仍憋得脸色青紫。之后，病人就陷入了狂乱状态，慢慢完全失去知觉，最后死亡。从被传染到失去生命，最快的竟只有 24 小时。

距离波士顿 30 英里的一座军营的许多官兵都经受了这样的折磨。这座军营就是马萨诸塞州迪文斯堡，驻扎着 5 万名新兵。就在波士顿开始有人死于流感时，流感病毒攻进这个军营，死神就像割草的大镰刀一样夺取了官兵们的生命。

60 年后，格拉斯哥大学的 N.R. 格里斯特博士给《英国医学杂志》投了一封信，这封信是当年迪文斯堡军营的一名医生写的，信上的日期显示是流感爆发后的第三星期，即 1918 年 9 月 29 日，信末只署了个名字“罗伊”，而没有姓氏。信中描述了当时军营中的士兵们患上流感，被送去医院之后的情景：

在他们被送入医院2小时后，颧骨一带便出现了红褐色的斑点。过了几小时，他们的耳部开始发青，接下来就是整个面部，到了最后根本无法分辨病人到底是黑人还是白人。不出几小时，这些病人就因为无法呼吸而被生生憋死。这真是件可怕的事！刚开始，当有一两个甚至20个人死去时，心里还能够承受，但是当我眼睁睁地看着失去生命的人越来越多时，这真让人难以忍受！现在，医院里每天都有约100个人死去，而且这个数字每天都在增加……

就在这个叫罗伊的人写这封信的前几天，迪文斯堡的情况就引起了政府的警觉，他们派了一支医疗专家小组来援助调查。当时下着滂沱大雨，军营里的景象也十分凄惨。上千名的官兵边咳嗽边发抖地坐在帐篷里，衣衫不整的病人披着毛毯排着长队在医院门外候诊。当时医院容纳的病人已远远超出了最初设计的接纳量——设计接纳量为2000人的医院，里面却满满地躺着8000名病人。这些病人都被肺炎折磨着，命悬一线。维克托·沃恩上校是医疗专家小组的成员之一，还曾担任过美国医学会会长和陆军军医总长。他后来回忆说："这真是一次恐怖的体验，如果可以的话，我希望将这段记忆全部销毁……"洛克菲勒研究中心的鲁弗斯·科尔医生也是专家组成员之一，他说当时的场景就是——为了进入病理解剖室，你得跨过一具又一具僵硬的尸体，这真是一场惊悚的体验。

这里发生的一切都让医疗专家小组极度震撼和恐慌，他们便给卫生与公众服务部发去了电报，请求更多的医护人员前来支援。然而，这对于流感病毒蔓延的速度与广度来说，只是杯水车薪。单单在马萨诸塞州就有5万人感染了病毒。而在整个美国，它正在各个军营和各大城市里不断地传播。到了9月底，灾难才刚刚开始，死亡人数已达1.2万，病情严重的有几十万人。流感病毒不仅侵袭了美国，还将魔爪伸向了全世界，如狂风海啸般肆虐着，不到两周，便使得全世界都笼罩在阴影之下。从芝加哥到开普敦，从卡拉奇到坎特伯雷，每一个城镇和乡村，凡是人来人往的地方，流感病毒无孔不入。

9 月 30 日，据加拿大报纸《纽芬兰晚间电讯报》报道，位于加拿大最东端的圣约翰斯有 3 名海员患流感入院，第二天又增加了 2 个病人。一星期后开始有人死去。在苏格兰，流感正侵袭着最大的城市格拉斯，其凶猛程度不亚于 1849 年的那场霍乱大瘟疫。在非洲国家尼日利亚的首都拉各斯，10 名外地的水手在两周内让全城居民都患上了流感。在南美的布宜诺斯艾利斯，接纳量已超负荷的医院拒绝再接收蜂拥而来的病人。增援与布尔什维克交战的白俄士兵的协约国部队，一到达阿尔汉格尔斯克便下船进了医院。美国步兵第 1 旅踏上陆地 6 天内便有 24 人因流感而死。仅阿尔汉格尔斯克这一个地方，就有 1 万多名患流感者。遭到流感病毒攻击的地方，除了上面所说的之外，还有各个大陆、各处海洋，比如世界各大城市——柏林、上海、东京、开普敦、奥斯陆等，而且它以惊人的速度传播着，在 10 月就到达了南非的罗德西亚。流感传播的速度快到 56 千米 / 小时，这是一位在罗德西亚工作的医生推算出来的。随后的一星期内，爱尔兰小镇莱特肯尼的 6 栋相邻的工棚也遭到了侵袭。此后，澳大利亚塔斯马尼亚岛上的一座几乎与外界没有接触的小岛竟遭到了流感病毒的侵犯，而这个小岛上仅有 2 个人——灯塔看守人和他的妻子。而流感病毒是如何传播到这儿来的就不得而知了。

战争造成的人员大量流动是此次流感病毒传播的速度极快、范围极广的一个原因，除此之外还有两个重要原因，一是遍布全球的大量商船的活动，二是在流感病毒传播期间人们还意识不到执行隔离措施的重要意义，而当人们意识到这一点时为时已晚。

这两个原因在流感病毒传入斐济和新西兰的过程中表现得最为明显。1918 年 10 月 11 日上午 11:50，新西兰联合航运公司的远洋邮轮“尼亚加拉号”的船长约翰 · 罗尔斯给新西兰的海事办公室发去电报。其内容如下：

请转告卫生部知悉，西班牙流感疫情在国外日益严重。本邮轮上目前患病的船员已达百人之多，其中 25 人需要紧急医疗救助和住院安排。

这是一艘从加拿大温哥华始航的排水量为 1.3 万吨的邮轮，船上的乘客和船员加起来共有 300 名。第 1 例发病的患者是一名服务生，此时是航行的第三天。到 10 月 8 日，船上已有 84 名病人。随船医生一开始是按照登革热病情处理的，这时见情况不对便紧张起来。10 月 9 日，该邮轮在斐济的苏瓦港短暂停留期间，有几个人获准上岛，而后这几个人所携带的流感病毒便侵袭了斐济。在离开港口后，邮轮上就出现了第 1 例死亡。

按理说，在这种情况下，“尼亚加拉号”在到达新西兰之前就应当挂起疫情旗，这艘携带了流感病毒的船只应当被完全隔离起来。但凡有些常识，都应当如此处理。然而，它却在第二天停泊在奥克兰港，罗尔斯船长随即下了船，船上的显要乘客也跟着踏上了地面。这艘邮轮上有两位大人物——新西兰总理威廉·弗格森·马西和财政部部长约瑟夫·沃德爵士，这是他们出国参与拟订战后事宜计划后第一次回国，都急着回办公室。而这是否与“尼亚加拉号”没有挂起疫情旗也没有被完全隔离有关，人们不得而知。倒是码头工会得知船上的情况，坚决抵制船只进港。然而，“尼亚加拉号”仍驶进奥克兰港，警方派人将病情特别严重的病人抬上救护车和警车送入医院，马西总理和沃德部长则上了一辆敞篷轿车，在民众的欢迎声中在奥克兰的大街上慢慢驶过。八星期后，这里便有 8251 个人死于流感。[1]“尼亚加拉号”在苏瓦的短暂停靠，也造成了 8000 人丧命。

这次流感病毒的疯狂传播，让医学界也乱了方寸，束手无策。

英国的《泰晤士报》对这场传染病的状况进行了这样的描述：

仅仅昨天一天，整个伦敦市有 1445 名警察和 130 名消防队员因为流感而不能上班。截至昨天上午 7 时的 24 小时内，市区共有 44 人在街上突然发病，

1 这些人并非首批死于流感病毒的新西兰人。早在几星期前，新西兰陆军第 40 旅乘军队运输船“塔希提号”驶向英国普利茅斯港城，在西非国家塞拉利昂首都弗里敦短暂停留时，便有人染病死去。——作者原注

被救护车送入市内各家医院。在巴特西区，殡仪馆不得不拒接新业务——其中一家回绝了20份预订服务。

这场传染病的影响程度和悲惨程度可见一斑，就如《圣经》中描绘的大瘟疫和人们真实经历的“黑死病”一样，造成了极大的伤亡。随着死亡人数的不断增加，卫生官员束手无策，无法回答人们的质问：这种病究竟来自哪里？怎么才能阻止它流传？它还会严重到什么程度？

有些人将这场流感归因于阿司匹林——考虑到阿司匹林具有一定的抗病作用，这种说法让人啼笑皆非。就在流感病毒在波士顿出现后不久，便有谣传说，这种病毒是德国人有意掺入阿司匹林的，就这样，阿司匹林成了一种新的致命的化学武器。本来具有治疗功效的药物一下子变成了毒药，对人们的惊吓可想而知。事实上，就在美国被流感病毒肆虐时，德国也发生了类似的情况，可是美国人的眼睛被反德宣传给蒙蔽了，似乎没有人注意到这一点。大战进行到最后阶段，报纸上成天报道的都是美国军队在凡尔登以北对齐格菲防线展开新一轮攻击的消息，反德宣传主宰了一切。美国铺天盖地的谣言已经散不去了。当时还有一则传言，说美国新泽西州的汉考克军营有一批医生和护士因为充当德国间谍，趁皮下注射之机给美国士兵注射流感病毒，被执行枪决。过于狂热的氛围，使得一些本应明白事理的政府官员也头脑发热地往这股怒火里浇油。9月21日，《费城问询报》上登载了一则来自美国商船征用局保健与环卫处的负责人菲利普·多恩上校的言论：

这种传染病极有可能是接受派遣任务的德国人通过潜艇带上美国海岸的。大家知道，德国人的潜艇是能将他们的特工人员送上陆地的，这些人只要找个大剧院或者其他人多的地方将流感病毒释放出来就可以，这实在是一件非常容易的事情。既然德国人已经在欧洲散布了这种病毒，那么他们也未必会放过美国人。

关于这一状况，拜耳公司的美国子公司并没有直接出面辟谣，只是在报纸上登出广告，强调他们所生产的所有药物均为美国药。尽管拜耳美国子公司这样做了，谣言还是过了许久才平息下来。

可悲的是，面对席卷而来的灾难，卫生系统的官员们却束手无策。美国费城就是一个例子，这个城市方圆 50 英里的范围内，有一个很大的海军造船厂和好几处中转军营。面对流感的传播形势，市政府本应该有很好的预见并进行干预，可是当地卫生官员并未予以重视。9 月 11 日，第一批流感病例出现。但在 10 天之后，20 万群众涌入费城市中心，观看市里组织的旨在宣传认购“自由公债”的游行。费城官员只是提醒群众不要在公众场合打喷嚏、吐痰，并没有实施其他的有效措施，这样的结果就是，大量的群众成为他们轻视的牺牲品。不出一个月，费城就有 1.1 万人死去，另有数万人染病。各大医院和殡仪馆严重超负荷，每天尸体堆积成山，有的都腐烂了还没有得到处理。到了后来，死人甚至得靠还活着的亲人们亲自动手送入黄土。棺材也开始短缺，以至于有些尸体就被丢弃在大街上。人们开始远离流感病人，甚至远离一些被怀疑住有流感病人的住宅。这种情况，让人联想起中世纪流行“黑死病”的城镇，当时也有人来到染病人的家门前，一边喊着让人抬出死人，一边匆匆在这些人家的大门上做上十字示警标记。

费城的情况十分严重，而在当时，流感几乎在整个美国泛滥。纽约的卫生监察长罗亚尔·科普兰在 9 月底发表讲话：“这座城市不存在传染病危险，市民无须惊恐。”然而几星期后，事实就打了他的脸，纽约市一天就死掉了 851 名流感患者，而最终，死亡人数高达 3.3 万，甚至不得不启用蒸气铲土机进行掩埋。这样的情况比比皆是，旧金山市卫生委员会的领导也宣称旧金山市可以逃脱流感的侵袭，但一个月后，旧金山市有 2000 多人死于流感。

如果要说政府完全没有采取行动，那这句话是错误的。卫生部门发布了众多建议，中心思想是尽量避免一切不必要的公众聚会。例如，人们尽量减少聚会，避免在拥挤的场合出现，不得举办体育赛事，学校停课，军营封闭，股票市场、银行、店铺一律停业，教会减少布道次数，连紧急调兵计划也推迟了。一些城市提出出门必须戴口罩。伊利诺伊州的罗克福德市不但有这一规定，还在口罩上印上了骷髅头和交叉腿骨的形象。旧金山市在公告上还加了一个顺口溜："出门戴口罩，人人须知道；防护上口鼻，流感无处入。"

其他一些国家也做出了类似的规定。在英国，伦敦在11月的第一周内死亡1.4万人。跟美国一样，英国当局也做出了类似的规定。不过也有人持不同观点，《英国医学杂志》上就刊登了一篇评论，认为："如果一个人属于易感体质，又在城镇居住，那他就必然会患上流感，只是时间早晚的问题，因此，卫生当局无论采取什么措施都不管用。学校停课，禁止聚会，只会造成民众生活混乱，失业人数上涨，人们的沮丧情绪加剧。"当时的实际情况是，口罩成了英国人的生活必备品，喷洒药水的人员和戴口罩的人在大街上时常可见。

但是，流感的威力巨大，可不是喷点消毒药水就能解决的。一些事实也证明了，并非严格隔离感染者就能控制流感的传播。流感甚至进入了北极圈内的阿拉斯加，将整个因纽特人村扫荡干净，还能在几星期内让岛国西萨摩亚1/5的人口丧命。因此，流感一定有当时人们所不知的神奇的传播手段。对付这样的敌人，仅仅按照英国11月3日的《世界新闻报》上说的那样，"每天早晚用肥皂水清洗鼻腔，清晨和夜里要想办法多打喷嚏，随后做深呼吸。不要戴围巾，要快步走路，下班步行回家，要多喝稀粥……"是起不了大作用的。人们需要医学科学家研究出真正的解决方法，比如像防治天花与炭疽的那类疫苗。

尽管成百上千的科学家已经投入对解决流感问题的研究中了，但他们并不清楚自己的研究对象是什么。就像18世纪英国发生寒热病，医生们都去研究水质问题了，没有人研究传播疾病的罪魁祸首——在死水水面上飞舞的按蚊。医生们知道流感病毒是通过空气传播的，但是当时的显微镜还不够先进，他们没法通过它发现病毒。事实上，人们真正看到流感病菌是在1933年。[1]而

1　在像火柴头那样大的空间里，就能容纳10亿个流感病毒。——作者原注

且，当时的科学界还没有意识到流感病菌的存在。不过，20 世纪初期的医学科学已经对细菌有了一定的认识，还研制出了对付伤寒、天花和破伤风的疫苗，因此科学家们自然而然地想到了存在着某种流感细菌，并想利用这种细菌培养出有抗菌力的血清。但是，他们的努力都没有成功。费城的 C.Y. 怀特医生在 1918 年 10 月发表声明，他研究出了预防流感的疫苗，并且生产出来供卫生局使用，但是结果令人失望，没有任何效果。

这期间，流感致死率在全世界范围内持续上升。仅在美国，单单 10 月一个月，因为患上流感死去的人数就达到了 19.5 万。前陆军军医总长维克托·沃恩上校针对流感的前景所下的结论让人绝望，他认为："如果这一传染病以目前的传播速度扩散，人类文明将在数周内从地球上消失。"

无计可施的情况下，人们开始用老式医护方法，"捡起"隔离措施，加强对病人的看护，并且让其服用一些可能有效的药物。10 月，美国军医总长鲁伯特·布卢在新闻发布会上谈了几点尽早识别流感症状的知识，然后又尽自己所知，介绍了流感患者应当注意的几件事：注意休息，加强营养，最重要的一点就是持续服用阿司匹林。

人们此时已经将阿司匹林视为有显著退烧功能的药物，但是对它的药理并不清楚。事实上，即便在今天，我们仍对阿司匹林的有些药理不太了解。自从斯通牧师在 1758 年发现了柳树皮这一阿司匹林的天然来源有退烧功用以来，科学家们就想弄清楚其中的奥秘。阿司匹林并非唯一的退烧药物，奎宁也具有退热的作用，但是奎宁不具有消炎和止痛的作用。流感患者早期症状便是发高烧，头部和四肢疼痛，阿司匹林恰好能解决这些问题。所以阿司匹林对于这类患者还是有一定作用的。虽然阿司匹林不能防止流感的传播，也不能治愈由流感引发的肺炎和胸膜炎等病症，但至少可以为部分病人争取一些时间，给人体抵抗力创造反击的机会。有些体质弱的患者，流感如同洪水猛兽，让人没有任何的反抗机会，对于这些患者，阿司匹林能起到的作用基本为零。但是对于那些缓慢发作的病症，阿司匹林能够相对有效地缓解病人的痛苦，并且起到延缓的作用。从心理上而言，我们也不可小觑阿司匹林的力量，那时候求生欲望强烈，即使是一粒毫无作用的安慰剂，人们也会抓住那根“稻草”。阿司匹林就是那根可以救人命的稻草。

一开始，很多人对于阿司匹林的认识并没有达到透彻澄明的境界，所以他们病急乱投医，采用各种各样的偏方进行治疗，甚至还发明了新方法：蒜油精、樟脑丸、煤油拌白糖、桉叶油加桂皮粉等都成了治疗流感的药品。有人相信吸烟能够预防流感，于是吸烟大为流行，甚至应该严禁烟火的军火工厂里都有人吞云吐雾。荷兰城市兹沃勒里甚至有一家连锁商店做出硬性规定，要求所有店员必须吸烟。[1]有些相信科学的人，知道流感是通过呼吸道传染的，于是采取了用消毒剂漱口的方法。另外一些人，则寻求“秘方药”的帮助。在美国，一种宣称能退烧的“塔尼亚克”牌“秘方药”在一个月内售出了 56612 瓶。骗子和卖假药的也有了展示自己的舞台。有人在路易斯安那州推销一种“圣石”，据说在日本的某座庙里受过祷祝，结果还真有人上当。在北卡罗来纳州，有一个人建议大家往鞋里撒硫黄粉末，再在踝骨上绑上几片黄瓜来预防流感。在这种情况下，本来就缺货的奎宁变得更加紧俏。其实，它对防治流感并没有什么疗效。更有甚者，拜耳公司生产的、被美国 J.M. 安德斯医生极力反对的一种能够引起人们肾炎的药物——非那西丁，销量达到了顶峰。

最后，医学界还是用了阿司匹林，因为在现有的不多的选择中，它看上去是最好的，虽然也存在不可避免的缺陷。如何解决存在的问题，专家们也是众说纷纭。印度著名医生曼君达·拉奥认为孟买的医生用药剂量过大，必然会导致患者“心血不足”，而“心血不足”恰恰是当时医学界的一种认识，他们认为其会导致肺炎。伦敦名医爱德华·特纳则认为病人必须严格遵守用药要求，连续服用阿司匹林——每小时 20 格令，连续服用 12 小时，然后改为每 2 小时服用 1 次，才能见效。事实上，这样的用药量，病人很可能出现肠胃大出血。英国兰开夏郡的罗伯特·琼斯医生则认为阿司匹林很可能是治

1 有趣的是，只有一个店员没有遵守这一规定，但也只有他没有患病。——作者原注

疗流感的唯一药物，它所含有的水杨酸可以有效阻止流感传染。这种说法从侧面展示出了阿司匹林地位的上升，虽然它并不具有琼斯医生所宣称的那种效能。当流感横行于澳大利亚时，相关医疗部门第一时间采取措施，要求民众在公共场合戴口罩，限制多人集会，隔离患者，并采取战时特殊管制条例，对于特殊用品进行限价处理。而尼古拉斯兄弟投放到市场上的“纯澳产阿司匹林”，即阿斯普洛，赫然出现在限价物品之列且居首位。[1] 在新西兰的一个毛利族村落中，原住民们从当地卫生官 F.G. 韦恩那里领到了一些阿司匹林，并且对药效十分折服。为表示感激，原住民们邀请他参加一个命名仪式，在这个仪式上，新生儿被取名为阿司匹林 · 韦恩。各个地方对于阿司匹林的需求都达到了顶点。美国俄亥俄州的谢尔曼军营里，一个名为凯里 · 麦科德的少校一次填写了 10 万片阿司匹林的申请单。巴黎为了控制药品需求，要求警察监督药剂师派发药物。

当传染病肆虐的时候，它不分贫富贵贱地将人击倒。有些幸运者，如海军部长助理富兰克林 · 阿拉诺 · 罗斯福，他是在“列维坦号”战舰上患病的；明星玛丽 · 毕克馥，她是当时世界上最富有的女人，在洛杉矶的顶级富人区患病的；丹麦王后亚历山德琳娜；巴西总统文塞斯拉斯 · 布拉兹等，在身染重病后奇迹般地存活下来。英国首相大卫 · 劳合 · 乔治染病后在曼彻斯特一家旅馆卧床一星期，发着高烧，不断服用阿司匹林。德意志帝国最后一任总理、巴登亲王马克西米利安在德皇威廉二世宣布退位的前几天也倒下了，当时他还是王储身份。德皇本人在 10 月 1 日与将军们共进午餐时，还在讨论流感侵入协约国军队，但是不可能影响到他，没想到随后他便因感染流感而卧床不起。美国总统伍德罗 · 威尔逊在巴黎和会前也得了很重的流感。这一事件甚至影响了历史的进程，有些历史学家认为，正是由于他病后长期虚弱，没能保证《凡尔赛条约》公平拟定，英、法两国对德国的压榨过甚，为“二

1 这一现象令尼古拉斯前不久聘用的广告能人赫尔曼 · 戴维斯极其满意。——作者原注

战”的爆发埋下了种子。

有些名人连这样的“幸运”也没轮上，如著名赞美诗《耶路撒冷》的作曲者休伯特·帕里爵士因患流感死于苏塞克斯郡的拉辛顿，默片影星哈罗德·洛克伍德、南非联邦第一任总理路易斯·博塔将军、汤加王太后、印度焦特布尔王公、著名诗剧《西哈诺·德·贝热拉克》的作者埃德蒙·罗斯唐、美国著名侏儒演员“拇指将军”等都因患流感而不幸离世。

而与之相对的，还有数以万计不知名的普通民众被流感剥夺了生命。单在印度一个国家，死去的人数简直是天文数字，最保守的数字是1600万—1800万——是第一次世界大战中失去生命的人的2倍。至于在非洲，南非联邦死于流感的人数是14万，其他大多数国家没有统计数字，但也应该在千万以上。非工业国家的医疗水平远不及工业国家，就连阿司匹林的供应都无法保证，因此，出现很大的死亡数字还是可以理解的。像印度，本来就没有多少受到良好训练的医生，大战期间这些医生又大多随军去了国外战场，因而流感一来，印度完全没办法建立起针对流感的防御体系。在位于赤道的部分非洲国家和东南亚地区，以前从未发生过流感，因此当地人对流感毫无防御力。仅在印度尼西亚一国，就死了约150万人。生活在加拿大北部的因纽特人也是如此，流感的致死率占感染人数的80%。

工业化发展较快的国家死亡率相对较低，但数字依旧让人不寒而栗。美国、德国、英国均有几十万民众失去了生命。据估计，美国的死亡人数为55万，其中4.3万为军人。英国有22.8万人死于流感。德国约有40万人死于流感。法国约有30万人死于流感，但是这一统计数据不包括军事人员。意大利死了35万人，这一数字吓坏了墨索里尼，他通过《意大利人民报》发出号召，提议将握手视为非法行为，以减少疾病的传播。死亡人数越来越多，到了后期，数字统计都变得不再有意义，因为失去生命的人太多了。后来据部分历史学家估计，死于这场流感的人约有1亿。

第一次世界大战在灾难中结束了。旧金山市的庆祝游行有30万民众参加，但是几乎所有的民众都戴着口罩。11月18日，停战纪念日，全世界很多地方都举行了隆重的庆典活动，也许因为战争结束带来的喜悦如此巨大，以至于人们忘记了另一个杀手流感还在身侧虎视眈眈。这种遗忘，导致后代人不复记得这一旷世传染病的灾难。

很多研究这一事件的现代历史学家大惑不解。多年以后，英国历史学家阿尔弗雷德·克罗斯比是第一个希望探清这场灾祸的根源的人。他认为，这场流感灾难是与第一次世界大战带来的恐怖纠缠在一起的。资料显示，由于世界大战和传染病的双重打击，很多人不愿再回忆当时的情况。还有一种可能，当时的民众对此传染病的威力和严重后果并没有很清晰的认识。而在战争期间，由于许多国家消息闭塞和采取的新闻管制措施，使得疾病在最开始的时候没有得到很好的控制和治疗。而在意大利等一些国家，在处理病患尸体的时候，为了防止敌对国家接收信息而不允许送葬，使得关于疾病的消息未能及时传递，等到疾病扩展到世界各个角落的时候已经难以抑制。即使到大战结束后，这种习惯和限制也是维持了很长一段时间才结束。

世界大战期间，各个国家大规模的人口流动和剧烈的社会动荡也使得流感信息失去了原本的真实性。在战争的最后一年里，美国有 150 万军人出国作战。德国、奥地利、法国、澳大利亚、英国、意大利、印度、比利时、匈牙利、保加利亚、土耳其等国家，都有大量人员背井离乡，去离家成百上千里的异国他乡。各个国家的士兵、难民、工人等大规模地迁徙，使得传染病的情况难以控制和统计。

许多年轻的士兵就是在这种迁徙中失去了生命。在英国苏塞克斯郡海岸锡福德墓地埋葬着许多年轻的士兵。大战期间，这个小镇是两个大型中转军营的所在地，经由此地奔赴西线战场，或者从那里撤下来的加拿大军人共有上万人之多。1918 年，流感先后数次袭击这两处军营，只不过情况并没有其他地方严重。直到战争的最后阶段甚至战争结束后，流感仍在寻找祭品。来自加拿大安大略省罗德尼镇的萨珀·麦卡勒姆就是其中的一位。他被征召前去加拿大工程兵第三预备旅报到，最终却因为流感死在锡福德。还有一些人在战后等候回国船只时染上了病，最终去世。他们躲过了伊珀尔化学毒气战、索姆河战役和凡尔登战役，却在等待归国的时候倒在了这个小镇里。他们期待以英雄的身份荣归故里的心愿最终还是未能实现。而在他们的家乡，也有5万人死于流感。这些事实，说明了当时的人们将大战与流感视为同样可怕的梦魇，竭力想将其忘记。

而加拿大的这些牺牲者是西方世界的最后一批牺牲者。1919年夏，流感在澳大利亚死灰复燃了一阵，不过此时它已经失去了原有的锋芒。当它最终消失后，医学界人士总结时发现自己在这场大流感中犯了若干极为严重的错误，同时也上了重要的一课。如果再次面对相似的敌人，他们就可以及时地采取隔离、保持卫生、稳定民心等措施，使整体医疗卫生水平得到较高的提升。在1919—1920年的冬天，造成这次大流感的元凶病毒便再也不见踪影，不过，科学家们一直在担心未来某一天它又会重现人世。[1]

而在这一场没有硝烟的战争中，阿司匹林发挥了不可替代的作用，从此在医学界占据了罕见的地位。虽然它未能将流感彻底消灭，但是它的贡献仍然不可磨灭。从此，阿司匹林的市场占有率不断上升，1918—1920年产量和销售量成倍攀升。不曾使用过此药品的人也开始相信这一药品，使用过的则产生了依赖。

生产和销售阿司匹林的厂家和商家们注意到了这一新出现的巨大市场。进入和平时代，消费的时代来临，正常的秩序就要恢复了，就连传染病和世界大战也将会被人们慢慢淡忘。互为竞争对手的制药厂家们都在暗自努力，集结力量，新的“阿司匹林时代”就要来临了。

1 2003年“非典”（SARS）全球性爆发，又一次使科学家们担心起来，不过这一疾病并没有大流感那样严重。——作者原注

第八章

这是阿司匹林的时代

1918年冬天，对于战败的德国人而言，分外难熬。不过，4年的流血厮杀总算停止了，战争终于结束了。虽为战败国，但1918年11月11日德国向协约国求和时的国家版图，和1914年8月大战开始时大体上一样。德国虽然战败，但并未被完全征服，而且基本上没有丧失国土；德国经济虽然受到重创，但其基本结构仍能运作。

然而，在日复一日的生活中，战败的严酷现实无法回避地显露出来。在“一战”中，整个德国的伤亡人数超过了170万，德国人在战场上付出了巨大的代价，到头来却看不到有什么收获。战争开始时实行的食品配给制，到了战争后期已经变得不能保障每个德国人的日常生活，此时则越发不堪。而此时，流感还在城镇中肆虐……所有这些，都打击着陆续撤回本土的官兵，让他们士气低沉，满腹怨怼。德国原有的政治体制更是几近崩溃。曾与军人形成过暂时联盟、迫使德皇退位的社会民主党组成了新政府，并代表德国投降，成功地让协约国接受了自己的地位。然而总理弗里德利希·艾伯特手中却没有多少实权，也缺乏对政府的有效掌控。1918年冬，名为“斯巴达克团”的激进组织在柏林发动暴乱，新政府慌忙应对，将原军人组成“自由军团”，并靠着这支由原军人紧急拼凑成的军事力量好不容易才将这场动乱平息下来。然而，德国的动荡局势并非仅此而已。在德国的其他地方，新政府还面临着持亲苏立场的士兵和无政府主义者的威胁。与此同时，德国人还时刻关注着协约国军队的动向，并为此感到日益不安，担心占领着莱茵河西岸的德国领土的外国驻军会因为和约中的最终条款而长期驻扎下来。面对种种窘境，新政府几乎是四面楚歌，无力应对。

1918 年的冬天，对只能和家人挤在自己豪宅中两间地下室里的卡尔·杜伊斯贝格来说，前景可谓十分暗淡。卡尔·杜伊斯贝格一向很强的自信心，在这个冬天也受到了巨大的打击。尽管他与拜耳公司的董事们一方面努力恢复生产力，使其达到原来和平时期的水平，另一方面尽量敷衍驻扎在公司总部的新西兰部队，但是，发生在工厂外面的政治动荡使得公司的处境十分艰难。1919 年来临之际，拜耳公司的产量降到了 1914 年的 60%左右。[1] 随着外国驻军的撤离和政治形势的改善，情况才逐渐好了起来。杜伊斯贝格决心要让拜耳公司恢复元气，还要使法本公司这个联合企业重现辉煌，再次发挥原来的作用。而此时，他却面临着一个重大的难题：公司许多重要的资产都被掠夺了，而想要收回这些资产十分困难。在这些失去的资产中，阿司匹林无疑是最宝贵最有价值的。由于阿司匹林在治疗流感方面有很好的效用，因此如今更是身价倍增。而与德国敌对过的国家已经掌握了这种药品的生产技术，面对日益扩大的市场需求，它们说什么也要争取一份利益。这一形势使杜伊斯贝格非常恼怒。

在这些情形中，特别令杜伊斯贝格烦心的，是美国的情况。拜耳公司在美国的全部资产，都在一场糟糕的公共拍卖会上拍卖了出去，而拍得拜耳公司美国资产的公司各方面的情况，又都令杜伊斯贝格十分不满。虽然杜伊斯贝格一心想要赚大钱，但他始终坚持以最先进的科学手段和最高的品质要求制备拜耳公司的所有药品。而现在，他最为看重的产品却要由以制售“秘方药”而臭名远扬的施德龄产品公司生产，还要以“拜耳”这一品牌上市，这让一直以来十分重视拜耳公司产品形象的杜伊斯贝格愤怒至极。

施德龄产品公司位于西弗吉尼亚州的惠灵市，起初由两名小乡镇的药剂

1　只有阿司匹林的情况是个例外，不但没有下降，反而翻了一倍。——作者原注

师创建。这两名药剂师，一个是威廉·韦斯，一个是阿瑟·迪博尔德，两人是发小，一起在俄亥俄州的坎顿镇长大。他俩看到“秘方药”这个行当很赚钱，便在1901年凑钱开了一家。这家名叫纽雷近的公司只生产一种冒牌的止痛剂，药名也叫纽雷近。同这一带卖假药的前辈们一样，他们也采取了赶着马拉敞篷车走马行销的方式来销售自己的产品。虽然公司一开始只是小本经营，但由于经营有方，他们第一年就净赚了1万美元。两个人极有生意头脑，将第一年的大部分盈余都用于在报纸上登广告，广告效果好得让人惊叹，他们卖出了更多的纽雷近，利润非常好，能够买来更大的广告空间。于是，他们开始扩展公司，不断买下别人的“秘方药”生意。与销售纽雷近一样，对这些新添的药品项目，他们同样采取广告促销的经营方式，并取得了极大的成功。到了1912年，他们的全部产业已价值400万美元。因为在他们盘下的新生意中，有一家是经营戒烟药的施德龄药房，于是他们将公司名称改为听起来更加响亮的“施德龄产品公司”，并且不断寻求新的拓展方向。

然而，这两个人都明白，施德龄产品公司虽然看起来生意兴隆，但目前只算得上是中等产业。于是，在听到敌国侨民资产监管署将在1918年11月拍卖拜耳公司资产的消息后，他们意识到施德龄产品公司成为大公司的机会来了。施德龄产品公司参加了拍卖会，并以略高于530万美元的叫价挫败了杜邦公司和普惠公司等强硬的对手，将世界上最重要的化工公司拜耳公司的美国资产弄到了手。这个结果，简直都有些出乎他们的意料了。530万美元在当时是笔巨资，不过，他们得到的不仅是拜耳公司在伦斯勒的巨大产业、在美国的染料业务及其推销力量，还有64种在科学上最重要的产品的生产权。更重要的是，施德龄产品公司拿到了这些产品的商标，拜耳阿司匹林这一最热门的药品也在其中。

对于染料业务，韦斯和迪博尔德并不感兴趣，因此，这项业务不久就被卖了出去。而对于其他部分，他们则打算大加利用。当时美国的反德风头还很强劲，为了尽量削弱这些产品的德国形象，他们创建了一家子公司，起名为温斯罗普化学公司，并将他们所拿到的64种药品中的63种统统交给这家新公司负责，其中还包括已经创造出了牌子的胂凡纳明和非那西丁。但是阿司匹林，韦斯和迪博尔德并没有交给温斯罗普化学公司生产。“拜耳阿司匹林”这个名字在当时的美国实在是太响亮了，换成其他的名字，就有可能损害它原先的产品形象。再说，韦斯和迪博尔德也有信心，如果按照他们拟定好的销售计划行事，就可以将这个品牌中的德国成分迅速掩盖掉。施德龄公司原先在制售各种“秘方药”时，已经靠做广告获取了巨大利润，现在，他们又要在全世界最有市场前景的药物上重施故技。公司总裁、负责日常经营的韦斯（迪博尔德主管财务）向董事会表示说，到目前为止，“这块地儿才刚刚刨开一层表皮，往下还能挖好深好深呢”。

按照韦斯的意思，他将动用一切手段来宣传阿司匹林。不仅如此，韦斯还采取了更有开拓性的经营策略，向海外市场进行扩张。这帮人觉得，既然拜耳公司的知识产权在所有的协约国成员中都已经无效了，施德龄产品公司生产的拜耳阿司匹林为什么不到外国去扩展一下市场呢？

这一观点显然很正确，但是，施德龄产品公司到目前为止只是个制贩“秘方药”的“乡下佬”，与高精尖的现代化的制药公司有很大的差距。而且，公司领导根本不懂得复杂的制药技术，他们拿到的伦斯勒厂的现代化程度很高，他们觉得可望而不可即。原来在这里工作的德国管理人员，有的被驱逐，有的被拘留，有的被解雇，几乎走得一干二净。非但如此，这些人离开时，连个说明书都没有留下。他们拿到的专利书上也没有任何制药技术的线索。施德龄产品公司的领导们像若干年前的那位乔伊斯大法官一样，对目前的情况摸不着门道。那位大法官当年就说过，文件资料的确是“错误的和起误导作用的……形成于事故、错误，或者是以别有用心的意图构筑起来的，只是为了最大可能地造成混乱”。伦斯勒这里倒是留下了大量产品，但是总有卖光的一天。施德龄产品公司必须设法让工厂运转起来，尽快生产出新的产品，不然的话，公司花出去的530万美元就全部打水漂了。

当然，解决难题的办法并不是没有，只是不那么容易让人接受。施德龄产品公司可以向伦斯勒工厂原来的主管机构拜耳公司求助。可是，施德龄产品公司挖的正是拜耳公司的墙脚，德国人很可能根本不会搭理他们，何况，美国政府也正死盯着拜耳公司这样的“老外”公司，要走这条路未必容易。还好施德龄产品公司的运气好，伦斯勒工厂里还留有一个原来拜耳公司的高管——出口部经理恩斯特·默勒。“一战”期间，他一直低调处世，从不张扬，不像其他高级管理人员那样忘乎所以、趾高气扬，因而获得了大家的好感。也不知道通过什么途径，他将自己原先的职务原封不动地带到了施德龄产品公司。此时，他发现这是自己在新公司得以升迁的难得的好机会，而且还可以借此报答老雇主，取得三赢的好结果。因此，他极力怂恿韦斯，并自告奋勇，愿意当中间人，去德国寻求拜耳公司的支持，促成此次协议。

如果卡尔·杜伊斯贝格知道韦斯等人来德国见他的目的，一定会嘲笑施德龄产品公司的处境。不过，此时他正在关注其他事情。美国总统伍德罗·威尔逊 1918 年 1 月发表了“十四点原则”，这些原则涵盖了被征服的领土的回归、波兰等国家的独立地位、撤除贸易壁垒等内容，还提出了实现“公正的和平”的总体构想。这一并不严苛的总体构想，给了德国人希望，他们希望各协约国能恪守“十四点原则”，自己也能够拿回失去的部分资产。德国政府为了更有把握地拿回上千项握在协约国手里的专利权、产品、工厂和商标，委派了来自巴斯夫公司的卡尔·博施，代表刚成立不久的联合企业法本公司去参加巴黎和会。与这些利益有关的德国人士都焦急地等待着，看博施能带回来什么。杜伊斯贝格和拜耳公司其他的高层人员自然也一样，密切关注着和会的进展。1919 年 4 月，德国政府派出的代表团抵达凡尔赛，协商与签署正式结束第一次世界大战的和平条约。

整个德国都在关注着这次和会，然而没过多久，德国人的幻想就破灭了。德国代表团根本不像是以平等地位来参加和会的成员，而像是按命令前来签字接受条约的小兵。德国代表团刚到会场，就接到了和平条约的第一个草案——一份他们根本没有参与起草的文件。草案中只字未提德国被协约国拿走的资产，“公正的和平”更是连影子都看不到。威尔逊总统看来是受了流感这场大病的长期影响，虽然也劝说各协约国成员应当给德国留点自尊心，但他心有余而力不足。其他战胜国都一心想要叫这些手下败将吃尽苦头，不但要令他们赔偿自己的各种损失，还要使他们无法再威胁到自己。在这些战胜国中，法国是最积极的一个。

6月28日,《凡尔赛条约》的正式文件生成了。几个战败国垂头丧气地签了字，无可奈何地接受了现实。德国失去了约13%的国土，国外的殖民地更是全部都赔光了。陆军人数被裁减为10万，还不及原先的零头。连陆军和海军的大多数装备也被悉数夺走。战胜国在莱茵兰地区驻军，并将这里定为永久性的非军事区。法国还取得了工业发达的萨尔地区的控制权。而对德国打击最大的是有关赔款的规定。德国被要求赔偿的金额高得难以置信，超过了德国的支付能力。

《凡尔赛条约》成为拜耳公司和法本公司的大灾难。卡尔·博施回到德国后，垂头丧气地告诉大家，作为赔偿，德国必须立即交出自己50%的化学品、染料和药品现货。更为糟糕的是，在今后的5年里，协约国有权以远远低于市场价格的购价买下德国当年所生产的1/4的产品。而德国之前被拿走的商标和产品却无一归还，估计将来也不会归还。看来，在各个协约国成员那里，拜耳公司对阿司匹林的垄断地位是一去不复返了——除非有奇迹出现。卡尔·杜伊斯贝格就只能接受这个难以设想的结果了。

在这样的情况下下，恩斯特·默勒要想将自己的新老雇主拉到一起对话，非常困难。他给拜耳公司总部发去了若干封信件，但都只得到了“来函已收”这样的简短回复。因此，威廉·韦斯决定自己去一次欧洲。终于，皇天不负苦心人，在他的不懈努力下，事情总算有了转机。1919年9月，杜伊斯贝格和韦斯在德国巴登的一家小旅馆里见了面。

此次会面并不成功。杜伊斯贝格对施德龄产品公司十分不屑，他认为韦斯是靠要小聪明才弄到了本属于拜耳公司的产业。而且就在他们会面前的几星期，拜耳公司才刚刚将自己库存的一半药品和其他产品交给了协约国。面对如此惨重的损失，杜伊斯贝格想趁着这次机会从美国人那里尽量捞回来一点儿，至少也得将美国人经营的阿司匹林这一部分业务拿回来。然而，杜伊斯贝格的梦想注定要落空，对于这一点，韦斯绝不可能松口。韦斯深知自己得到的这一切是多么有价值，杜伊斯贝格想要他放弃，简直是白日做梦。他当然需要有人帮忙去经营伦斯勒的工厂，但绝不会以牺牲阿司匹林这一金矿作为代价。

这样一来，会谈并没有什么实质性的进展。不过，值得庆幸的是，这两个人都认为这次会谈只是个开端，双方还考虑了在南美洲合作的可能性，这也给双方将来在其他地方进一步建立关系创造了条件。但是，当双方各回各家的时候，这点儿可能性就烟消云散了。杜伊斯贝格回去之后就后悔了，他认为解决阿司匹林的归属权问题是双方达成协议的先决条件，如果韦斯不愿在这一点上让步，那就什么也别谈了。

过了几个月后，韦斯和默勒再一次来到欧洲，进行新一轮的尝试。这次，他们直接来到了勒沃库森拜访拜耳公司。虽然这一轮会见开端不错，但最后还是不了了之。在一次商谈中，施德龄产品公司自认为有权随意利用拜耳公司的好名声，使得杜伊斯贝格极其愤怒，当场向韦斯发了一通火。杜伊斯贝格事后说道：

> 条约怎么说是他们的事，但以当下的情况来看，施德龄产品公司的行为是完全违背道德标准的。除了美国，在世界上的任何地方，人们都承认德国拜耳公司才是真正的拜耳公司。施德龄产品公司不能利用拜耳公司的品牌来为自己谋求利益……这是我们的底线，无论施德龄产品公司花多少钱，我们都不能答应这一条件。

这些话定下了基调。横跨大西洋的讨价还价彻底成了拉锯战，长达 3 年之久。直到 1920 年 10 月 28 日，这两家企业才达成了一项协议，主要的内容只涉及阿司匹林在南美洲的销售。该协议规定：施德龄产品公司可以在南美洲独家使用拜耳公司的商标，为期 50 年，而销售纯利润的 75%归德国拜耳公司所有；由原来的温斯罗普化学公司划出一半并改名而成的美国纽约拜耳公司，如不经过德国拜耳公司的同意，不得以“拜耳”这一品牌在南美洲经销任何产品。

之后双方又陆续签订了其他一些协议。不过，随着会谈不断进行，韦斯的胃口变得越来越大，他想在美国经销拜耳公司除染料之外的所有产品。他极力推崇将拜耳公司的技术能力与施德龄产品公司的市场开拓能力结合在一起，也极力描绘这种结合所能带来的美好前程。然而，杜伊斯贝格却不为所动。他虽然仍在垂涎美国的阿司匹林市场，韦斯也答应分给他其他一些产品的利润，但如果因此要让拜耳公司其他产品的生产能力，让韦斯在美国的伦斯勒工厂一一实现，这让他无法接受。

就在深度合作看起来似乎永远也不可能达成的时候，两家公司却在 1923 年 4 月 9 日签订了协议，同意共同瓜分世界市场。

根据这一协议，施德龄产品公司下属的温斯罗普化学公司拥有在美国生产拜耳公司所有产品的权限，但不得在美国以外的地方生产。作为回报，拜耳公司将向对方提供所需的生产与管理方面的帮助，并因而获得一半的利润。施德龄产品公司下属的美国纽约拜耳公司则拥有这些产品在美国、英国、澳大利亚、加拿大和南非联邦的专属行销权。而且，它也可以继续在南美洲销售拜耳阿司匹林，所得的利润仍按原先的协议进行分成，德国拜耳公司拿走 75%的纯利润。在除此之外的其他地方，则都是德国拜耳公司的专属市场，美国纽约拜耳公司不得进入。

这一协议的具体内容十分复杂，但它的重要性不言而喻，它确立了两家公司在世界版图的划分情况。施德龄产品公司争取到了部分在世界最重要的市场上经营最优质的化工与医药产品的权利，这使得它当初花出去的 530 万美元极为划算。[1] 通过利润分成协议，德国拜耳公司也得以与施德龄产品公司

1　这一协议的唯一一个缺点就是必须对外严守秘密。韦斯知道，美国政府如果得知国内的企业与几年前还是敌国经济活动的中心成员建立合作关系，一定不会善罢甘休的。——作者原注

一起分享美国市场，同时也将其他强有力的竞争对手关在了门外。

其实，施德龄产品公司仍旧掌握着拜耳阿司匹林在美国的专营权，这一点在协议中没能达成，不过却是最为重要的。杜伊斯贝格所期盼的奇迹没有出现，他最后一次争取将阿司匹林从美国人手里拿回来的尝试也失败了。

但这并不意味着此事到此结束，这两家公司的关系远比协议中所描述的要复杂得多。不过，它们至少已经建立了一种短期的共事关系。

眼下，两家公司都面临着极为紧迫的事情。杜伊斯贝格和他的拜耳公司马上要陷入 1924—1925 年德国的经济衰退。“一战”后，德国建立了魏玛共和国，为了偿还巨额赔款，魏玛共和国努力想要刺激经济的发展，于是大量印发纸币，结果导致恶性通货膨胀。在这段为期极短但非常可怕的时期内，一卷筒装的阿司匹林药片就卖到了大约 10 万马克。在这种时刻，德国企业除了想尽一切办法生存下去，再也没有时间和精力想其他事情了。

施德龄产品公司面临的困难虽然不像德国那样性命攸关，但从长远来看也同样重要。韦斯决定要为施德龄产品公司拿到拜耳阿司匹林的商标。他深信，一旦施德龄公司成功拿到拜耳阿司匹林的商标，公司未来的发展必将是一片坦途。然而，就在韦斯准备实现自己的理想时，市场上却出现了新的竞争对手，施德龄产品公司已经不再是美国唯一一个将自己的产品叫作阿司匹林的企业。由于这个原因，针对这一产品的竞争更加激烈。

原来，早在 1918 年年初，德国拜耳公司在自己的美国资产尚未被敌国侨民资产监管署褫夺前，便做了几项安排。其中一项就是对联合医药公司提起诉讼，控告其对“阿司匹林”这一商标有侵权行为。联合医药公司是波士顿的一家批发商，它是德国拜耳公司的老客户，长期从德国拜耳公司购买阿司匹林药粉，然后压制成药片。它在出售这些药品时，对外都会做出“阿司匹林，五格令片，联药公司”的说明。到 1915 年，拜耳公司为使公众更多地了解此药的生产者，开始自己压制印有“拜耳十字”的药片。之后，联合医药公司便不再承制阿司匹林药片。不过，当 1917 年拜耳公司在美国的专利权到期后，美国又有几家公司抓住了这次机会，从本国的孟山都农业化学公司等新近开始制造乙酰水杨酸的厂家购买粉末产品，压成药片出售。联合医药公司就是其中的一家，而且还重新使出了当年的手段。拜耳公司将这种行为视为对自己知识产权的侵犯，并将这些公司告上了法庭。但由于“一战”爆发，此诉讼没能得到审理。后来，拜耳公司在美国的资产又被拍卖给了施德龄产品公司。施德龄产品公司也再一次将联合医药公司告上法庭，要求重新得到阿司匹林在美国的商标权。

1920 年 5 月 17 日，法庭开始审理此案，主审法官是勒尼德·汉德。这位法官面临的难题，是应该如何认定“阿司匹林”的属性——阿司匹林这个名称究竟是乙酰水杨酸的一个通用叫法，还是某种乙酰水杨酸的商标？如果是前者，那么在美国，任何人都有权将乙酰水杨酸称为阿司匹林；如果是后者，那么全美国就只有施德龄产品公司有权用这个名称进行产品营销，其他厂商都不能将自己的乙酰水杨酸制品称作“阿司匹林”。

法庭对此案审理了 6 天。主审法官勒尼德·汉德在听取了两份冗长的陈述后，做出了折中的判决：在向药剂师和批发商供货时，只有施德龄产品公司有权将自己制备的乙酰水杨酸叫作“阿司匹林”。但对于大众而言，“阿司匹林”已成为日常用语，他们认准的不是“拜耳阿司匹林”的品牌，而是阿司匹林就是乙酰水杨酸的通用叫法，这使得他们会向任何将乙酰水杨酸称为“阿司匹林”的商家购买产品。因此，对于大众而言，阿司匹林就是乙酰水杨酸。于是，同 1905 年拜耳公司在英国有关专利权的诉讼一样，这次诉讼的结果也以原告败诉告终。这一判决，同样意义深远，影响重大。然而，在药剂师、批发商这个团体和公众这个团体之间，真正重要的是公众。汉德法官的判决一出，便剥夺了施德龄产品公司最重要的一项优势，它的产品不再是美国唯一能叫作“阿司匹林”的药品了。机关算尽，到头来却是白费力气，拜耳阿司匹林成了一大堆阿司匹林中平淡无奇的一种，充其量也只是名气最大的一种，它不再是市场上唯一叫作阿司匹林的产品了。对于一心想要独占“阿司匹林”这一商标名称的韦斯而言，这个判决无疑是一个沉重的打击。也正因为如此，他才不断地与拜耳公司洽谈，希望能获得拜耳公司在世界其他地方的市场份额来弥补自己的损失。在全世界范围内，施德龄产品公司和拜耳公司之间一直官司不断。比如，在加拿大，施德龄产品公司是获胜的一方，因此享有将它生产的乙酰水杨酸称为拜耳阿司匹林的独有权。[1] 而在墨西哥，这个问题却一直没有解决，这两家公司之间也总是争战不断。

不过，令韦斯始料不及的是，施德龄产品公司与联合医药公司之间那场官司的最终判决，竟使美国国内掀起了一场疯狂的竞销大战。在不到 10 年的时间内，美国大大小小的药店里陆续出现了上百种不同品牌的阿司匹林，造成了现代史上空前激烈的商业大战。由于这些药品所含的有效成分是一样的，要从化学的角度上制造优势已经不可能了。于是，竞争者们开始另辟蹊径，想其他的招数，好让顾客相信自家的药片才是最好的。这些厂商给自己的产品弄出了各种吸引眼球的新性能、新品质。然而，说得再天花乱坠，也得要有人相信才行。明眼人自然能够发现，要让公众相信自己的产品是最好的，做广告无疑是最为有效的途径。不过，要设计出独具匠心的广告文字和图片，也并不是一件容易的事情。但在众多阿司匹林新产品的制造厂家中，还真有不少厂家做到了这一点。

不幸的是，英雄生不逢时，所有这些出色的公司都遇到了一个最为出色的对手，与他们唱对台戏。

在群雄并起的混乱时期，划时代的营销天才赫尔曼·戴维斯却迎来了大显身手的良机。他经营的服装厂倒闭了，为了逃债离开新西兰去了澳大利亚，

---

1 直到今天，加拿大仍然只允许拜耳阿司匹林以“阿司匹林”这一名称行销，其他所有同类产品都不能以此名称销售。第一次世界大战期间及结束后，每个国家制定的商标法和贸易法都不相同，形成了十分复杂的体系，其中一些一直沿用至今。加拿大的情况也是如此。在德国和另外 70 个国家，拜耳公司仍然拥有阿司匹林的商标权。而在美国、英国及其他国家，阿司匹林被认为是同乙酰水杨酸一样的正规名称，因此任何人都有权使用。不过，随着时间的流逝，不管在什么地方，大众都能掌握所购买的含有阿司匹林成分的药品的商标名称，因此，在这两者之间选择一种会变得越来越不重要。不过，拜耳公司仍然坚持在所有文献中提及阿司匹林的地方，都要在这个名称后面加一个注册商标的符号 ®。——作者原注

当他到那儿后，他的处境开始变得好起来了。他第一次找到了与自己性格相符的工作，以直率又有些异想天开的方式做营销。现在，赫尔曼·戴维斯手里有一种非常好的产品，他的雇主又下了很大的决心要进行大力促销。

在澳大利亚，尼古拉斯兄弟在战争造成的困难时期将自己生产的阿司匹林——阿斯普洛成功地推上国内的医药市场，在还清了债务之后还有剩余，但是，兄弟俩的预期目标并没有实现。就在这个时候，赫尔曼·戴维斯突然走进了他们的生活，并用自己的热情感染了他们，于是他俩同意让他放手一搏，采取新的促销方案，大干一场。戴维斯不负尼古拉斯兄弟的期待，果然想出一个妙招——让公司免费送出价值 2000 澳镑的阿斯普洛。听了这个计划，兄弟俩又犹豫了。公司虽有盈余，但是经济状况并不好，2000 澳镑可不是个小数目啊。不过，最终他们还是决定让戴维斯试一试。

戴维斯选定了在昆士兰州来实施他的营销大计，他将阿斯普洛分装成价值 3 便士的小包，免费赠送给公众。与此同时，他倾尽公司财力在这个州大做广告。戴维斯在广告中以自己特有的夸张文风对阿斯普洛进行了各种推销——

药店今天送出 2000 澳镑的阿斯普洛。

《圣经》中说："将你的粮食撒在水面上吧，因为日久必能有所得。"

这句话已经说了 1000 多年了。

今天我们来重新解读这句名言："让产品的生产者自己先出钱给公众尝试，如果是好产品，时间久了公众自然会接受。"公众都接受了，还怕卖不出去吗？

免费发放大量产品以增加市场影响力，这种做法也许并不是他们首创的，但是在正规的医药领域这肯定是第一次。这一营销战略产生了良好的效果。正如戴维斯所保证的那样，昆士兰州的公众在试用过免费的阿斯普洛并发现它真的有效后，便纷纷去药店购买，结果这种药在昆士兰州的销量狂增猛涨。

拿下昆士兰州之后，公司旋即攻下了维多利亚州的市场。然后，他们再接再厉，去了新南威尔士州和北方领土地区。所到之处，皆是采用免费赠送药品，辅以大做广告的方法，随着这个营销战略攻下越来越多的地区，阿斯普洛的销量一路飙升。

当然，阿斯普洛的销量能取得如此重大的突破，赫尔曼·戴维斯功不可没。凡是优秀的推销大师，都能迅速地进入角色，百分之百地喜欢上自己推销的产品，并全心全意地相信这种产品确实有自己的优点。戴维斯就是有这样的天赋。在他眼中，阿斯普洛是绝世无双的灵丹妙药，它有强大的药效，而且也很安全。戴维斯把与世人分享这一秘密看作是他的职责。他用极为通俗而又夸张的语言向人们推销这种药品，使人们对这种药品津津乐道，并愿意前去购买。

比如，他的一则广告是这样开头的：

隔三岔五吃片药
英雄豪杰免不掉
……

这则广告文字的旁边还印着当时的英国首相大卫·劳合·乔治的照片——事实上，这位刚当上英国首相不久的“英雄豪杰”恐怕连阿斯普洛是补药还是泻药都不一定清楚。

他在另一则广告中又写道：

让我们向伟大的总统林肯致敬，他又发现了一个真理！这个坚信真理的人只消一眼就能看出阿斯普洛是个奇妙的发现。

读完这两条广告，我们不难发现，戴维斯在广告中特别喜欢用名人来现身说法，用名人效应来为产品做担保。

除了利用名人效应外，他的一些广告还会以短剧的体裁出现。在这些短剧里，他说有个侦探服用了阿斯普洛后，在关键时刻头脑清醒，抓住了歹徒；或者说一位护士 15 年来一直这里不舒服、那里不得劲，可是吃了阿斯普洛之后就变得浑身舒畅……在每一则广告后面，都附着一份能说明阿斯普洛确实有疗效的名单。此名单之长，病种之多，即便是当年那位有“粉红色百合花”之称的秘药专家莉迪娅·平卡姆见了也会眼热。阿斯普洛对治疗伤风感冒、头疼、风湿等病症确有疗效，然而，它对胃酸、胃痛、焦虑症、坐骨神经痛、痛风、失眠、各种妇科病痛、神经性休克、狂躁等病症有疗效的说法却并没有得到证实。不过，只要戴维斯自己相信它有效，就足以让他大干特干一场了。[1]1919 年大流感入侵澳大利亚时，澳大利亚政府将阿斯普洛列入必需品清单。这一事实自然令戴维斯欢欣鼓舞，从此以后，他在每则广告上都添了一项必备的内容，那就是联邦议会建筑大厦的图标，并附上文字：

前所未有之事，一位有着很强责任心的部长将阿斯普洛列入了必需物资的清单，这在其他任何国家都未发生过。这一行动胜过了千言万语，说明了阿斯普洛确实对我们非常重要……

当然，这种药物肯定不是独一无二的，至少市场上还有其他品牌的阿司匹林。不过，戴维斯凭借着自己的本领，使阿斯普洛更加广为人知，这比其他所有竞争对手都略胜一筹。但以今天的标准来衡量的话，他编写的广告无疑都十分粗陋，不过倒都能够被当时的人接受。当年的澳大利亚，并不像现在这样对药品广告的内容和形式有很大的限制，虽然有一些医生和药剂师对此不满，不过也阻挡不了阿斯普洛广告的力量。当然，真正重要的一点是，阿斯普洛确实有效——它不是那些“秘方药”，而是真的能够止痛退烧，可以

1　现在看来，阿司匹林对这份清单上所列的大多数病症是有预防和治疗效果的，因此也可以认为戴维斯并不是胡说八道，但是还是有点夸大其词。这一点读者要谨记。——作者原注

让病人感觉好些，只是不像戴维斯在广告上吹嘘的那么神奇罢了。

若不是戴维斯，尼古拉斯兄弟俩是绝对不会这样做的。如今，面对这些言过其实的广告词，他们也只好用药品确实有效来自我安慰了。不过，经营状况倒确实有所改善，销售阿斯普洛所取得的利润在不断增加。没过多久，他们公司就有了足够的财力，将总部搬离了原来的商业街铺面，搬到了墨尔本一个较大的地方，公司也改了名字，改成了尼古拉斯专卖药有限公司，原来那些东拼西凑的生产设备也都弃之不用了，换成了更好的设备。不久之后，看到公司已在澳大利亚站稳了脚跟，稳固了自己的领先地位，尼古拉斯兄弟俩又有了更大的野心，决定将生意做到国外去。他们先是在新西兰的首都惠灵顿建立起了新工厂。由于经营得当，于是决定进一步扩展。这一次，他们的目标是欧洲和美国，准备与那些制药大王一争高下。

第一次世界大战后，英国阿司匹林的生产状况发生了彻底的改变。当年，英国的阿司匹林几乎完全依赖进口，而且基本上都是从德国买来的。自从英国政府不准拜耳公司垄断阿司匹林这个商标名称后，英国的化学界和制药界便纷纷行动起来，自行研制阿司匹林。有几家经过一番波折后，真的成功地将自己的阿司匹林送入了市场。战前，英国生产乙酰水杨酸的厂家屈指可数，只有宝威公司等少数几家，现在却有了能够生产阿司匹林的新企业，比如，兰开夏郡的科尔富特有限公司就靠着“赛阿斯普林”的牌子在军队里闯出了一条路，莱斯特拉夫伯勒市也有一家叫简那陀生的公司生产“金阿斯普林”，还有诺丁汉郡诺丁汉市的博姿药业公司也生产出了自己品牌的阿司匹林，并在全国范围内都有自己的连锁药房。除了这 3 家公司生产的阿司匹林，还有其他若干种阿司匹林也陆续出现在市场上，如安匹林、优泰散、莱头定等。其他工业化国家的形势也都大体相同。大流感使得大众对各种品牌的阿司匹林的需求增加。到了 1920 年，阿司匹林已经成为英国销量最大的止痛剂。

然而，这些新品牌没有谁能够独树一帜。“一战”结束后，拜耳公司重新进入英国市场时，整个形势变得混乱不堪。1919 年，施德龄产品公司和拜耳公司还是死对头，两家公司还未曾联合起来，施德龄产品公司向英国商业部买下拜耳公司被褫夺的“拜耳十字”标记和它在英国的资产，并声称自己在英国有权独享拜耳阿司匹林的商标。然而，卡尔·杜伊斯贝格并不承认它的地位，而是授权同意其他英国进口商家以同样的商标销售拜耳公司生产的阿司匹林。这样一来，一连两年，两家公司都在英国销售自己的产品，产品的名称都叫阿司匹林，药片上也都有“拜耳十字”的标记。直到 1923 年，韦斯和杜伊斯贝格合作，同意使用不同的商标和产品标记，这个问题才得以解决。不过，这时药品批发商却迷糊了，不知道到底该向谁订货，结果是德国人没能恢复战前的垄断地位，美国人也没能取而代之。而事实上，英国人虽然开始喜爱阿司匹林，但是大多数人是碰到哪一种就买哪一种。因此，不管是英国人自己生产的还是从外国进口的，只要哪家公司能抢在所有人前面，通过完整的销售系统和促销手段，建立自己的独特地位，就是市场上的赢家。尼古拉斯兄弟俩正是看到了这一点，才决定进军英国。

然而，他们在英国首战告败，差点将老本赔光。1924 年，时值英国的伦敦温布利区举行“大英帝国博览会”，正是实行试销的好时机。于是，尼古拉斯兄弟俩派了公司的财务长乔治·加西亚去英国四处探访，寻找适合展开促销活动的地区，并具体监督博览会期间阿斯普洛的试销事宜。加西亚在英国逛了几星期后，给公司拍去电报说，阿斯普洛在英国销售大有前景，因此根本没有必要去啃美国那块硬骨头，而应该将全部精力放在英国。就这样，一边，公司在墨尔本着手安排如何将首批巨量的阿斯普洛海运过来；另一边，加西亚也在英国找到了一家广告商，并根据市场分析，准备向兰开夏郡和约克郡这两处市场不饱和的地区展开攻势。

试行了几个月后，公司才发现在英国的这着棋下错了。英国的贸易法规比澳大利亚要严格得多，公司也认为英国民众的性格比较含蓄，因此在销售阿斯普洛时认真考虑了这一点，采取的是比较低调的方式。在促销的时候，也采用了免费赠送小包装样品的做法。不过，赫尔曼·戴维斯不能亲自去英国，有关宣传的事宜只能全权交给伦敦的一家广告公司代理了，结果广告做得不够充分，这令他十分失望。更为糟糕的是，他们选错了时机。1924 年，英国正处于严重的经济危机之中，失业率很高，人们的手头也很紧。大众只是从报纸上把广告中的赠券剪下来，领走免费的阿斯普洛，但并没有自掏腰包再来购买。所以，哪怕公司一再重复这种促销方式，结果都同样悲惨。到头来，花费与销售收入之比竟达到了 7:1。

看到伦敦传来的报告，阿尔弗雷德·尼古拉斯感到十分不安，于是决定自己去那里一探究竟。目之所触的情况却更令人心惊，他们在英国花出去的 20 万英镑全打了水漂，没带来半点效益。如果不赶快补救，公司会赔个精光。看起来出路似乎只有一条，就是退出英国市场。

但是，要阿尔弗雷德就此罢休的话，他也实在不甘心。他向在墨尔本的弟弟发去电报，征求意见。弟弟告诉他，赫尔曼·戴维斯已经前往英国了，不如再试最后一次，但实验地区要小，也要竭尽全力。

对不肯认输的戴维斯来说，这是他即将面临的最大挑战。他认为，前面的失败，是因为公司没有足够努力，没能面面俱到地讲清这种药的好处，只要不断地向英国民众说明这种药的功效，他们自然会信服。伦敦广告公司的那些过于“温顺”的小子，你们还是靠边站，看看大师是如何大显神通的吧。他到了英国，听说阿尔弗雷德已经选中了约克郡的赫尔市作为销售对象，于是便要来了一台打字机，卷起袖子，拟起广告文案来。

戴维斯写的这些广告都十分精彩，堪称推销艺术的杰作。他采用的方法简单粗暴——直接搬来当代大政治家的图片，再配上相应的广告文字。当然，文字也需要仔细斟酌，既得与他搬来的政治家有所关联，又得符合各阶层的口味。因此，詹姆斯·拉姆齐·麦克唐纳、斯坦利·鲍德温、奥斯丁·张伯伦、大卫·劳合·乔治等著名的英国政治家，都在不知情的情况下成了他的广告代言人，提高了阿斯普洛的可信度。[1]不仅如此，哪怕是贵为一国君王，

1　当然，被他拉来的这些名人中，也有人与登广告的报刊交涉，说他们侵犯自己的姓名和肖像权，不过为时已晚。对此，戴维斯会做出保证，有时也会兑现，在下一次广告中加一两句道歉的话，不过此时的广告已经换用别的“代言人”了。他手里的“代言人”多得是，从来不愁找不到人。——作者原注

也同样成了阿斯普洛的代言人，在广告中对此药称赞有加。而事实上，这位君王虽然确实说过称赞的话，但与这种药片毫不相干。然而，只借助名人效应来做宣传并不能使戴维斯感到满足，他还从所有可能的角度来寻求广告灵感——

科学家告诉我们，一项重大的发明即将问世，原子能的利用已经不再只存在于人们的想象中了！他们说，只需一个小拇指大的物质，充分控制和利用其中的原子能，就可以让全英国的火车行驶好几分钟。这是何等巨大的一个进步啊！无独有偶，医药领域也有了同等重大的发现——阿斯普洛。

最为特别的是戴维斯还善于在普通百姓身上做文章。他在报纸上大量刊登故事，多是关于这些人在特殊情况下得到阿斯普洛大力帮助的事情。其中有一则故事，读者谈论起来最为兴趣盎然。这则故事的标题是《阿斯普洛——海底的来信》。一如上面所说的戴维斯惯用的方法，这个广告中也配有相关的照片——一张上浮的潜水艇的图片和一张身着英国海军军装的水手的全身照。根据广告所言，这名水手叫杰文斯，是个二等水兵。广告还说：

敬启者：

我的潜水艇水兵生涯已长达7年之久，不得不说，得有十分坚强的意志，才能在这种环境中长时间从事这份工作。你可能难以想象，我的这封信就是在潜水艇上写的，而此时，这艘潜水艇正停在英吉利海峡底部。

哪怕在这种情况下，我们也得时刻保持警惕。有时候，潜水艇里十分闷塞，令人几欲作呕。在这样的地方待上几小时，时常让人感到头痛欲裂。我已经吃过很多种药物，也尝试过许多名牌药，结果发现，只有这家公司生产的阿斯普洛吃完后马上就能看到效果，且一直有效。现在，因为其功效，艇上的所有官兵都服用此药了。

我的这些话发自肺腑，完全出于自愿，你们大可不必猜疑我的用意，尽可自由引用。

德文军港皇家71号潜艇

最后这一段文字当然是真实的，德国确实有这么一艘潜艇。写出这个证明信的人也的确是自愿的，但不是这位水手——根本就没有所谓的“二等兵杰文斯”，他只不过是赫尔曼·戴维斯杜撰出来的一个“证人”，用以帮助他促销的而已。

他的广告多数刊登在赫尔市当地的报纸《赫尔每日邮报》上。这份报纸因推介各种不实的产品而为当地人所熟知，像什么“军人俱乐部”牌香烟啦、“神童”牌婴儿食品啦、“如松”牌胸褡啦、“卡塞尔博士”牌舒肝丸啦，数不胜数。但这对阿斯普洛并没有什么妨碍，因为与其他产品的广告不同，阿斯普洛的广告大有看头。随着时间的推移，赫尔曼·戴维斯的广告越来越花哨、越来越热闹，越来越多“感激不已的病人”自发写了各式各样的证明信，而且每一封都言之凿凿，让人无法怀疑。再说，这些广告又都做得很大，至少占了整个版面的一半，这样的内容是不可能不会引起注意的，因此取得了惊人的成就。

“该怎样感谢你们啊，有这样神奇的功效，它简直就是上天降下来的甘霖，施与世间那些受病痛折磨的病人。”一个“受惠者”这样告诉人们。他说自己曾患有严重的头痛，但在吃了几片阿斯普洛后，烦扰了他10年的病痛竟一扫而光，不见踪影。另一名“志愿者”也说：“说什么都难以表达我对阿斯普洛的感情，只能用行动来说明我对它的信赖——现在，我去哪儿都要带着这个药。”这封信上面的大标题是《世界纪录！4年之内从1200万片增至2.4亿片！》。

1926年年末至来年年初，新一轮的流感又在英国爆发了，戴维斯更是凭借着这股风，让阿斯普洛的销量几乎是扶摇直上。虽然这一轮流感远没有第一次世界大战结束后的那一轮凶险，人们面对死亡的威胁也要轻得多，但是，所谓“一朝被蛇咬，十年怕井绳”，人们仍然沉浸在对上一次流感的恐惧当中。戴维斯便利用这一心理大做文章。他向读者保证说："大量的证据表明，阿斯普洛是流感的强敌。只需一夜，流感便会战败而乖乖撤退。"在另一则广告中，他再次介绍了阿斯普洛的神奇效果。这次编的故事是：在一家企业中，所有员工都感染上了流感，因而无法工作，最后还是吃了阿斯普洛才全部康复。

连续几星期，戴维斯就一直用这样的信息对赫尔市的居民进行狂轰滥炸，最后自然也就杀出了一条血路。阿斯普洛的市场前景大好，销量一路上涨。接下来，他们又把目光投向了该市附近的利兹市，下一步就轮到整个约克郡了。到了年底时，全英国都处在阿斯普洛的促销大潮之中。如此，尼古拉斯专卖药有限公司的成果颇丰，不仅在英国开设了分理处，还在离伦敦很近的斯劳建立了新厂。没过多久，阿斯普洛就变成了英国最畅销的药品。

这一次的孤注一掷居然扭转了局面，阿尔弗雷德意外地成了赢家！可以说，戴维斯让英国变成了爱好服药的国家，拜耳公司自然也为此头疼不已。对于这样的结果，阿尔弗雷德自然很是满意，和同样春风得意的赫尔曼·戴维斯一起返回澳大利亚。回来后不久，他们又开始考虑下一轮的行动，准备继续前进，将阿斯普洛推向整个欧洲和东南亚。不过，这样巨大的成功，自然引起了一些人的注意，英国的对手们在知道此事后也纷纷效仿，同样大力推广自己的产品。特别是简那陀生公司，它打出了"金阿斯普林"的牌子，在大众化报纸《每日简讯报》上大做广告，宣传方法也十分大胆，为《每日简讯报》增色不少。不过，即便如此，这些产品的销量短时间内也赶不上阿斯普洛。但若将这些药商的所有努力加在一起，也不可小觑，不到 5 年，阿司匹林在英国的销售量便翻了一番，这与这些药商的努力经营分不开。

不过，并不是所有市场的形势都会有所改变。作为当时最大的阿司匹林市场——美国就没有发生变化。尼古拉斯专卖药有限公司在其他地方都大获成功，但在美国却一反常态，虽然进出了好几次，但都只是蜻蜓点水，没有取得什么实质性的进展。这个国家实在是太大了，敌手也特别多。更为要命的是，施德龄产品公司的大本营就在美国，再说，天底下又不是只有赫尔曼·戴维斯能想出新点子，威廉·韦斯同样也可以做到。

将拜耳公司原来在美国享有的多项权益拿到手之后，施德龄产品公司的创建者们向拜耳公司保证过，会花大力气做好阿司匹林的广告宣传工作。不过在最初那几年里，大战才刚刚结束，它觉得并没有这么做的必要。当然，它也刊登了一定数量的广告，但与尼古拉斯专卖药有限公司做的广告比起来可就差多了——它在英国促销阿斯普洛时简直就是在烧钱。而且，施德龄产品公司做的广告，多数也只是刊登些拜耳阿司匹林药瓶的简单图片，再就是列出这种药主要医治的病症：感冒、头疼、风湿、牙痛、腰疼和神经痛。而这些与其他厂商相比，并无什么出彩之处——每一个阿司匹林的生产厂商每天都会在药片包装上附带说明这些内容。[1]

与阿司匹林的老主人拜耳公司一样，施德龄产品公司之所以也采用这种低调的手法，是因为：其一，他们自然是不愿意进一步得罪本国的医药界，这种想法已扎根于他们的头脑中；其二，在这个国家中，有关阿司匹林的竞争并不是单一的，而是从各方面全面展开的。当年，在法庭对拜耳公司状告联合医药公司有侵权行为这一案件做出判决后，美国市场上的阿司匹林如雨后春笋般一下子冒出来好多，令消费者不知该如何选择。当各种新品牌互相抢夺地盘时，拜耳阿司匹林已独占了市场好几年，有老本可以吃，因此哪怕价格最昂贵，也仍然有不少老主顾愿意买它。鉴于此，它站稳市场，屹立不倒，长期在市场中独占鳌头。

不过，没有什么局面是永远一成不变的。这些后起之秀也渐渐追了上来，成为施德龄产品公司的劲敌。在化学构成上，大家的阿司匹林是相同的，药效上也不分伯仲。要想战胜拜耳阿司匹林，就得另辟蹊径，让自己的产品形象与众不同，独一无二。于是，这些厂商想出了各种更富想象力的促销策略和更吸引眼球的广告。例如，以“不反胃”作为卖点的“伯腾”牌阿司匹林，

1 不过，施德龄产品公司仍然为了争夺国际市场而不惜花很多钱做广告，在南美洲尤其如此。——作者原注

自诩“卓尔不群”的“摩雷”牌阿司匹林。更有甚者，像“阿司匹林钙片”和“咖啡因阿司匹林”，说它们因添加了不同的成分而药效更佳，但据我们所知，实则加与不加并没有什么区别。

还有一些阿司匹林以易溶作为卖点——这自然只是为了吸引眼球而已，在那个时候，阿司匹林并不可溶。不过，这倒给出了新的想法——何不制造出真正可溶的阿司匹林？例如粉末状的阿司匹林，可以加水服用，就像碳酸饮料一般。后来，印第安纳州的一家名叫麦乐思实验室的企业首先推出了这种产品。据该公司所言，这一理念来自公司总裁安德鲁·比尔兹利。1927 年流感期间，安德鲁·比尔兹利访问了当地一家企业，得知这里的员工每天都会喝一杯加有阿司匹林的苏打水，结果没有人患流感。比尔兹利听后受到了启发，要求公司的首席化学家制造这样的药品。就是在这种情况下，造就了后来举世闻名的品牌——泡腾速效镇痛剂。

面对各种新品牌层出不穷的促销方式，施德龄产品公司终于坐不住了，不得不积极地采取更有新意的广告方式，它的新意就在于使用两种新的广告媒体。第一种是路旁广告牌。20 世纪 20 年代至 30 年代，美国人犯上了车瘾，越来越喜欢开着车在公路上四处晃荡。于是，美国的汽车数量急剧增长，道路建设也不断提升，日趋完善。广告商们很快就发现，在路旁的广告牌上放上夸张的短广告，可以吸引开车的人的眼球。很快，美国所有主要公路的两侧，大大小小的广告牌纷纷林立起来，这些广告牌中，自然少不了拜耳阿司匹林的身影，施德龄在这里也做了大量的广告。

上述第一种方法已经行之有效了，第二种方法——在无线电中插播广告更是效果惊人。或许你会惊讶于这一结果，那是因为你生活在今天，对电台中的广告早已习以为常，但若是身处 20 世纪 20 年代，便会对此种广告形式感到震惊。不少广播电台的主人看到，报纸已经通过做广告盈利颇丰，自己为何不做一些广告？于是将广播时间分段出售，对象自然是化妆品、汽车、啤酒等大宗商品的制造者，然后又让他们做节目的赞助商，自然财源广进。广播广告的成功并不意外，因为与报纸广告相比，它的操作更为方便，成本也更低，价格自然便宜得多。既然有更为便宜的宣传方法，那些制造商何乐而不为？何况，其中不少广告是其他广告方式渗透不到的。

对于“秘方药”的行家里手韦斯而言，这种能够吸引大众注意力的宣传方式自然逃不过他的法眼。因此，他不断地赞助新广播节目、体育转播和音乐节目，或是更直接地插播广告，介绍阿司匹林的各种功效，说它不会影响人的心脏，又危言耸听地吓唬大众说服用非拜耳阿司匹林的“假货”会带来各种危险……举不胜举。为此，他不遗余力，投入大量金钱，单是在 20 世纪 30 年代初，施德龄产品公司在这上面就花费了 50 万美元。如此一来，一时之间，“此节目是由拜耳阿司匹林赞助播出的，拜耳阿司匹林才是真正的阿司匹林”这句话传遍大街小巷，众人耳熟能详。

对手们也有样学样，各种虚假广告充斥着人们的耳朵。甚至有些生产厂商为了自己的广告能夺人耳目，显得与众不同，不惜违背美国联邦商务委员会的要求，诡称自己的阿司匹林具有特殊的成分。此等虚假的广告自然没能逃脱官方的视线，但这些厂商也只受到了很轻微的处罚。然而，第一次世界大战之前，美国在食品和药品上的立法并不完善，各种争论不断，公说公有理，婆说婆有理，没有专门的机构可以管理此事。美国的联邦商务委员会只能处理那些不利于合理竞争的广告侵权行为，但药效如何，它却无权过问；而食品药品监督管理局就只能监管药品的质量，检测它的成分是否正确，纯度是否合格，但有关药品广告的事，它却管不着。再加上阿司匹林现在已经不再是处方药了，因此，就连医学和药学机构也无权干涉。这种多头管理的方式，使得那些阿司匹林的制造厂商即使因为发布虚假广告被抓住，也只是受到很轻的处罚。所以，尽管后来修改了立法，纠正了这种漏洞，此时却也给了制造厂商们可乘之机。

也正因为如此，广告战变得越来越激烈，上百万美元被消耗在这场广告战上。但大多数只是做了些表面功夫——广告上已经花费了大量的金钱，他们不愿意再在药品上花费金钱了，只要广告做到位，即使是完全相同的产品，他们也能说成不同的。因此，不同的牌子此消彼长，扛不住竞争的小品牌就消失了，新的牌子也不时冒出来，填补市场空缺。但对于拜耳阿司匹林这样的名牌公司来说，这场竞争战还不能撼动他们，他们甚至还抓住了机会，得到了进一步的发展。在这些公司中，自然会有得有失，而阿司匹林的总销量却一路上升。在这一点上，广告可以说是功不可没。英国的幽默作家杰尔姆·克拉普卡·杰尔姆就曾说起过："说来实在令人灰心丧气，现在无论我看到哪一种'秘方药'的广告，都感觉上面所描述的症状说的正是自己，而且还是最严重的那种。"不少人也一样，都是在听了或看了这些广告后，怀疑自己有病或是需要预防疾病，就去药店里买来阿司匹林服用。于是，这种白色的小药片逐渐出现在千家万户的药箱、抽屉和钱包中，成了不必需的"必备品"。

这些事实足以表明，阿司匹林已经成为一个时代符号、一种文化形象。在人们心中，阿司匹林具有鲜明的现代色彩，不只是一个简单的药品，更是一个奇迹，一个科学家创造出来的仅需一点小钱就能得到的奇迹。西班牙作家何塞·奥特伽·伊·加塞特还将这个时代称为"阿司匹林时代"。1930 年，他还曾乐观地表示过：

今天普通民众的生活已经相当轻松、舒适和安逸了。虽然与周围的其他人比起来，他们没有那么富裕，但那又有什么关系。他们所处的时代给他们提供了安身立命所需要的各种条件，像公路、铁路、旅馆、电报、医疗服务，以及阿司匹林，这些在古代，就是君王也享受不到。

喜欢并夸耀过阿司匹林的，远不止这一个作家。弗朗茨·卡夫卡也曾极力向他的女友推荐过阿司匹林。恩里科·卡鲁索对阿司匹林的喜爱更是尽人皆知——他每一次上台唱歌前都要带几片阿司匹林。乔治·奥威尔也在他的《威根码头记行》中，根据自己的认知和理解，就英国劳工阶层对喝茶和吃阿司匹林的喜爱超过了面包这一现象做出了解释，让我们知道对那群收入不高的人而言，为何那些小奢侈的魅力会如此之大，以至于对它们的喜爱甚至超过了生活必需品。除此之外，格雷厄姆·格林的《斯坦布尔列车》、埃德加·华莱士的《门上安着七道锁》中也都提到了阿司匹林。不久前，西比尔先生有幸服用了一片赫赫有名的阿司匹林，为此，华莱士便大言不惭地赞叹道："声如洪钟的轰鸣已经消失不见了，现在西比尔的耳中留下的是绵言细语。"

不过，随着名气变大，问题也开始出现。因为阿司匹林的热卖，它的生产商和销售商日进斗金，其他人看见了不免眼红。早在第一次世界大战之前，拜耳公司就致力于打击假药，然而，在丰厚的利润的驱使下，这些假药一直生生不息，如今再度出现，对阿司匹林的市场和声誉造成威胁。市场上出现的阿司匹林并不都是安全的，其间还混合着上百种产自黑作坊的阿司匹林。这些阿司匹林，合法的生产许可证都没有，生产环境也脏乱不堪，更遑论质量达不达标了。

为了解决造假的问题，拜耳公司花了大力气，在德国全国范围内登报说，对以假充真的药剂师绝不姑息，一旦发现，一定会将其告上法庭。在挪威，情况也没好到哪里去，假阿司匹林在市场上一度泛滥成灾，以至于该国的制药学会不得不站出来呼吁，提出对那些制售假药的人应判处无期徒刑。

然而重利之下必有勇夫，仍有犯罪分子并没有因为这些重刑就望而却步。"阿司匹林帮"就是这样的一个团伙。1927 年年初，这个团伙用了更为直截了当的方法来开展他们的阿司匹林销售业务——偷。他们闯入施德龄产品公司位于纽约市哈德逊大街的库房，偷走了上百万片阿司匹林，这些药片价值 9.2 万美元。后来这伙人在一次银行抢劫案中落网。那次他们抢劫的是新泽西州霍博肯市的一家银行，在抢劫的过程中，他们与当地警方交上了火，头领莫·斯特拉特摩被击毙，他的手下尤金·斯坦纳也遭逮捕。在审问时，斯坦纳交代了他们偷盗阿司匹林的事实，警察根据他所说的内容，找到了藏于纽约布鲁克林区一间车库中的阿司匹林，施德龄产品公司的阿司匹林偷窃案才得以破解。即其他的被告将法律视为儿戏，竟然拿出了 1 万美元来贿赂陪审团，甚至还将斯坦纳的妻儿控制起来作为人质，希望以此来阻止斯坦纳上庭做证。好在天网恢恢，疏而不漏，1928 年 1 月，警方查出了人质的下落，并将他们解救出来了，案件因此才得以继续进行。这帮人终于被定了罪，只不过结果不是那么尽如人意，罪名从盗窃降为窝赃。

越来越多的人服用阿司匹林，它的副作用也开始浮出水面。在那个时候，医学界对它的研究并不深入，不清楚这种白色药片是如何起作用的。看到越来越多的人服用这种药变得习以为常，与拜耳公司当年的首席化学家海因里希·德雷泽一样，不少医生和化学家对此十分担心，他们认为这种药可能会影响人们的心脏功能。其他种类的止痛剂的生产者看到这些问题，喜出望外，抓住机会，对阿司匹林给予痛击。基于这种情况，不少阿司匹林的生产商为了宽慰人们，还特别在广告上说明自己的阿司匹林对心脏不会造成损害。然而，后来的事实对阿司匹林的生产商而言无疑是晴天霹雳——经过证明，阿司匹林确实会产生这种副作用。当时，在得知这个消息后，全球震惊，人们在尚未得知自己对这种药品的不良作用的耐受程度的情况下，已经服用了很多。于是，不少医生开始关注这个问题，对滥用和误用阿司匹林造成的影响的研究也提上日程。20 世纪 20 年代和 30 年代，《英国医学杂志》和《柳叶刀》杂志上相继出现了大量相关的文章。

例如，《英国医学杂志》1920 年 8 月的一期上，就收录了埃克尔斯·史密斯医生的一篇文章。史密斯是巴里市的医生，那地方可能少有人知，但它附近的地方大家都是知道的，就是威尔士首府加的夫。他这次遇到的病人是一名水手，在 3 个月前，这个可怜的人就曾服用过一点儿阿司匹林，结果发生了不良的反应。当时只当是偶然，没有太在意。然而，这次服用了阿司匹林后又出现了相同的情况，且病情十分严重：只是 2.5 格令的阿司匹林，在服用了不到 10 分钟后，便头痛欲裂，汗流不止，差点儿就虚脱了，更严重的是，全身还长满了疹子。他不得不高度重视了，于是前来询医问诊。无独有偶，南约克郡谢菲尔德的埃塞尔伯特·赫恩医生也寄来稿件，说了类似的情况。这次得病的正是他本人，赫恩医生在服用了阿司匹林之后也感到浑身不适，接连许多天都精神不振。另一位叫 H. E. 戴维森的医生也遇到过类似的病人，这位病人也吃了不多的阿司匹林，然而，非但没有觉得好受些，反而浑身奇痒无比，可是，一旦停止服用阿司匹林，用不了多久，这种症状就会消失。这样的情况，不免让人揣测是不是阿司匹林引起了这些非正常的反应。

当然，这些情况中其实有许多是误诊的结果，即便不是误诊，在当时也没有明确的答案可以告诉大家阿司匹林是不是有副作用。不过，这种情况的发生，终究给人们敲响了警钟，上至专业的医生，下至普通百姓，对阿司匹林的关注日益增强。除了怀疑阿司匹林有副作用之外，人们还发现，随着阿司匹林服用量的逐渐增多，那些不良现象出现得更加频繁。每隔几个月，就有过量服用阿司匹林的报道被刊登出来，虽然报纸上对其后果只是轻描淡写，但实际却相当严重，有些甚至出现了阿司匹林中毒的现象。其中还有一个婴儿因服用过量的阿司匹林而丧生的事件，曾震惊一时，不少报纸都对此进行了详细的报道。这个悲剧于 1929 年 7 月发生在英国苏塞克斯郡刘易斯市，一位年轻无知的妈妈将 500 片阿司匹林溶于半杯开水中后给她的孩子服用，然而，只是不到 10 毫升的量，就要了这个孩子的命，那位母亲也因此事被认为是“精神失常而犯罪”被羁押。看到阿司匹林带来的问题日益严重，而阿司匹林的生产厂商还准备在城市的街头安设自动售货机，有人开始对此感到不安，担心这种行为会导致售药失控而影响公共利益。于是，他就此问题询问了下议院的议员罗伯特·托马斯男爵，想从他那里得知政府对这件事的了解程度以及态度，男爵则只是表示这件事正在审理中。1931 年 6 月 6 日，一位名叫杰拉尔德·斯托特的医生在伦敦的法医学会上也表达了自己对阿司匹林药性的担忧，怕这种药会和毒品一样让人上瘾。因为在他的生活中，随处可见女士们在手提包里常备着阿司匹林，时不时地吃上几片，像吃糖一样随便。

1935 年 9 月 14 日，《柳叶刀》杂志对此问题做出了回应，并不惜以首页的整个篇幅对阿司匹林做出了详细的分析。其中，对阿司匹林的功效大加赞赏，几乎站在了生产厂家这一边。不过，它对生产方式和营销手段却做了严厉批评：

现如今，阿司匹林已经达到了数以吨计的产量和销量，它能有今天的成就，科学家可不敢居头功，那些生产商才真正是“居功至伟”。若不是他们大肆吹捧，也不至于像今天这样，阿司匹林变成了一种非处方药，公众无须向医学专业人士请教，就自行服用，盲目相信它的效果，毫不顾忌它可能带来的安全隐患。

文章还提及，尽管因为过度用药导致人身伤害的情况十分罕见，但仍然引起了医生们的注意。文章最后仍然说：“应当相信，以正常剂量服用阿司匹林是安全的。”此言一出，让生产商心中大定。

在医学界，《柳叶刀》可谓是权威，它刊登的内容，自然众人都十分信服，所以，这篇文章无疑是对阿司匹林形象的一次很好的挽救。对此，拜耳公司的人当然十分高兴，面对《柳叶刀》里提到的惊人的销量，他们也没有外人那般吃惊，这些他们早就知道了。况且，他们也早就为此庆祝过了——公司厂房前面直径达 236 英尺的阿司匹林模型就是为此立起来的。这个巨大的模型上印有“拜耳十字”的标记，周围还有灯光照明，每当灯亮起来的时候，莱茵河一带方圆好几里的人都能看到这个让整个拜耳公司都引以为傲的丰碑。

然而，拜耳公司和德国随着时间的推移发生了改变。1938 年，拜耳公司将其近 50 年来取得的各种成就都印在一本小册子上，并制作得十分精美，发给众人，阿司匹林自然也位列其中。在此宣传册的结尾，拜耳公司毫不谦虚地承诺道：“无论是哪个医生，只要你有需要，我们都有能力，依靠我们先进的技术，通过最为直接的途径，花费最少的时间，向你提供阿司匹林的产品。”为表示其言语的可信度，拜耳公司还在这一保证旁配上公司最近才购买的飞机的照片。在这张照片上，这架飞机翱翔在莱茵河畔拜耳公司巨大的建筑群上方，飞机的机翼上还印有“拜耳十字”这一众所周知的标记，尾翼上则是同样醒目的黑色的纳粹十字标记——卐。

第九章

道德沦丧的年代

小小的阿司匹林药片，有的时候竟然会使与它关系最为密切的人的命运也发生改变，又通过改变这些人的命运，使当时若干重大历史的进程也受到了影响。这种使个人和世界发生改变的方式，是本故事中十分值得注意的特点。作者无法回答，到底是什么力量在冥冥之中选择了阿司匹林，并让其对人们产生了沧海桑田的影响。阿司匹林仅仅是一种没有生命、没有感觉的药物。按照常理，一旦走出医学界，就毫无用武之地，其地位理应像堆积在我们身边的小包装牛奶、洗发水以及其他很多有用处的（和没有用处的）商品一样。然而，事实并非如此。有些商品将会对历史产生重要影响，它们是否出现，会导致决策的变化和事件的有无。这样的商品为数不多，但阿司匹林就是其中之一。

在这里提一下这一点是很必要的。这是因为，下面将要提及的这段历史，是阿司匹林在 20 世纪二三十年代德国的一个庞大的工业卡特尔的创建过程中，所发挥的四两拨千斤的作用。在德国即将建成的全世界前所未有的野蛮独裁统治机器中，这个卡特尔扮演着为虎作伥的角色。它就是支持希特勒纳粹统治的法本公司；而阿司匹林就像是一条黑线，从法本公司连接到纳粹的大本营，从纳粹起家贯穿到奥斯维辛的集中营和灭绝营。

更让人叹息的是，在成百上千万与阿司匹林相关并受到历史之磨碾压的生灵中，对阿司匹林的发明和销售做出重大贡献的人，竟然也未能幸免于难。

拜耳公司是在1923—1924年遍及德国的那场经济动荡中浴火重生的，并在归于正途的新世界中站稳了脚跟。在德国新政府执政期间，德国成立了新的中央银行，发行了新的货币——国家马克，政府的财政支出受到了严格的监管，协约国也放松了对德国的索赔。一切措施都对遏制德国的恶性通货膨胀起到了积极作用，德国的人民也开始对本国脆弱的财政系统恢复了信心。

早在德国经济大崩溃前，卡尔·杜伊斯贝格已经与施德龄产品公司展开过一次较量，对他来说，现在正是继续完成另外一个重大使命的完美时机。这个使命，就是杜伊斯贝格为自己施加的新的重任——组建一个团体，将德国所有的重要化学企业都纳入其中。在第一次世界大战时，他建立起了一个半卡特尔式的独裁框架，并且还曾经起到了一定的作用。然而好景不长，垄断被打破，各个企业间又出现了竞争的苗头，这就需要一种长期稳定的架构来进行协调。此时，他便想利用这次机会，将原来的半成品框架做成成品，使其更加稳定和牢固，巩固自己的独裁地位。不过他也考虑到，若是全面合并，对这些企业的影响未免太大，倒不如分步进行，循序渐进，也许效果反而更好。于是，他打算先向这个宏伟的计划迈出第一步——将销售和投资一体化，至于全面合并那个更大的目标，以后会去逐步实现。

不过，令他始料未及的是，以巴斯夫公司的卡尔·博施为首的一些原来与拜耳公司一起组成初步联合的成员，一改以往的态度，转而赞成杜伊斯贝格战前的初衷，一致认为只有立即全面联合，才能重振雄风，恢复德国往日在化学工业上的独霸地位。这样的观点如今成了主流。1925年9月15日，德国的6家大化工企业和他们的股东同意携手合作，组成一个新的联合体。在这个联合体中，各个成员仍保持原先的品牌（例如：拜耳阿司匹林仍然叫拜耳阿司匹林），各司其职，各尽其能，扬长避短，充分发挥自身的优势；但也不是完全独立，各个成员都是这个联合体的分支，在自己擅长的技术领域做出自己的贡献。联合体主席由卡尔·博施担任。他们还为这个大企业取了新的名字，叫“染料工业利益集团有限公司”，不过，人们依旧叫它原先的名字——“法本公司”。

杜伊斯贝格实在是开心不起来，更伤自尊的是，现在联合体的主席另有他人，而自己只不过是众多董事中的一名。好在因为多年来的影响，他现在依旧有着相当分量的发言权。而且，事情的发展比预想的要好，新成立的联合体取得了颇为瞩目的成就：法本公司的业绩蒸蒸日上，不到一年，总资本就已超过了 10 亿马克，就是与世界上规模最大的企业相比，也不遑多让。这就给了杜伊斯贝格很大的信心，他放下了之前的担忧。不仅如此，在此后的几年里，这个联合体还有了进一步的发展。面对众多的竞争对手，法本公司采取了两个十分有效的策略：盘过来和打下去。通过这两个策略的综合运用，它将自己的竞争对手变成了自己的合作对象；或是占有股份以控制其业务；更有甚者，将其直接买过来，变成自己的附属公司。法本公司就这样一步一步建立起了自己复杂的关系网络，形成了完整的系统，从生产到销售都可以自己完成，且旗下有着各种各样的公司，使得它的涉猎面非常广，生产的产品有上千种，从医药到炸药，从染料到合成石油，不一而足。如此一来，法本公司变成了市场上说一不二的存在，不仅控制了价格，左右了市场，在德国的化工界更是再无敌手，一时风光无限，出尽风头。总而言之，它成了全球化学工业界前所未有的大哥大。

如果只是到此为止，也许法本公司会名垂青史，为后人所津津乐道，杜伊斯贝格最初的构想也许会得到赞许。但是，它误上贼船，留下的历史印记并非企业经营，而是为“第三帝国”为虎作伥。

1933 年 2 月 20 日晚上，杜伊斯贝格亲自开启了那个令他们无比自豪的拜耳阿司匹林模型上的灯光，在夜里，这个巨大的模型就如法本公司一样引人瞩目。然而，所谓树大招风，灯光不过才亮了几小时，国社党就找上门来。说起国社党，你可能不了解，但若提起它的另一个名字——纳粹党，你一定会感觉如雷贯耳。10 年前，在阿道夫·希特勒的带领下，国家社会主义德意志劳动党（我们熟知的纳粹党）在慕尼黑发动政变，结果以失败告终，希特勒也因此锒铛入狱。出狱后，他又多次参与政治活动，都惨遭失败，可他没有就此放弃，最后，他在德国的政治和经济一片混乱、处于危机的状况下，夺得了政治权力，成功地当上了总理。虽然他上面还有更高一级的保罗·冯·兴登堡总统，但并没有对他产生妨碍——那位年迈昏庸的总统已无法处理国家事务，希特勒此时可谓是大权在握。此时，趾高气扬的纳粹党已经不再只满足于在政治上取得地位，他们还把手伸向了工业界。

此时，权力的好处一览无余，以往那些嫌恶、不愿意搭理希特勒的企业家，现在已经不能再对他视而不见了。在双方的共同安排下，希特勒与工业界人士一起参加了聚会。希特勒自己也很清楚，虽然自己赢得了普通百姓的支持，得到了德国企业精英们的认可，但这两者之间终究不是一回事，要想得到这次与会者的肯定，他需要出奇制胜。法本公司生产部门的负责人格奥尔格·冯·施尼策勒也参加了这次聚会，与大多数人一样，他心里早已做好打算：新官上任的三把火哪那么容易就烧起来，得让这位新总理瞧瞧德国法本公司这个联合体的厉害。

结果却事与愿违。别说让希特勒就范，在整个聚会中，他们都没有机会可以插上话。有备而来的希特勒给了他们一个下马威，大谈特谈布尔什维克主义带来的威胁以及德国几欲分崩离析的日益严峻局面。他说，德国正处在严重的危机之中。3 月 5 日的国会大选日渐逼近，内战一触即发，只有国社党取得这次大选的绝对胜利，才能避免这场混乱……未给企业家们喘息的机会，国会议长赫尔曼·戈林又对他们进行了新一轮的信息轰炸。较之希特勒，戈林这段话的目的要明显得多，前者是不遗余力地威胁，后者则是直接开口要钱，且数目巨大，一开口就是 300 万马克，以保证国社党赢得此次国会大选的胜利，确保国内和平得到维持，工业也能不受干扰地正常运行。

这样漫天要价，分明是趁机讹诈。然而，国势如此，被逼之下，他们也只得乖乖就范。有人当场就开了支票，其他的人也答应回去后会捐款，而冯·施尼策勒则表示他无权代表法本公司做出决定，得回去请示公司的主席卡尔·博施，才能给出答案。当然，没有谁愿意突然支付一大笔钱，但思虑再三，博施最后还是给了纳粹党 40 万马克。

从此以后，法本公司与纳粹党之间就有了关系，直到多年之后，一起在纽伦堡国际军事法庭接受审讯时，他们之间的关系才得以告终。开始的时候，企业家们还觉得花上一笔对他们而言不算特别多的钱来买平安是值得的。然而，他们所不知道的是，这只不过是个开头，以后在这方面花钱的时候多得是。一星期后，国会大厦惨遭大火（相传是一个激进的共产党人放的火，其实更像是纳粹党一手策划的阴谋），希特勒也以此作为攻击点，利用上次聚会搜刮到的钱财进行大肆宣传，诋毁对手。结果是希特勒借此赢得了大选。没过多久，他将国会的全部权力都集中在自己手里。在后来不到一年的时间里，希特勒不断稳固自己的地位，建立起了全面的独裁专制，当上了“元首”。

对于纳粹那一套，博施从来就不认可。作为资本家的博施，十分看不起希特勒的那一套经济政策，觉得其幼稚可笑。这还不算什么，对于纳粹对待犹太人的敌视污蔑态度，博施更是感到难以理解，并表示不齿。先不说他的公司里本就有很多犹太人，其中还包括了相当优秀的科学家以及 4 名董事，光从道义上，博施就觉得希特勒的做法说不过去。那些犹太人为公司做出了重要贡献，也在公司占有重要的位置，博施不可能按照新政府的法令将他们全都打发出去。他将他们送到了纳粹党鞭长莫及的国外，尽其所能地保护这些人。他甚至亲自向希特勒陈情，诉说犹太人的离开使公司受到的严重影响。[1] 从这个意义上来说，博施实在是做了不少好事。然而，仅此而已，当时法本公司的处境也不是很好，公司也有用得上希特勒的地方。这样的处境，注定了博施会向希特勒妥协，而不是一直对抗下去。第一次的妥协，转眼就到来，它起因于博施的一项新发明——合成石油。在工业界，石油的重要性不言而喻，为此，法本公司付出了上亿马克的资金来开发这一项目。然而，此时全世界范围内的石油，价格都普遍大跌，这就使得这一发明失去了它原

1 博施向希特勒的这次陈情发生在 1933 年 5 月。博施在接到进入一个新成立的全国性的工业理事会的委任后，向希特勒进言说，解雇犹太人科学家会使德国的物理学和化学倒退 100 年。对于这一警告，据说“元首”的表示是：“如果这种情况发生，就让德国 100 年内不用物理，也不用化学了。”——作者原注

有的价值。眼看着之前的努力和上亿马克的投入都要付之东流了，情急之下，博施只得转向纳粹政府。希特勒也在寻找拉近彼此间关系的机会，乐意送他一个人情，答应花钱买下法本公司全部的合成石油产品。事情得到了解决，博施心里的石头终于落了地，为此，他对政府大为感激，哪怕后来上了纳粹的船，也没有怨言。1935 年 4 月，博施从法本公司主席的职位上退下来，之后，这个联合体越发不敢与纳粹唱对台戏了。

1933 年 3 月 19 日，73 岁的卡尔·杜伊斯贝格在其退休前的几星期与世长辞，这对法本公司而言无疑是一件相当重大的事，甚至标志着法本公司的转向，但是对他本人而言，却未必不是件好事。杜伊斯贝格深深地热爱着德国，也奉行强硬领导的行事准则，但这并不意味着他能够容忍纳粹党的倒行逆施、为非作歹。能够在纳粹将德国引向末路之前离开人世，不看见这些让人心疼的事实，于他来说未必不是一件好事。若是他能够再多活 10 年，看到的将是德国在纳粹党的统治下走向末路，自己最为钟爱的阿司匹林和德国化学工业为虎作伥，成为纳粹的帮凶，不知该是何等的痛心。

要知道，阿司匹林为拜耳公司创造出大量的财富，也为杜伊斯贝格赢得了在德国化工业界巨头的地位。站在这个巨头的位置上，杜伊斯贝格决心效仿美国的卡特尔，将国内所有的化工大企业联合起来，组成一个团体——尽管有一段时间，他没有其他人那么积极，但他仍是无可否认的主要原动力。试想一下，如果这世上不曾出现过阿司匹林，那么拜耳公司大概只能以染料为主要生产品，最多不过能成为一个中等规模的企业，杜伊斯贝格哪怕再有雄心壮志，也只会力不从心。而德国的化工业少了阿司匹林这一至关重要的产品，就会停留在各自为政的竞争中，这个具有超级规模的卡特尔也根本不会存在——如若从未存在过这样一个支持纳粹党的法本公司，历史或许会有诸多不同。

然而，没有那些“如果”，法本公司实实在在地存在着，并支持着纳粹。它不断地向纳粹输送物资和金钱，总资金高达 8000 万马克。公司的最高层精英——其中不乏这个国家最重要和最具影响力的诸多企业精英，就以这种财政支持，积极地支撑着贪婪的纳粹政治集团，为“第三帝国”形成道德真空做出了相当大的贡献。在第二次世界大战开始时，法本公司盛极一时，如日中天，凭借自己巨大的工业能力，成为希特勒实现政治和军事目标的重要依托。法本公司为纳粹政府提供了合成石油、橡胶、火药等必需的战备物资，为纳粹德国实现征服世界的野心而进行的战争提供了物质条件。当然，这些并不是所有的东西。在法本公司，除了少数几个良心未泯的人，大部分的高层人员基本上都不曾做出任何反对向纳粹战争机器输送这些物资的质疑、反对和抗争。虽说他们即使有这样的举动也不会产生任何影响，但问题在于根本没有人采取过这些行动。

要想在专制的体制下生存，其过程必然十分艰难，最好的对策莫过于噤声。法本公司若只是默不作声，那也是无可厚非、情有可原。然而，它不仅赞同纳粹党推行的生产力的“雅利安化”——最初是被迫、勉强服从，但进入 30 年代后，它的态度就从被迫变成了主动，行事也变得更加积极，而当第二次世界大战爆发后，比起纳粹党来，它更是有过之而无不及——直接公开使用劳工，对他们进行剥削和压迫，而且还大量屠杀劳工。Degesch 公司就是典型。Degesch 公司的全名是“德意志害虫防治公司”，从属于法本公司，它以防治害虫的名义，进行毒气等的研究，齐克隆 -B 就生产于此。这种药剂被用来进行灭绝性的大屠杀，上百万的无辜百姓因此丧命。而让无数人胆战心惊的灭绝营和集中营的修建，法本公司也参与其中，它不仅出资建造，还进行管理，为获得利益不择手段，将自己的盈利建立在那些无辜百姓的苦难和死亡上。

卡尔·杜伊斯贝格怕是会庆幸自己没有那么长寿，否则该如何面对这些惨剧?

人们对杜伊斯贝格的死十分悲痛，在他下葬的那日，当灵柩从街道中穿过时，人们站在街道的两旁，来送他最后一程。拜耳公司勒沃库森总部的工厂也为此停了工。对于他的去世，英国的《泰晤士报》也发表了讣闻，给出了相当中肯的评价：“有充分证据表明，他在企业上的效率之高、成就之大，可谓是前无古人。”因为，虽然他提出了建立法本公司这一联合体的设想，它后来走上了始料未及的道路；虽然在为人处世上，他存在着相当多的毛病，连他的朋友都觉得他独断专行、固执己见、冷酷无情，但他仍然是极有企业眼光的大智慧人物。之后，当黑暗的日子来临之时，人们越发肯定了《泰晤士报》对杜伊斯贝格的评价，也为失去这样一个人物感到惋惜。

杜伊斯贝格虽然在很多地方都取得了胜利，但这并不意味着他就一生顺遂，他也有失意的时候。面对威廉·韦斯的时候，他大概会产生“既生瑜何生亮”的怨恨。一生难逢敌手的他，在美国碰了一鼻子的灰，威廉·韦斯始终将美国阿司匹林的经营权牢牢抓在手中。不过，也不是一无所获，在数次交锋中，他多少学会了些应付韦斯的办法。从这个层面上来说，纳粹也算是给杜伊斯贝格出了口气——与纳粹政府捆绑在一起的，不只是德国，美国也如此，施德龄产品公司也上了纳粹的贼船，当初那个不可一世的大老板最后也下场惨淡。不过，这终究不是什么值得开心的事，因为法本公司不也如此。

威廉·韦斯与拜耳公司达成了有利于自己的交易。后来，拜耳公司与德国其他的大企业组成了联合体——法本公司，但从法律上来说，施德龄产品公司原来与拜耳公司之间的所有协定依旧生效。得知此事后，韦斯继续之前的协议，并进一步扩展了合作——他同意再后退一步，将温斯罗普化学公司的一半股份让给法本公司；法本公司也答应将其在美国的药品、化肥和感光材料的全部经营权转让给施德龄产品公司。这样的交易对双方而言都是极为有益的，却不符合相关的规定，需要私下进行，对外自然要保密。不过，可能是面对新交易带来的丰厚资产，韦斯一时得意忘形，好了伤疤忘了疼；又或是他有更重要的事情要处理，一时疏忽了保密事宜。这件“更重要的事”自然与它最核心的业务——阿司匹林有关。

施德龄产品公司垄断了南美洲的阿司匹林市场，因此，它在美国以外的其他地方的业务，就属那儿最成功了。根据施德龄产品公司与拜耳公司之间的协议，其在南美洲营销阿司匹林的盈利 75% 要分给后者，施德龄产品公司只占 1/4，但只是这 1/4 的利润，就已经相当可观了。但十分有生意头脑的韦斯并不就此满足，他打算在南美洲推出适合当地市场的新产品，以此来进一步开拓市场，获取更多的利益。为此，他授权负责本公司南美业务的迈克斯·沃雅恩，让其自由掌控广告宣传的经费和开支。

他们在南美洲推出的新药品叫作“提神阿司匹林”——不过是添加了些能够提神的咖啡因，主要成分自然还是阿司匹林。由于这批新药由德国的拜耳公司生产，因此上面也印有拜耳十字的标记。他们在药名和成分上花了心思，宣传上更是尽心竭力、煞费苦心。报纸、广播、广告牌等以往用过的招数自然没有被丢弃，汽车、电车和火车也没有被放过，除此之外，他们还专门成立了一支推销员队伍。这支精力旺盛的队伍无所不至，上至中央城市，下至偏远乡村，都遍布着他们的宣传。针对偏远的乡下，他们还特意设计了与之相适应的宣传车。这种车的外面刷着广告画，里面就装着提神阿司匹林，如此便可以一边宣传一边叫卖，有时，车里也会装电影放映机。不排除有些农村和林场的农民和工人曾经看过电影，但还是有相当一部分人是第一次看到。当空地上白色的幕布被支起后，布面上开始显现出一帧帧画面，有新闻片、动画片、喜剧片之类的片子，当然，还有提神阿司匹林的宣传片。[1]电影的放映对他们来说已经相当惊奇，然而，更令他们惊奇的是，他们从这里第一次知道了世界上还有阿司匹林这样的药，不过就是小小的一片，却有着神奇的效用，能够祛病止痛，而且，更妙的是，这样的药无须花大力气去找，这些放电影的人手里就有。此前没有经历过广告轰炸的南美人民一下子就爱上了阿司匹林，并成为它的忠实拥护者，无论什么大病小痛，都要吃上几片。

这番辛苦没有白费，施德龄产品公司在此地赚得盆满钵满，不过，要说回报丰厚，法本公司还要更胜一筹，毕竟利润的 3/4 都归法本公司所有。具

---

1 尼古拉斯专卖药有限公司在东南亚交通困难的地方推销阿斯普洛时，也有类似的做法。在泰国和缅甸（当时还是大英帝国的一部分）等地工作的推销员们，会带着电影放映机，乘小船或独木舟进入偏远地区。在印度尼西亚的一些地方，当地人最早接触到的白人就是这些阿斯普洛的推销员。由于一些很明显的原因，这一做法当时没能带来多少收益，却在此过程中形成了将来用于建立大市场所需要的战略。——作者原注

体来说，法本公司1925年在南美洲获利80万美元，1929年则是125万美元，如果以今天的币值来衡量的话，相当于现在的上千万美元。由此不难看出，在法本公司的收益来源里，南美洲所占比重还是相当大。也多亏了南美洲一直以来十分稳定的收益，法本公司才得以安然度过1929年华尔街股市崩盘后世界性的经济危机。当然，获利的不只是法本公司，负责销售的施德龄产品公司也发挥了自己的长处，眼看着阿司匹林大卖，公司的财富日益增长，韦斯也十分满意。

不过，轻而易举就得到这么多的钱，使韦斯对德国形势的认识过于乐观，甚至到了天真幼稚的地步。在整个20世纪30年代，他对德国的印象基本都停留在威尔海姆·曼的描述上。威尔海姆·曼是德国法本公司的药品销售部门的负责人，对法本公司一直忠心耿耿，自然竭尽全力维护法本公司的利益，可不乐意为他人作嫁衣，不希望看到这一交易中自己辛苦赚得的钱全进了纳粹的腰包，因此，此次交易是私下进行的，一切账目都没有入明账。但同时，他对纳粹又表示支持，因此，他在与韦斯的交往中，不断地为纳粹政府说好话，说这个政府并不像外面所传的那样，而是支持工商业的发展的；而对于纳粹党坏的方面，他则避而不谈，或者是加以掩饰和美化，例如，当被问到关于纳粹党迫害犹太人的事情时，他则说这些都是无稽之谈。对此，韦斯偏听偏信，渐渐相信了他说的关于德国的一切。果真如此，那他可就犯了严重的判断错误。

其实，当纳粹政府设在国外的机构开始关注法本公司在南美洲的利益时，他就应该有所警觉了。20世纪30年代中期，德国当局打算利用法本公司的广泛影响来为自己的纳粹思想做宣传。他们认为，法本公司在巴西、阿根廷、巴拉圭以及秘鲁等南美国家都有市场，卖的又是阿司匹林这一德国货，那自己为何不加以利用？于是，这支在南美洲推销阿司匹林的队伍，变成了纳粹政府的下属，为纳粹党服务，不久，纳粹党将自己的黑色十字标记放到了阿司匹林在南美洲的各大广告上，连提神阿司匹林的广告牌也没有放过。事已至此，法本公司也只好听之任之，施德龄产品公司也只得吃这个哑巴亏。

到了1938年，形势变得更加严峻了，因为德国当局的审计人员知道了法本公司与施德龄产品公司之间的秘密协议。这使得法本公司的首脑们十分恐慌，担心纳粹政府以为自己将重要的专利权和商标权拱手送给外国，遂向施德龄产品公司求助，请求它与自己一起演一出戏：先向拜耳支付10万美元的偿付费，随后，自己会秘密归还。韦斯勉为其难地答应了，然而，法本公司始终没有偿还这笔钱。

但这10万美元并不是施德龄产品公司最大的损失，之后，它还将面临更致命的打击。此时，国际形势正在不断恶化，欧洲的又一场大战迫在眉睫，一触即发。韦斯大概已经意识到，如果欧洲战事再起，美国政府自然是和原来的老盟友站在同一战线，到时候德国就是它的敌人。美国政府自然也不会放任本国的企业与敌国进行贸易往来，到时候，施德龄产品公司就危险了，说不定连阿司匹林这棵摇钱树也会失去。

此时的韦斯，本应该与法本公司划清界限，不再往来，可他却在如此关键的时刻做出了错误的决策，自此，两家公司麻烦不断。

1939年9月，欧洲的战争爆发了。英国马上就有了动作，再次全面封锁大西洋，让德国的产品运不出去，若想不出办法，阿司匹林这棵摇钱树也只能烂在家里。在这种情况下，韦斯打起了施德龄产品公司在纽约州伦斯勒的工厂的主意，在这里生产，然后运到南美洲去。但是韦斯明白，法本公司肯定不愿意将自己口里的肥肉平白无故地送给韦斯，它觉得这不过是施德龄产品公司想趁此机会夺走自己在美国的生产和销售权利的花招。为此，韦斯向法本公司保证（通过威尔海姆·曼），自己只不过是走个形式，让施德龄产品公司在美国的工厂中生产的阿司匹林穿上美国的外衣，以便其能顺利运出去，当然，伦斯勒的这家工厂依旧归法本公司所有，这些阿司匹林的产权也属于法本公司，而且，施德龄产品公司托管的权利，也只在战争期间有效。听到这样的保证后，法本公司还要求施德龄产品公司签下了一份具有法律效力的文件，这才同意这一安排。于是，同上次一样，在明面上的幌子下，新一轮的私下交易又开始进行了。

然而，现在的形势对于施德龄产品公司极为不利。它接手阿司匹林的生产和销售，不管是明里暗里，都等于将自己置于一个德国大卡特尔的附属生产单位的地位，而这个德国大卡特尔又被普遍认为是纳粹帝国的一个重要组成部分。纸包不住火，这世上也没有不透风的墙，上一次的秘密已经暴露，这一次的秘密也未必守得住。

因此，有些结果就是可以预见的了。1940 年年中，纳粹德国的空军对英国伦敦进行了空袭，作为同盟国的美国，对德国的社会舆论自然也是一片指责。政府也严防德国势力的渗入，在埃德加・胡佛所领导的美国联邦调查局的授意下，美国司法部和参议院先后参与了对涉德美国企业的调查。直到此时，韦斯才发现，原来那些自以为是的计划，现在却如此不堪一击。1941 年 5 月，两公司之间的贸易关系被透露了出去。《纽约先驱论坛报》上首先登出了一份关于南美洲药业的报道，这份报道以提神阿司匹林为证，指出南美洲的医药经营与德国纳粹党的关系。这份报道引起了轰动，于是，各家报社都纷纷参与进来，各显神通，接二连三地公布了有“援德”嫌疑的美国公司名单，而在这些名单中，施德龄产品公司每一次都高居榜首。于是，一夜之间，施德龄产品公司厄运连连，从财政部到证券交易委员会，都开始了对它的调查。

韦斯带领施德龄产品公司拼命补救，但始终无济于事，没过多久，政府的调查人员就拿到了公司的档案，对它与法本公司的各项秘密条约也一清二楚。这些私下的约定若只是与阿司匹林有关倒也无妨，毕竟，早在 1918 年时，拜耳公司在美国的资产已经被韦斯买下，施德龄产品公司生产它倒也名正言顺。但那些协议包含的内容远不止这些，他被指控进行非法企业联合，与敌对国家合谋，且如今证据确凿，韦斯只怕是在劫难逃。

首脑的下场已然如此，公司的处境也好不到哪里去。之前代替法本公司生产的药品现在运不出去，资产也暂时被财政部冻结，施德龄产品公司的经营日益衰退。而且，更要命的是，因为之前与拜耳公司关于阿司匹林的纠葛，现在必须将自己生产的阿司匹林换一个名字，否则，韦斯将受到刑事指控，到时候只怕免不了牢狱之灾。虽然韦斯极不情愿，还是将自己生产的阿司匹林改名为“梅乔拉”，用这样一个新名字去与其他国家的阿司匹林老品牌竞争。而且，之前与法本公司的所有协议也只得作废。对于施德龄产品公司这样的处理方法，法本公司怒不可遏，坚持要求它遵守约定，但韦斯对此置之不理。

事情到此还没有结束，或许韦斯认为这样的让步足以折罪，但事实却并非如此。美国司法部决心堵死施德龄产品公司与德国纳粹所有的联系渠道，无论如何都不让韦斯再留在公司里，以确保断绝施德龄产品公司与德国纳粹之间的联系。1941 年 8 月，法庭判处他终身不得再与施德龄产品公司有任何联系。[1]40 年来的心血不过一瞬间就付之东流，烟消云散，就连煞费苦心、呕心沥血得到的阿司匹林，也落入他人口袋，与自己再无干系，这样的打击，要韦斯如何接受？被迫退休赋闲在家的韦斯，可谓赔了夫人又折兵，不仅产业丢尽，还落得颜面扫地。这样的打击，实在难以让韦斯接受。一年之后，他便丧生于一场车祸中。

曾经不可一世的美国大资本家，如今却落得如此下场，不免让人唏嘘。虽然为了获利，他惯用一些投机取巧、坑蒙拐骗的手段，但若说他一心与德国纳粹勾结起来为非作歹，却实在是冤枉。其实，对于在德国发生的种种，他自己都不一定清楚。他与拜耳公司的种种合作和协议，始终是出于纯粹的商业目的，这个逐利的商人，不过是为了把他的宝贝——阿司匹林的业务做强做大，至于其他的，他可没闲情关心。只是太过于想发展阿司匹林的业务，就盲目相信威尔海姆·曼的话。还有就是过于乐观，以为生意就是生意，其他的事，与他无关，可世上又有什么事，是可以划分得清清楚楚的呢？若是当初他能放弃眼前的利益，看得长远些，早些与法本公司分道扬镳，一刀两断，事情可能就不至于变成现在这样了。

---

1 法庭对一直与韦斯搭档，做过合伙人，又是“大账房先生”的阿瑟·迪博尔德也做出了同一判决。——作者原注

不过，不管怎么说，他走到今天这一步，是他咎由自取。相比较起来，还有一个人要比韦斯更冤枉。与上面那些推销员和企业家不同，他是将此福音带到人世的科学家，是阿司匹林的发明者，本该享有盛誉，可最后却连自己的命运都无法掌握。

这是发生在德意志博物馆名人厅里的一幕。这天，参观的人络绎不绝。一位仪表堂堂的高个子男人站在厅里的两个玻璃展柜前，周围人来人往对他毫无影响，无论是吵闹的希特勒青年团，还是其他的参观者，他都视而不见，置若罔闻，只是专心致志地盯着展柜中的东西看。他看的那两个玻璃展柜，一个里面装的是一小堆白色晶体，并附有说明："阿司匹林，德雷泽和霍夫曼发明。"另一个玻璃展柜装的东西也相当有地位，从制造摄影胶片到生产塑料等，都少不了它的影子，可旁边的说明中却只有寥寥数语——"醋酸纤维素，又称赛丽特"，提到的只是它的化学名称和商用俗名，连发明者都没有提及。

这件事发生在 1941 年的慕尼黑。这个高个子男人叫阿图尔·艾亨格伦，就是上面两种当时最为重要的物质的发现者。此时，他才发现，自己已经被人从历史中抹去，对于他人而言，上面两种物质与他毫无关系。面对如此沉重的打击，他只得转过身子，缓缓从出口离去。就在他离开的门口挂着一块牌子，上面写着"禁止非雅利安人进入"。

其实，这些年来，他受到了无数的磨难和不公平的待遇，对此早习以为常，面对这一结果也本该处变不惊。然而，没有哪位发明家不希望自己的发明或发现受到同道的认可、被大众所熟知，而不是像现在这样被人满不在乎地公然抹杀。他是发现两种新物质的人，而这在当时又属于最重要的发现，这样的功绩就这样被生生地抹杀了。这样的打击对艾亨格伦来说，实在过于残酷。这样的待遇，以及后来他遭遇的一切，怕是阿司匹林的漫长历史中最令人扼腕叹息的了。

1896 年，阿图尔·艾亨格伦还没有遭此变故。彼时的他，光鲜亮丽，是埃朗根大学博士毕业生，还有着 4 年的实际工作经验，刚进入拜耳公司，就已经有了相当高的资历，负责组建实验室和发现新合成药物。那时的公司还处于初期阶段，药研部不看等级，排资论辈在那里根本行不通，但单论实力，阿图尔·艾亨格伦也足以让药研部的那些科学家信服，大家都觉得他的水平最高（1901 年药研处成立，艾亨格伦被任命为处长，他的资格才得到正式认可）。此时，他的任务就是帮助和鼓励手下的科学家，监督他们的工作进展，并据此做出抉择。而费利克斯·霍夫曼制成的乙酰水杨酸，就是他负责指导的项目之一。

至于艾亨格伦是否给了霍夫曼寻找使用水杨酸乙酰化的新途径这一具体指示，霍夫曼钻研这一课题的初衷是为了减轻父亲的风湿疾病，还是为了达成公司的最新指令；霍夫曼是否早已得出结果而独自奋战，并在不得已时才向处长艾亨格伦汇报，这些都充满争议。虽然我们有众多疑问，但是再去考证这些争议已无太大实际意义（但是越来越多的事实证明，艾亨格伦很可能确实给霍夫曼下达了具体指示）。其实，打破砂锅问到底在一定程度上有意义，但是追逐太多的细枝末节，实在是没有太多的意义。就像我们知道阿司匹林最终能够投产，这里有霍夫曼的贡献，艾亨格伦对此从未否定过，也有艾亨格伦与药理处德雷泽的据理力争，还有他为了证实新药的功效，不计风险地在暗地里进行临床实验（不知道你是否记得，在艾亨格伦将临床应用实验的报告以简报形式公布后，德雷泽还是批了这两句话：“这是柏林人习惯性的吹牛。这产品没有价值。”）。若非艾亨格伦的坚持，阿司匹林可能还未见天日便在德雷泽的反对下胎死腹中了。当然，这里也有卡尔·杜伊斯贝格得知实验结果后而给予的巨大支持，这才有了后面的这段历史。

自从临床应用实验报告发表后，阿图尔·艾亨格伦就转身扑向公司的其他重大项目，要他操心的事情太多了（在拜耳公司工作期间，前后共有 18 项重要的药品专利，都是在他的领导下取得的）。再者，安排对阿司匹林这一新药的正式临床实验及推广销售都有专人负责，提交药理文件则是德雷泽分内的事，阿司匹林的专利使用收费也与他没有任何关系。因此，在此之后，艾亨格伦除了参加过一次公司首脑给阿司匹林命名的建议会议外，就再也没有具体过问过关于它的任何事情。可以说，他将阿司匹林的报告送出后，就再也没有去关注过它。因为一来阿司匹林的专利使用费的收入与他无关，二来这种药在商业上的巨大成功需要时间才能显现，而艾亨格伦早就在忙别的项目了。

关于发明阿司匹林的功劳究竟应该属于谁这个问题仍旧众说纷纭。在拜耳公司的药物研究室里工作的科学家们认为，这不是一个人的功劳，是大家的合作促成了阿司匹林的面世，每个人都是这批合作者中的一员，即便某个人最初某一瞬间萌发的念头变成了最终的成果，这个人也不应该享有全部荣誉。倒是公司外部的一些人持另外一种观点：阿图尔·艾亨格伦才是促使阿司匹林面世的关键人物。诸如，英国的《每日邮报》(1920)、《化工贸易杂志》(1929)以及德国的《德国化工系统手册》(1930)都持这样的观点。而最知情的人莫过于他的家人和业界同人了——在这样的时代背景下，有这些人知道，对于阿图尔·艾亨格伦来说，已是莫大的安慰和荣耀，这就已经足够了。至于美国的阿司匹林专利证书上写的是费利克斯·霍夫曼的名字，艾亨格伦觉得已经没有多大的意义了。因为，专利证书上要求填名字，无非是从相关的人中找一个来充数，大家可以轮流坐庄。而且，当年在德国没能申请成功的那个专利证书上的名字——奥托·邦赫费尔，其出现也只是为了降低生产成本，不是也跟发现本身连一毛钱的关系都没有吗？[1]

此后的9年间，阿图尔·艾亨格伦继续为拜耳公司效力，并为公司的众多发明发挥了重要作用。而他本人也在重要的学术刊物上发表了许多著述，一时间声名鹊起，被公认为德国顶尖的制药化学专家。1908年，阿图尔·艾亨格伦的兴趣从制药转移到摄影胶片和塑料等领域。在这些领域涉足几年之后，艾亨格伦发明了名为“依丁诺”的新型显影剂——5-氨基邻羟苯甲醇。接着他又从醋酸纤维素中制备出了一种新物质——后来这种物质被广泛运用，最典型的是美国柯达公司和法国百代电影公司将其运用于不会起火的电影胶

1　在阿司匹林向英国申请到的专利证书上，填写的人名是有英国公民身份的拜耳公司雇员亨利·爱德华·纽顿。——作者原注

片片基的制作，他们将其命名为“赛丽特”。

艾亨格伦意识到，这种物质将会有广泛的应用前景，于是他辞去拜耳公司的职务，在柏林另起炉灶，创办了自己的企业，并以自己的产品命名——赛纶公司。公司在艾亨格伦的带领下一路顺风顺水，成绩斐然。艾亨格伦在新的天地里有了更广阔的发展空间，他把自己的许多设想变成了现实，也将众多产品推向了市场。赛纶是艾亨格伦在另起炉灶之前就有的研究成果，经后续开发而成的一种塑料，是最早问世的这类化学物质之一，其具有透明、强度大、有弹性等特点，被用于汽车和飞机的窗框制造。之后出现的赛璐珞，俗称“玻璃纸”，也是在此基础上研究产生的。他还指导公司对许多现有的产品进行了改进，推出了飞机机翼所用的塑性喷漆、阻燃的防火漆、醋酸人造丝、塑胶衬领等，不一而足。这些都是赛纶公司的最新成果，并以艾亨格伦本人的名义申请了专利。在很短的时间内，他转让技术的报酬就超过了生产制造的收入。

知识的力量是强大的，专利技术转让费用远远超过了直接从事生产所得的利润，也为艾亨格伦带来了富足的生活。他开始购车，买游艇，在柏林买房，在乡下置地，并搜罗了不少艺术品、考究的家具以及大量藏书，艾亨格伦尽情享受着柏林上层社会流光溢彩的生活。尽管他对下属的工作要求严苛，但是大家一致认为他为人慷慨、广交朋友、关爱家人。还有很重要的一点——长相帅气，身材高大，神态从容，蓄着八字胡，与人握手时很有劲，与人对视时很专注。也正因为如此，他很受女性的欢迎，如果说他还有什么缺点的话，恐怕就是好色了。经常有女人在他的身边，这一点，他的孙子至今记忆犹新。[1] 艾亨格伦先后结了 3 次婚，第 3 次娶的是为他照顾几个幼儿的保姆露茨·巴尔奇。

时光如水，一年年过去，阿图尔·艾亨格伦一直在柏林享受着上层社会

1　阿图尔·艾亨格伦的这位孙辈是恩斯特·艾亨格伦。承蒙他向作者提供了许多有关这位先人的生平细节和工作成就。这些内容多已写入本书。——作者原注

流光溢彩的生活，而且他不断做出新的发明，也偶尔会有一些风花雪月的事发生。他也曾陷入过低谷。在德国经济困难时期，公司也有过一两次难以为继的风险，他总是能够化险为夷，而且并不费劲。每当他觉得压力很大或者没有头绪的时候，就会投身到他挚爱的事情——科研工作上去。每当他全身心地投入某个新项目时，总会从中找到无尽的乐趣。工作为他带来了快乐。

尽管外部政局动荡，艾亨格伦跟大多数上流社会的人的认识一样，认为动乱只是一时，社会终会稳定，因此，他从未因纳粹党而担心，也没有真正把他们当回事儿。他们总是认为，虽然极端派总是在捣乱，但最后能够占上风的还是普遍的理念。然而这一次，他们却打错算盘了，普遍理念没有获胜。纳粹当政了，所有的事情在一夜之间都改变了。

尽管艾亨格伦是犹太的后裔，但他却从未认真对待过犹太族的宗教信仰，不喜欢宗教机构的约束，没有按照犹太人的礼法要求结婚，也不要求子女恪守犹太教和犹太人的生活习惯，有时候，甚至都忘了自己还是个犹太人。年少时虽然参加过犹太教堂的宗教活动，但是也是被父亲所逼迫。一旦脱离父亲的管束，他便把宗教抛在九霄云外了。如果说他心中还有什么信念的话，那就是一种泛泛的做人之道：人生在世，可以选择自己的生活方式，可以利用一切可能的机会，而且要发挥自己的才能。

问题在于，纳粹才不管这些，在他们眼中，只要你出生在犹太人家庭，你永远就是犹太佬。不管你信不信犹太教，遵不遵守教规，他们都不在意。纳粹最先“解决”的，是那些具有明显犹太种族特征、坚持犹太信仰和习俗、从外貌可以辨识出是犹太人的人。但是，谁要是自认为自己除了有犹太祖宗外，其他方面都和“优秀的”雅利安人一样，因而无须为当前的时局担心的话，那么时间会给他一些新的认识。

阿图尔·艾亨格伦也没有很快认识到这一点。身为犹太人，艾亨格伦却没有娶犹太人为妻，加上巨额财富和较高的社会地位还是为他带来了一些生机，众多犹太族人的残酷命运并没有降临到他的头上。国内的反犹太宣传到处都是，令他不快，一些新的法令的实施也让他感到别扭，加之纳粹此时还顾忌自己在国际舞台上的形象，没有撕破最后的脸皮，当局只是通知艾亨格伦，若想保住赛纶公司的业务，就必须找一个“雅利安”的合伙人。如果合作，就能继续保持现状——至少目前能够继续过着上流社会的生活。如若不然，结果可想而知。艾亨格伦知道自己没有选择的余地，只有听任纳粹政府的摆布了，最终将自己一半的资产转移到了一名纳粹支持者的名下。顺便值得一提的是，他此时的生活中还有一段经历，在他柏林住所的大楼里，戈林也有一套豪华公寓。他和戈林偶尔会在电梯里相遇，但戈林并不知道他的身份，见到他和他的妻子时，戈林还会抬起帽檐致意。更出奇的是，有一次戈林竟然塞给他侄女一些糖果。

尽管阿图尔·艾亨格伦做出了种种退让，他的境遇却没有丝毫改善，社会地位也在步步下滑。1934 年，法本公司刚退休的科研人员阿尔布雷希特·施密特编撰了《化学工业在构筑世界中的作用》一书，以此介绍化学工业的发展。书中列举了世界化学工业领域中最重要的科学成就，大谈特谈德国人的贡献和法本公司的强盛历史。该书有一处值得注意的地方，在书的 775 页有 1 条关于阿司匹林的脚注，说它是拜耳公司的科学家费利克斯·霍夫曼所做出的“发现”。内容中有两点值得注意，一是年轻的霍夫曼看到父亲为风湿病所苦，服用水杨酸虽有效果，但副作用严重，于是潜心钻研一种没有副作用的新药，于是才有了阿司匹林；二是全部内容中只字未提阿图尔·艾亨格伦。

这段描述使得人们对于施密特所提到的这些内容源自何处充满疑问。实际上，在这本书出版之前，关于阿司匹林的起源已有定论，如前文所述，公认是阿图尔·艾亨格伦起了关键作用。提到是海因里希·德雷泽的文献资料至少有 2 份（分别于 1920 年和 1930 年发表），且都是卡尔·杜伊斯贝格授意的。这令人有些费解，细细想来，比较合理的解释只有两种：一是他真的弄错的了；二是他故意说错，以便掩盖公司的药理处处长不承认阿司匹林具有良好疗效的事实。

至于费利克斯·霍夫曼在研究阿司匹林中所起的作用，1934 年之前从未有人提过，他本人也没有任何争议和明确表示——不但对阿司匹林是这样，就连对“海洛因”这另一项发明也是如此。在合成这两种药物后没多久，他就离开了实验室，主管药品销售的领导工作。我们可以这样揣测，1934 年施密特出版这本书时向仍在公司任职的霍夫曼获取了素材。但是，我们很难认为他先是任由阿司匹林名动天下，保持沉默 37 年，突然有朝一日按捺不住心中的冲动，一鸣惊人地将发现阿司匹林的所有荣誉揽到自己的头上。[1]

会不会是施密特从其他人那里听到的呢？又或者是他自己胡编乱造的？此人已经去世多年，死无对证，想弄清楚是不可能了。不过，他的确有可能将从公司听到的一些零散的传闻东拼西凑，添油加醋，编成了一个看似完美的故事。然而，如果他真的编出了这么一个故事，为什么唯独把阿图尔·艾亨格伦这个被科研人员视为最出色的人物忽略掉呢？要知道，他的名下记着好几十项发明创造，在拜耳公司里的名气比费利克斯·霍夫曼可大多了！

如此看来，还有另外一种可能，就是其背后有一种力量在操控，有人在向刚刚掌权的纳粹献媚，想把这个在医药史上有伟大成果的阿图尔·艾亨格伦排挤出去。此时正是 1934 年，纳粹刚刚掌握了国家机器。是不是公司里有人考虑到在这个时候将医学史上最伟大的成功归功于一个犹太人实在是太不合时宜，因此授意施密特编造出一个迎合纳粹的说法？但是，考虑到大约就在同一时间，法本公司的主席卡尔·博施向希特勒大力宣扬犹太人对德国科学做出的重大贡献及其重要性，因此这种设想并没有完全站住脚。不过，再看后来艾亨格伦的遭遇，这种设想也并非完全没有可能。

即使是这样的书籍出版以后，艾亨格伦也并没有出面澄清这个问题——或许是没看到书，或许是觉得不值得争辩。即使他看到了，也许会觉得书中史料并不真实，根本不屑一顾。如前所说，在他看来，家人和业界同人知道

---

1 阿尔布雷希特·施密特的书出版以后，霍夫曼仍旧没有发表任何有关阿司匹林的资料。他一直沉默，直到 1945 年去世。倒是在 1928 年时，阿图尔·艾亨格伦在公司内部发表的一篇文章中，附带提到了霍夫曼当时制备了这种药品，但没有提到后者这样做的原因——也许他认为没有将这一点详细交代的必要。——作者原注

足以让他满足，其他人的看法，一概不用关心。况且，阿司匹林只是他许许多多发明中的一个，实在不值得为它做什么争论。也有一种可能，就是他意识到自己的处境。1934 年的德国，对所有犹太人的形势都不妙，他自己不就是刚刚把一半资产划给了一名纳粹支持者吗？再强出头的话，可能会为自己带来更多的祸端。此时，沉默是金。

总之，施密特写书的事情就这样渐渐冷淡下来。此后，艾亨格伦的生活却过得越发艰难。反犹太的声音越来越大，虽然他的赛纶公司交出了一半的资产，但客户们只愿跟纯“雅利安人”产权的企业打交道。迫于无奈，1938 年，艾亨格伦卖掉了手上的全部股权，将实验室搬到了柏林的公寓里面。他还将许多其他投资交给纳粹政府，以此换取一堆不值钱的国库券。但是纳粹政府并没有就此放过他，而是制造出了许多花边新闻，一份纳粹的小报上刊登出这样的消息：艾亨格伦这个犹太佬，怎么也配跟我们的威廉·戈林同住一栋公寓楼？无奈之下，艾亨格伦只得选择搬家。没过多久，“水晶之夜”事件爆发，纳粹分子疯狂挥舞棍棒，对犹太人的住宅、商店、教堂进行疯狂的打、砸、抢、烧。希特勒宣称，不准犹太人在德国的经济生活中起任何作用。随后，第二次世界大战爆发，艾亨格伦后悔莫及，此时想要离开，已经没有机会了。他享受惯了的上流社会的生活一去不返。

但他还是竭尽全力支撑着。艾亨格伦依靠他的第三任妻子雅利安人身份的屏蔽作用和一些朋友的帮忙，勉强度日。比起其他族人的境遇，他的日子已算得上是不错的了。然而，1941 年，艾亨格伦设法到慕尼黑参观了德意志博物馆，他发现自己不仅在阿司匹林药品的问世中被完全抹去了痕迹，就连醋酸纤维素的发明也没有他的份儿。他这才发现，必定是某些身居高位的人否定了他这个犹太人的贡献。这件事也对他造成了极大的打击，这次参观真正让他认识到了现实的残酷。

与此同时，纳粹对犹太人的大规模集中流放正在加速进行中，纳粹政府对犹太人发布了无数的规章和限制。艾亨格伦深知纳粹当局对自己的不满，也深知身为雅利安人的妻子对自己的庇护作用已经微乎其微，当局可能会随时找借口对自己发难，因此行事说话处处谨小慎微。

尽管如此，他的妻子还是犯了一个小小的错误。1943 年，露茨要给政府写一封信，按照纳粹制定的种族法，犹太人在书写自己的姓名时，姓氏之前必须加上“雅各后代”几个字，但是露茨找到的信纸上并没有印刷这几个字，自己也忘了补上，因而被公司职员检举，艾亨格伦因此进了监狱，蹲了 4 个月的大牢。事情远远没有结束。出狱后没多久，纳粹再次因此次事件对艾亨格伦进行宣判——纳粹时代对犹太人一“罪”多判的情况并不少见。这一次，他被关进了纳粹在特雷津建的集中营。

这座集中营生活条件恶劣、待遇极差，但说实话，比这糟糕的地方多得是。特雷津是奥勒河畔的一个小镇，靠近布拉格，小镇上有一座古堡，古堡旁边连着一个修有围墙的村寨，远远看去就像一处犹太社区，与纳粹在其他地方修建的灭绝营大不一样。纳粹把这个小镇建成这样也是出于应付国际红十字会检查的考虑。所以，这里的条件比起其他集中营来说，不算十分不堪。战争伊始，有好几千名上了年纪的犹太人被纳粹靠着种种手段以“志愿者”的名义弄到了这里。不知道是外面有人打招呼，还是艾亨格伦买通了集中营里的警卫，艾亨格伦居然在监狱里享受了一个单间，这恐怕是最难得的待遇了，这也足见集中营的腐败。

但他很快就看到，特雷津集中营光鲜的外表后面，党卫军的凶残与其他集中营并无二致。党卫军凶狠残暴，集中营寒冷刺骨，开枪杀人、殴打折磨随处可见，食物配给只是不至于饿死，没有药品，没有医疗。即便是像艾亨格伦这样为德国医疗事业做出过巨大贡献的人，在他被检查出糖尿病之后，也无人照顾。每隔几天，就会有一列火车将集中营里的老弱病残送往奥斯维辛集中营，那是一个更加可怕的地方。艾亨格伦却在这里苟活了下来，大概是因为他明白，特雷津集中营只是一个中转站，下一个目的地只会更加可怕。

让他坚持下去还有一个原因，或许是因为他不甘自己的诸多科学成就遭到如此抹杀，即使是在这样的集中营里，艾亨格伦还是决定要给自己正名。于是，他给当年他在拜耳公司工作时的上司（现任职于法本公司）写了一封信，详细叙述他在阿司匹林开发中所起的作用。

没人知道这封信是怎样寄出去的，经历了怎样的磨难，得以通过连绵战火，最终在 1944 年年末送到了法本公司上层人物的手中。信件送达时，苏联红军正在东欧向西迅速挺进，各同盟国成员的军队也自西向东横扫，空军不分昼夜地轰炸德国的公路、铁路、桥梁和工厂。尽管阿图尔·艾亨格伦不指望这能解决什么问题，但是一旦信件送出，他就是给了自己希望，这也是他活下去的理由。1944 年年底，俄国人逼近特雷津，在党卫军首领希姆莱的命令下，集中营领到了齐科隆 -B，又开始修建毒气室。命运，悬于一线。幸运的是，当苏联红军抢先到达集中营时，毒气室也即将在几周内完工。幸存者们获救了。但是，这些幸存者见证了在过去的两年中，有 3.4 万人死在这里，有 8.3 万人从这里转移到波兰的其他集中营，然后死去。

1945 年下半年，艾亨格伦回到了柏林（他和集中营里的其他囚犯先步行 40 英里到布拉格，然后在那里等了几星期，才有车送他们返回德国）。再见柏林，已是面目全非，满目疮痍。党卫军在最后的挣扎中毁掉了艾亨格伦的公寓和他所有的财产，他的产业也被虢夺得一干二净，他一无所有，不名一文，唯一值得庆幸的是妻子露茨还活着。他盘算了一下眼前的状况，想要重振原先的企业基本上没有可能，实验室也被毁得差不多了，加上身体状况太糟糕也没法开展工作。对于艾亨格伦来说，科学事业上的名声才是一切。而他应有的名声因为自己是犹太人而遭到了剥夺。在九死一生之后，他现在能做的只有一件事情：为自己挽回科学事业上的声誉。他和妻子搬到了温暖的巴伐利亚州，在那里完成了自己的最后一篇文字。

1949 年是阿司匹林问世的 50 周年。艾亨格伦的这篇《阿司匹林的五十年》发表在鲜为人知的《药学杂志》上。文章中，他又简明扼要地重述了当年写给法本公司的信中所提及的一切，讲得坦率可信。他叙述了阿司匹林的问世经过，详细介绍了他本人、费利克斯·霍夫曼、海因里希·德雷泽分别做了哪些工作；他是如何要求费利克斯·霍夫曼合成乙酰水杨酸的；霍夫曼接受任务时并不知道该指派的目的；德雷泽不肯安排临床应用时，他以身试药，并安排费利克斯·戈尔德曼医生在柏林实验；德雷泽的指责、卡尔·杜伊斯贝格的帮助，再次临床实验取得了良好的效果等，文章内容翔实、脉络清晰，毫无遗漏。这些内容，只会出自真正掌握实情的人的手中，当时的整个过程也是经过长时间的回忆之后再现的。

文章刊发于 1949 年 12 月，文章发表后，仅过了十几天，82 岁的阿图尔·艾亨格伦便带着遗憾离开了人世。或许是因为文章的发表，他才走得如此安详。因为他相信，自己开诚布公的说明一定能让世人知道真相，也能让世人了解到他才是让阿司匹林这一灵药真正得以面世的关键人物。

只可惜，现实并不如艾亨格伦想象的那般如意，他的这篇文章并未引起太多的关注，而他所描述的真相也一直到 50 年后才真正为世人所知。“二战”结束后，法本公司被解体，一个新的拜耳公司取而代之。关于阿司匹林的发源，这家新公司仍旧坚持了是发明人费利克斯·霍夫曼、海因里希·德雷泽促成了药品进入市场的说法。甚至到了 1999 年阿司匹林问世 100 周年纪念时，这种说法仍旧没有改变。或许是不为人知，或许是刻意避免，不管是何原因，阿图尔·艾亨格伦的名字从未在任何仪式和纪念文字里出现过。直到苏格兰斯特拉斯克莱德大学的医学史学者沃尔特·斯尼德在其研究过程中发现了各种端倪，并深入研究，发表了一系列学术论文，才使得阿图尔·艾亨格伦是关键人物的部分事实渐渐浮出水面，为大众所接受。直到今天，拜耳公司仍旧没有承认艾亨格伦在发现阿司匹林中的主要作用，对各种质疑含糊其词，只是含糊地承认艾亨格伦有可能是阿司匹林故事中的一个角色，但并不是主角。但是在大量的证据面前，拜耳公司的这一说法很难站得住脚。

20 世纪 40 年代中期，法本公司与纳粹的关系几乎算得上密不可分，已经成为“第三帝国”这部疯狂的战争机器中一个提供强大动力的零件。希特勒发动了牵动全球的第二次世界大战之后，所有的德国人和德国机构都被卷进了这个巨大的旋涡之中，当然有些是被逼无奈，也有的选择主动向旋涡中心的纳粹靠近，法本公司就是其中之一。战争过程中，法本公司不仅为纳粹政权提供了大量的弹药、毒气、合成石油、合成橡胶等战略资源，也研制和生产了大批重要的药品。此时的法本公司已经失去了灵魂。尽管公司众多职工，甚至包括首脑们在内，对“元首”的疯狂行径心存疑虑，但没人站出来表示质疑，也无法改变事实，大家都选择了保持沉默，在沉默中看着德国陷入罪恶的深渊，并跟着一起坠落。

此时的法本公司，总的来说已经失去了灵魂。最初那个有胆识、肯进取、求壮大（就这三个特点来说，这个卡特尔与美国通用汽车和英国石油公司一样，并无不合法之处）的卡特尔，摇身一变成了一个纳粹政权荼毒生灵的工具。法本公司的很多雇员都会为纳粹效命，竭尽全力。法本公司在当时即使算不上世界上最大的企业，但在德国还是首屈一指的。正是有了法本公司的推波助澜，才使得希特勒的种种计划变成了现实罪行。

我们从法本公司诸多行为中的三件事实来加以说明。第一，正是有了法本公司上百万马克的捐款，纳粹奥斯维辛灭绝营才得以建成，因此，他们对那里发生的惨绝人寰的悲惨事件罪责难逃。第二，法本公司利用其与党卫军的特殊关系，在奥斯维辛集中营的 3 号营地摩洛维茨修建了一家集中营工厂。恶劣的生活环境和繁重的体力劳动，使这家集中营工厂变成了人间地狱：工人在该工厂的平均寿命竟然只有 3 个月，成千上万的囚犯在这里死去。第三，法本公司支持并直接聘用纳粹医生和研究人员，用集中营的囚犯进行医学实验，几千人成为医学实验的牺牲品，在这里受尽非人的折磨，悲惨死去。

仅通过一个悲惨的实例，就足以说明法本公司道德沦丧简直到了无以复加的地步。我们再来看一对同卵双胞胎姐妹的悲惨经历。1944 年 3 月，一对 10 岁大的双胞胎姐妹被塞进运输牲口的火车，运往奥斯维辛集中营。她们姓莫泽什，名字分别叫埃娃和米丽娅姆，出生于罗马尼亚的一个小村庄波尔茨。一到集中营，这对双胞胎姐妹就被迫与父亲和两个姐姐分开，母亲死死守护也无济于事，一名士兵过来将她们拖走了，这是她们与母亲见的最后一面。

悲惨的命运才刚刚开始（埃娃在灭绝营第一次去上厕所时，看到了地上的尸体）。直到这时，她才终于明白，自己是被专门挑选出来进行活人实验的，而像她一样的孪生子在集中营里共有 1500 对。纳粹分子中有一个臭名昭著的约瑟夫·门格尔医生，对研究同卵孪生子十分着迷，他的这一兴趣与纳粹种族观念臭味相投——如果能够通过研究孪生子的生育奥秘，解开人类繁衍之谜，就会有助于具有优秀血统的雅利安人更多更快地出生繁衍，纳粹德国就能更快地统治整个世界。因此，他需要活人进行实验——将孪生子中一个作为实验品，另外一个充当参照物。此外，约瑟夫·门格尔还肩负着将法本公司名下的拜耳公司生产的药品进行实验的重任，实验对象当然就是奥斯维辛集中营和灭绝营的这些犯人。

莫泽什与其他被选中的孪生子一起，开始经历种种非人的实验的折磨。有的被以不同的方式去除生殖器官、弄瞎双眼、割去头颅，有的被故意染上各种疾病。几个月的时间内，埃娃和米丽娅姆接受了上百次的药物注射，之后，埃娃发起了高烧，四肢肿大了好几倍。在此期间，她们见到了约瑟夫·门格尔本人，甚至有一次，他就站在埃娃的床头，一边阅读埃娃的病例，一边笑着叹息："那么年轻的小姑娘，只能活两星期了，真是太可惜了！"她们对自己被注射了什么药品不得而知，但是在解放奥斯维辛集中营后，在集中营和灭绝营的实验室里发现了编号为 BE-1034 的样品，被怀疑是法本公司名下的拜耳公司药研部门针对斑疹伤寒开发的实验药品。

法本公司对门格尔的人体实验进行了直接资助，并且出手阔绰，党卫军则源源不断地为集中营送来活人实验对象。还记得当年那个代表拜耳公司与施德龄产品公司打交道的威尔海姆·曼吗？现在，他负责代表法本公司与集中营的党卫军分子联系，后来又被派到摩洛维茨化工厂担任总监。[1] 他在与一名集中营的党卫军分子联系的信中说道："随信附寄支票一张。你我双方都同意让门格尔医生将实验进行到底。元首万岁。"由此我们可以看出，法本公司对门格尔的资助证据确凿，威尔海姆·曼清楚地知道每一笔捐款的去向。

公司尚且如此，更何况公司里的人了。法本公司里也有直接参与犯罪活

1 此人还是法本公司下属的那个生产齐克隆 -B 毒剂的德意志害虫防治公司的董事。——作者原注

动的人，海尔穆特·费特尔博士就是其中一个。海尔穆特·费特尔是党卫军成员，曾在拜耳公司和法本公司工作了很长时间，后来辗转来到了奥斯维辛集中营。1943 年，为了测试公司新药的效力，他将链球菌注射进 200 名妇女囚徒的肺泡之中，导致这些人全部罹患肺水肿而死亡。可恨的是，他并不因此感到难过，反而觉得心安理得，并将实验结果写成论文发表。后来，他的这篇论文还被收入德国军事科学院的文集，以表示对法本公司研究新药的嘉奖。他在给公司的信中说："能够在这里进行实验，我将全身心投入研究，这里简直是学术的天堂。"最后，他被宣判为战争罪犯处以死刑。

不幸中的万幸是在 1500 对孪生子实验对象中，有 200 对幸存了下来。埃娃和米丽娅姆姐妹就是其中之一。活下来的人们向全世界公布了他们在奥斯维辛的悲惨遭遇，向世人揭露了纳粹灭绝人性的残忍行径。集中营长期的摧残对他们的身体造成了不可逆转的影响，米丽娅姆的肾脏被严重损坏，后来死于癌症。埃娃婚后多次流产，还罹患结核病。她先在以色列生活了一段时间，后来移民美国，定居在印第安纳州的特雷霍特，至今仍活在人间。在那里，埃娃管理着一座小小的博物馆，以此纪念死于纳粹大屠杀的人们。1992 年 2 月，包括埃娃在内的 100 名大屠杀幸存者联名，向德国一批医药公司提出指控。他们控诉的理由是，在大屠杀期间，制药公司向党卫军提供毒害性药品在囚徒身上进行实验，并使用实验结果提供的信息制造出售新药牟取暴利。在被指控的公司名单中，拜耳公司的名字赫然在列。不久前，埃娃表示：

我已经宽恕了纳粹，把自己从奥斯维辛的苦难中解放了出来，现在，我是自由的了。但宽恕并不意味着他们不需要承担责任，如果他们拒不承担，他们就永远不会享受到自由。尽管事情已经过去了 50 年，现在的公司员工也不再是以前的那些人，50 年前的那些人也都已经死去，但这家公司应该有勇气站出来，坦诚地承认自己过去的行径。

埃娃还告诉人们，她现在拒绝使用拜耳公司的任何药品，包括拜耳阿司匹林。

法本公司有很多人都参与了纳粹的暴行，在最后被送上纽伦堡国际军事法院接受审判的只有具有最高决策权的 23 人，而这 23 人中，最终有 11 人被无罪释放。威尔海姆·曼让法庭相信他是被胁迫而犯下的罪行，因而被宣判无罪；法本公司董事会主席卡尔·克劳施被裁定有罪；特·梅尔因与摩洛维茨劳工营有关而被判入狱 7 年。在法庭上申辩时，他为自己的行为辩解说："集中营的犯人早晚都会被杀掉，所以怎么对待他们并没有多大的区别。"

纽伦堡国际审判结束后，同盟国就解散了法本公司。取而代之的是 3 个企业：赫斯特公司、巴斯夫公司和拜耳公司。拜耳公司重新回到了药品研制和生产上，大体跟卡尔·杜伊斯贝格在世时差不多。在经历了风雨之后，阿司匹林仍然是拜耳公司最成功和利润最高的产品。1956 年，弗里茨·特·梅尔出狱，担任拜耳公司的新一任总裁。

第三部分

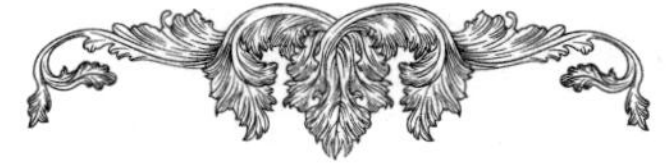

第十章

溶解带来新升级，竞争付出高代价

1945 年 11 月的这一天下午，乔治·科尔曼·格林显得异常烦闷，他不知道自己搬到这个新地方是不是一个正确的抉择。他从新住所的窗子向外看，大雾笼罩着街道，给他送家具的货车谨慎而缓慢地前进，雾气偶尔飘散，隐隐约约可以看见战争留下来的废墟。街道上的行人因为寒冷而把身上的衣服裹得很严实，隐隐传来的阵阵汽笛声敲击着耳膜，因为雾气的遮挡，无法看到河流的影子。

这个属于英国约克郡的赫尔市显得既阴冷又悲凉，“二战”刚刚结束，战争给这座城市带来的创伤举目可见。

因为这里是英国东岸偏北最重要的海港之一，加上恰好处于德国轰炸机的单飞航程之内，所以“二战”时期，这里理所当然地受到了纳粹空军的重点“照顾”。好在战争终于结束了，现在的赫尔市摆脱了战争的影子，但战争留下的创伤远未恢复，各种废墟依然存在，等待着重建。不过，随着战争的结束，城市的运转逐渐恢复正常，方方面面有了复苏的迹象，世界上最大的深海捕捞队已经重新开始在北冰洋因战事而中断的大型作业。靠着自己的勤劳和亨伯河优越的交通条件，大大小小的工商业又重新恢复生机。利高曼公司就是其中一家。利高曼公司是英国一家老牌的生产居家用品的日化公司，在“二战”之前，它所生产的产品在英国广受人们青睐，尤其是当地的家庭主妇对于利高曼所生产的“巴素擦铜水”“滴露消毒水”“红胸雀浆洗衣粉”等家居用品更是爱不释手。“二战”后，百废待兴之中，利高曼公司也开始拓宽业务领域。乔治·科尔曼·格林就是利高曼公司派来赫尔市开拓新业务的主管，这是他第二次来到赫尔市，这一次他将把这座城市写进了阿司匹林的历史。

伴随着乔治的到来，始于 7 年前伦敦盖伊医院的一系列事件进入了高潮。1932 年问世的胃镜是一种医疗器械，主体部分是一根装有细小探照灯和镜子的又细又长的橡皮管，它可以从病人的食道进入胃里，这样医生就能通过它观测到病人胃黏膜和胃壁的状况。这个仪器在实际操作中相当困难，医生需要经过反复的实践和练习才能熟练使用。在伦敦盖伊医院这座条件优良的医院工作的著名内科专家阿瑟·杜斯韦特用胃镜替病人做检查已经好几年了。1938 年年初，杜斯韦特在给一位刚服用过阿司匹林的病人进行胃镜检查时，偶然发现胃镜下的胃壁褶皱中有部分阿司匹林没有消化，胃中药片残留的部位呈鲜红色，并有发炎的症状——这说明阿司匹林对胃部产生了刺激。这一现象引起了他的注意，经过一系列的研究并证实了自己的发现后，他在《英国医学杂志》上刊登了自己的结论。很快，其他医生也进行了类似的观察，在此基础上，以这一理论解释了以前很多无法解释的现象。次年，另一位著名的内科医生阿瑟·赫斯特在《柳叶刀》杂志上撰文介绍了他的一位病人的情况。这位病人在家里有呕血的症状，但是进入医院之后，这一症状却离奇地消失了。赫斯特医生对此非常好奇，在详细了解了这个病人的病史之后，发现病人在家中服用了阿司匹林，但是住院之后就停药了。联想起杜斯韦特的结论，赫斯特医生脑海中灵光一闪，仿佛突然抓住了点什么。他让病人服用一片阿司匹林之后，立刻对病人进行了胃镜检查，结果发现病人呕血与服用阿司匹林有着直接的关系。

对于水杨酸类物质，多年以来，医生们一直都怀疑其会对胃部产生刺激作用。正是为了避免它们对于胃部的刺激作用，所以科研人员才研发出了新药阿司匹林。在杜斯韦特发现这个刺激作用之前，人们普遍认为阿司匹林不会对胃部产生刺激作用，事实大致也是如此。大多数服用阿司匹林的人都不会觉得伤胃——只要服用阿司匹林的剂量不是很大。至于一部分人会出现伤胃甚至胃出血的症状，当时没人弄清楚这是因为这些人的体质较为敏感，还是其他的一些原因。由于当时服用阿司匹林的人数基数太大，即使只有少部分人出现伤胃、胃出血的问题，这一现象也不容忽视。

再来看阿司匹林伤胃的原因，其中之一便是一些品牌的阿司匹林的溶解速度过慢，药物残留附着在胃黏膜之上，导致胃黏膜受到损伤。杜斯韦特医生发现了这个问题，并且对此加以研究，最终，他发现在阿司匹林里面加入钙以后，溶解较快，有的胃壁发炎的情况完全消失，有的则大大减轻了发炎状况。但是加钙却产生了另外一个问题，加钙阿司匹林变得不易存储。钙质极易吸收空气中的水分，存放时间稍长，药片极易受潮变软，然后分解为水杨酸和乙酸，这就等于阿司匹林根本没有被合成。如果能够制成一种可以快速溶解的阿司匹林，就等于这种药“见效快”，也可以作为其上市的一大卖点。所以欧洲和美洲的一些药厂加大研发这一种极易溶解的阿司匹林，然而容易吸收水分后分解的问题却一直未得到解决。

“二战”前夕，英国的一家生产阿司匹林的小公司曾想和利高曼合作，希望借助这家化学巨头的力量来解决这个难题。但是后来却由于价格的原因，双方没有达成长久合作。可是这个问题却触动了一些利高曼公司管理人员的商业神经。他们将此问题转达给了公司的首席化学师史蒂文斯，让他就这一问题进行研究。可不巧的是数周后“二战”爆发，史蒂文斯跟许多其他研究人员一样投笔从戎，刚刚开始的研究项目也就此搁浅。

1941 年 7 月的一个夜晚，德国对赫尔市进行了空袭。不知道德国的轰炸目标就是工业区，还是原计划轰炸港口却炸偏了，炸弹炸毁了利高曼公司位于达姆松港的实验室，公司的研究资料和仪器设备全部毁于一旦。一位名为哈罗德·斯克鲁顿的工程师当时在这里进行烤箱碳垢擦粉新配方的研究，他的研究资料和设备也在轰炸中全部损毁。由于还有一年多才退休，他便向利高曼高层要求分配新的研究课题。课题缺乏的上司半建议半敷衍地将史蒂文斯的阿司匹林研究课题分给了他，要求他研发出一种易于溶解、对胃部没有刺激的阿司匹林，最重要的一点是药片的稳定性要强，且易于保存。

斯克鲁顿知道这项任务看似简单，实则不易。因为过去40年里，他的化工研究主要是针对家居清洁用品，从未与药品打过交道。而且，公司里也没有这方面的经验。再者，现在实验室毁于战火，他只能用最基本的设备凑合着干了。他也知道，战争时期只能多干事，少提要求。在距离退休只有几个月的时间里，动动脑，做做事，其实也不失为一件好事，不是吗？

斯克鲁顿拼凑了一些仪器，并且将实验室搬到了幸存场所之一的洗衣房，便开始啃这块硬骨头了。如同当年的乔治·理查德·尼古拉斯一样，他认真地重温了一遍基本的化学知识。虽然关于阿司匹林的化学成分可以在很多化学教科书上搜集到，但是寻找阿司匹林容易分解的原因，并研究解决这一难题，着实不易。

他很快抓住了问题的关键——控制好时间间隔，而最棘手的问题接踵而至：拿什么来做阿司匹林的辅料，以便压制出来的药片易于溶解？这一步中关键的是不能使辅料在阿司匹林被血液吸收之前引发反应而分解，产生乙酸和水杨酸，由于游离状态的水杨酸对胃有刺激作用，且药效远不如与乙酸结合而成的乙酰水杨酸。因此，最为关键的是，找到的辅料必须能够保证阿司匹林在分解之前以完整状态被胃壁吸收，而且要在最后一刻才与阿司匹林反应——反应的速度必须足够快，此外还得是完全可溶的。要想找到这样的辅料非常困难，更何况，阿司匹林极其容易与水发生反应，哪怕是遇到空气中的水，也会瞬间分解成乙酸和水杨酸，因此，这种辅料还必须具有调节这一反应的能力。

在此之前，科学家们普遍使用能够迅速溶解的钙盐作为阿司匹林的辅料。但是，能够快速溶解就意味着阿司匹林能够快速分解。美国人研制的泡腾速效镇痛剂，就是将阿司匹林与碳酸氢钙即小苏打混合在一起。但是，斯克鲁顿觉得加入碳酸氢钙的阿司匹林不易储存，因而没有使用（早期制造的泡腾速效镇痛剂曾经在存储期间发生过不止一次的爆炸）。经过多次不同物质的实验，斯克鲁顿最终决定使用一种他认为最适合的辅料，即碳酸钙，就是人们常说的白垩，也称大白粉。

确定混合比例的过程把斯克鲁顿折磨得很凄惨。碳酸钙加入太多，药品就溶解得慢；碳酸钙加入太少，药物就会在被血液吸收之前就完成了分解。他试遍了各种类别和形状的碳酸钙，甚至还尝试在碳酸钙粉中添加浆衣淀粉——浆衣淀粉是在厂房的某个角落里发现的，已经很陈旧了。他将这些材料与阿司匹林混合放进一个金属罐子里，然后在工作台上来回碾压。机器的碾压声和他来回踱步的声音，使得挤在一起工作的员工心烦气躁、怨声载道。这还不算完，后来，他又找来一台老旧的压片机，哐当哐当地将粉末压制成型——大家的抱怨越发强烈了。但是没办法，还是得干下去。他对怨声进行自动屏蔽。他不停地碾，不停地压，尽管这个办法很古板，但这就是他的办法，他也只会用这种办法进行工作。日复一日，周复一周，月复一月，他不断地重复实验，退休的日子到了，他还在接着干。终于，1944 年 2 月的一天，他找到了梦寐以求的答案。

2 月 24 日，斯克鲁顿满心欢喜地向董事会提交了报告，他表示，他已经掌握了混合比例的数据，能够制出符合条件的阿司匹林药片，使阿司匹林能在快速溶解的同时，也具有存储时间长的功能，希望能进行临床实验和消费者实验。他也承认，至于一些生产方面的问题可能暂时解决起来比较难，但是也不是没有办法，希望能尽快进行实验。一个月后，利高曼公司的研究委员会召开的投产问题讨论会议上，有人表示“鉴于必要的基本原材料在供应上没有保障，成药进入市场需要等到战争结束才可以进行”。不过这已经是一个非常好的消息了，对于大家来说，这就表明药品可以进入生产阶段了。如此，斯克鲁顿的退休生活也如期而至了。

斯克鲁顿离开之后的一年多时间里，利高曼公司除了生产了一小批阿司匹林给医生试用以外，没有其他的动作。可能是苦于一时之间无法找到合适的人选来领导这一重要科研项目。公司的许多员工要么正在服役，要么正从事重要军事项目的研究工作。现在公司里确实找不到既具有科学知识又具有管理能力的人才。因此，新药片的生产又被耽搁了 14 个月。这时，有人想起了乔治·科尔曼·格林。

“二战”前，乔治·科尔曼·格林供职于伊普斯威奇市利高曼公司下面的一个叫萨福克化学有限公司的小企业。战争伊始，他来到公司物资供应部，连续 5 年负责为军队生产吗啡。后来，盟军大举进攻，他又跟着盟军部队跑遍欧洲，搜集德国的工业和科技资料。战争结束后，他并不知道自己是否还可以回去干自己的老本行，也不知道那里现在是否已经有人接手。正在踌躇之时，利高曼公司找到了他，询问他是否愿意去赫尔市接管阿司匹林的生产，面对这个新的挑战，他欣然接受了。

这座被战争践踏得满目疮痍的城市给他的第一印象已经相当糟糕了，再看看斯克鲁顿留下的这一摊子工作，他更觉得沮丧。前任留下的东西，仅仅是当年用作洗衣房的一间狭窄破旧的小房子里的一张工作台，还有一大堆手写的工作记录。手写工作记录中的具体细节也将他弄得头昏脑涨、稀里糊涂，这是当下急需解决的难题。乔治尝试重复斯克鲁顿做过的一些实验，但是试了好几次，都没能成功，合乎要求的药片依旧制作不出来。乔治几近崩溃——

不久，我便清楚地发现，他的配方和对某些原料的加工过程都极其不规范。按照他的制药方式，并不能保证阿司匹林大规模地生产，更别提很经济地实现了。然而，所有进行改造的实验流程，都会导致溶解速度减慢，增加对胃的刺激性和存储的不稳定性——违背了这一研究的初衷。

在格林眼里，按照斯克鲁顿的配方和流程，只能生产出少量合格的产品。说得不客气点，斯克鲁顿的这一套东西是完全不合理的。格林一度想和董事会摊牌，按照斯克鲁顿的套路，将永远没有结果。然而此刻却传来了好消息，斯克鲁顿留下的阿司匹林在伦敦教学医院进行临床实验的第一批结果出来了，乔治·科尔曼·格林将斯克鲁顿制作的第二批用于伯明翰儿童医院的药品进行临床实验，也有了结果，而且两份结果都令人十分满意。新方法制成的药片比老产品效果要好得多，对患有肺炎而大量用药的儿童患者尤其有效，伯明翰儿童医院已经提出了购买 2 万片药片的要求，且要求立即交货。

订货的消息在公司内部引起了兴奋的浪潮。乔治·科尔曼·格林却进退两难。他知道上司希望批量生产，然而现在的公司境况是没有厂房、没有设备，前任留下的资料依旧没有完全搞懂——

这一消息引起了高层人物的怀疑。其实，斯克鲁顿在自己的最后一份报告中已经清楚地表明了自己的态度是有所保留的。然而，高层们却没能全面领会，于是产生了误解。当然，他们最终还是实事求是地接受了我对公司目前状况的分析。但我的感觉是，这并没有使我的状况有任何改变。

他真是左右为难，难于登天。哈罗德·斯克鲁顿所制成的药片医学效果是非常显著的，但是他就是不知道如何利用现在的工业条件进行大规模的机器化生产。之前送检的药物都是用手工方式先将碳酸钙粉末和阿司匹林药粉掺在一起，然后倒入药模压制成形。但是这样的手工制作过程常常会有很多无法控制和预料的情况出现，很难做到施压适度，这样就造成了大量的原料浪费，每压出一片合格的药片，就会有十几片报废。就算能够用机器压制出松紧适宜的药片，也很难符合《英国药典》的精度规定——每片药的成分和比例必须精确相同。碾压很难达到精准，要么太紧，要么太松，如同难以调和的面粉团，要想做到每片规格一样，基本上没有可能。他唯一能够想到的方法就是将粉状混合物通过舂挤形成致密的大圆柱条，然后通过“筛碾”工序，一边碾磨一边过筛，最后将合格的部分送入压片机制成药片。

干过药品生产的人都知道，“舂挤”“筛碾”这两道工序需要专门的设备来进行，但是在 1945 年，英国很难找到这两种设备，赫尔市更不可能有。几经打听，结果令人失望，要定制这种机器，需要大约 5 年的时间。

为了解决问题，乔治·科尔曼·格林经过了长时间的努力，最后发现了一个硬道理，就是遇到不好用的设备，只能自己改进，自己解决。所有的科学家、工程师和发明家都是这样做的。乔治决定自己先试着改造几台战争期间没有被炸烂的用于制造浴盐的旧碾粉机，但是尝试失败了。于是，他向公司的机械部发出了求助。机械部有人曾在弹药厂干过，对单冲竿模压机略懂一二。他们又当钳工又当装配工，有时候还不得不冒着折断胳膊摔断腿的危险，好不容易才给这几台模压机装上了传动装置，用是能用了，就是看着怪怪的，就像是从漫画书里走出来的一样。然而这不是终点，这几台设备的完成只是一个开头而已。碾出的碳酸钙粉需要和阿司匹林药粉混合，再经过压片和干燥等工序，每一道工序都需要新机器，但是没有，所以只能一个个用现有装备改造。他总是竭尽全力去做。就这样，一部部奇形怪状的新机器不断地出现在实验室，都是用各种材料东拼西凑完成的——分批拌料机是仿造他看到的德国设备改造的，高温消毒炉是从陆军医院弄来的，锤式粉碎机是用实验室的各种设备拼凑成的，等等。

在乔治的不懈努力下，所有设备都安置在厂区的一个角落里，形成一个实验车间，进行试生产，以检验其基本生产流程是否可行。设备是到位了，但其间的波折可想而知。机器的磨合相当不顺利，要么电机过热而断闸，要么由于过高的湿度而导致原料成了黏团。总算开工了，但乔治和一直陪着他努力的助手弗雷德·杜克却没能松一口气，谁都不知道这些拼凑起来的机器会在什么时候抛锚。

医院良好的反响以及需求量的不断上升，使得实验车间忙碌不停。公司还不断将实验用药送往全国各地的医院，反馈也一直很好。这让公司高层看见了美丽的曙光，于是决定在 1946 年 7 月建立正式的车间。虽说新机器还要等上 4 年才能交货，但是新机器运用之后，药品的生产量将可以达到每周 180 万片。对于目前连 200 名消费者的试用药量都无法保证按时交货的乔治来说，这个决定不亚于一场生死博弈。但是，他还是打起了精神，选择了一步一步朝前走。

需要解决的问题一个接着一个，第一个就是命名。命名算是最简单的，取名为“易溶阿司匹林”，既指出了主要成分，又突出了可溶的特性。第二是药片的外观，最初的方案是压成两面都鼓起的双凸透镜片形，一面是阿司匹林，一面是碳酸钙。但是样品试制出来后，格林发现这样的药片装入瓶子后容易断掉。最后，他们让药片两面扁平平行，又将边缘压出倒角，这样大家都很满意。容器外观问题也让大家伤透了脑筋。原本计划用玻璃瓶，而且预定了一批，后来才有人想起，目前英国短缺吹制玻璃瓶所必需的煤。战争期间的煤矿是政府以行政命令从各行业中临时招募人员采集的，战争结束，这些“贝家小子”就重操旧业去了，一时没有足够的人手来顶替他们，因而煤炭供应十分紧张。召集了好几星期，玻璃瓶供应厂商给出了能按时交货的承诺，这个问题才得以解决。后期的宣传问题、药瓶的价格问题也一个接一个地得到了解决，每一个问题的解决就意味着离易溶阿司匹林上市更近了一步，与此同时，乔治担心他的老式机器会出问题的心事也更重了一层。他有时会去酒吧打打台球，希望能使自己紧张的心情得到一定程度的放松，可是效果却一点也不显著。他时常会考虑，他的机器真的能在正式生产的关键时刻达到要求的产量吗？

1948 年 11 月 20 日，对利高曼公司来说是一个非常重要的日子，公司决定要把易溶阿司匹林放到伦敦医药展览会进行展示。这次事件一旦成功，公司后续将向公众进行全面推广，同时一场声势浩大的广告宣传也将展开。公司计划进行大规模的生产，将定量的药片附以说明赠送给全国的医生和化学领域的工作人员，来应对外界的种种询问。这一举措就意味着乔治的机器将要全面运行。尽管乔治·科尔曼·格林一百个不放心，但是现在他已经管不了那么多了，只能听天由命了：

我们尚未解决的技术问题还有很多，要求实验车间按期实现全面投产是不可能的。这是负责商业运营的那批人不顾现实硬要超前的结果。尽管我表示反对，但是毕竟力量微弱，并没有阻止委员会所做的决定。所以这场博弈——从技术角度来说——已经是势在必行了，并且只能赢不能输。

不知道是运气使然，还是什么别的原因，反正机器的运行超乎他们的想象，到了开幕式的那一天它仍然保持着正常运行。当天，他与公司的销售人员一起站在展台上。湛蓝色的站台上，中间竖着一把白色的小剑，这就是易溶阿司匹林的商标，所有包装小瓶的正面都印着这个图案。展览会非常成功，达到了公司的预期——而这也正是乔治·科尔曼·格林暗暗担心的，易溶阿司匹林一时之间成了家喻户晓的药物，一炮走红。

接下来的几个月，利高曼公司赫尔市分部的人们被折腾得够呛。当初建立实验车间，是为了解决制药过程中可能出现的问题，但现在几台机器被迫担负起正式生产的重任，而且生产规模远超出了预期。对于药物的需求越来越大，从以前的只有医生需要变成了公众的非处方药需要，数量之大也远超出人们的预期。工人除了两班倒生产，为了避免湿气过重影响到药片的质量，还得时不时地出去一段时间。这样困难的情况下，格林居然将生产支撑到了新设备的到来。他说："我想，董事会里可能不一定有人知道，这里的情况是何等糟糕。"

可以说，格林创造了一个奇迹。在 3 年多的时间里，面对战后的种种困难和受限制的环境，在从未有过医药研制经验的企业中，格林靠仅有的几片手工药物和手写记录挽救了岌岌可危的易溶阿司匹林，将其发展成为国内最畅销的止痛剂，并且借着从被炸毁的厂房里找到的零件和废弃的仪器，建立了大规模的生产车间，还凭借着顽强的拼搏精神，肩负着来自商业和技术的双重压力，实现了易溶阿司匹林的持续生产。易溶阿司匹林的问世，是科学史上的巨大突破，对此哈罗德·斯克鲁顿自然功不可没，然而，要是没有乔治·科尔曼·格林的巨大努力，它有可能不会出现在市场上。

易溶阿司匹林获得了巨大的成功，国内外都对它青睐有加，连续几年，它的销量都让其他替代性药物不可企及。它是欧洲唯一效果良好的阿司匹林，绝对性地压倒了竞争对手。利高曼公司的宣传广告"请服用阿司匹林——要服就服易溶阿司匹林"，在今天看来平淡无奇，当时却获得了绝佳的宣传效果。1952年，斯克鲁顿的配方被载入《英国药典》，其他厂家争相配制，但始终没有人能够改变利高曼公司的市场份额。

其实，当时人们并没有意识到，易溶阿司匹林正出现在普通阿司匹林开始走下坡路的时候。在过去半个世纪，只有易溶阿司匹林鹤立鸡群，高高在上，成了市场上唯一有效的非处方止痛药。战争、封锁、流行病、个人野心、政治图谋和商业诡计都没能阻止它大众化的步伐，反而还对它的迅速流行起到了促进作用。大量的厂商通过它获取了巨大的利益，然后又通过铺天盖地的广告，不断巩固现有地位，并挖掘出更大的市场需求。竞争也越来越激烈，在接下来的20年时间里，阿司匹林的各个生产厂家不遗余力地吹嘘自己的产品，抛开事实硬说自己的产品与其他牌子有着本质的区别。

事物总是新旧更迭得格外迅速，阿司匹林不可能一直占据市场。虽说各大生产厂家都开始磨砺刀枪，准备在下一轮的竞争中抢占先机，但医药界总有人在寻求新的止痛药物。而这种新药一旦出现，靠阿司匹林生存的企业就会迅速群起而攻之，将其极力扼杀掉。

说来有趣，第一个想要分享阿司匹林巨大市场的正是当年建起这个市场的力量之一。英伦拜耳有限公司原来是拜耳公司在英国建立的桥头堡，后来，卡尔·杜伊斯贝格和威廉·韦斯经过一番交手，施德龄产品公司从英伦拜耳有限公司拿走了一半的所有权。1949年，由于同盟国将法本公司解体，施德龄产品公司又从英国商业部中买走了英伦拜耳剩下的一半所有权。

随着施德龄公司与纳粹德国勾结的事件曝光，施德龄公司便处于不利地位。新任主管策划了一套重整旗鼓的计划，以重新确立其国际地位。将英伦拜耳有限公司整体收入囊中，也是其计划的一部分。与此同时，施德龄公司大刀阔斧地改组企业业务方式，现在手中的英伦拜耳公司就以开发新药为主，只保留了少数的“规范药”和阿司匹林。

不幸的是，阿司匹林一直在走下坡路，销量一直处于下降的趋势。从“二战”开始直至结束，英伦拜耳有限公司的市场份额不断被阿斯普洛、易溶阿司匹林等药品蚕食。到1950年，英伦拜耳有限公司的产品销售收入更是降到了 10 万英镑。生存的途径只有两条，一条是更新促销策略，另一条则是开发新的阿司匹林产品，进一步抢占市场。很明显，英伦拜耳有限公司开始研发新的产品。

虽然阿司匹林垄断了市场半个多世纪，但是从理论上看，有止痛功效的药品应该还有很多。其中一类是与阿司匹林同源的药物，这些都跟 19 世纪上半叶最早由德国人分离出来的苯胺有关系。这类药物还有一个共同特点，就是化学名称复杂，但是为了方便商业活动取了简单好记的商品名称。最早的叫安替比林，是 1883 年路德维希・克诺尔发现的，后来卡恩与埃普将苯胺乙酰化得到了乙酰苯胺，将其命名为退热冰。拜耳公司也在 1888 年取得了巨大成就，从名叫对硝基苯酚的废弃物中得到了一种物质，其正式名称为对乙酰胺基苯乙醚，在作为药品出售时被另外命名为非那西丁。

这些另外又有俗称的合成化学药品都曾红极一时，且盈利颇丰，但随着时光的流逝，现在都已风光不再。究其原因，无非有两种，一是发现有副作用，二是被阿司匹林踩在脚下。还有一些止痛药是以作为阿司匹林添加剂的成分出现的，它们的处境要稍稍好一些，但药效并没有比单纯的阿司匹林强到哪里去，无非是弄出一些噱头，以促进销量。最能起代表作用的当属美国生产的安那辛和埃克德林。安那辛是美国新研制出的并大力推广的阿司匹林新品种，在英国俗称“安那丁”，实际上就是往阿司匹林中添加了一些退热冰和咖啡因，后来变成只加咖啡因。“埃克德林”也是在阿司匹林中添加了非那西丁和咖啡因，以及极少量的水杨酰胺。这两种药品，其主体还是阿司匹林。

英伦拜耳有限公司研制新药的范围，已不再仅限于苯胺这种快被人们遗忘的物质。在它研制的物质中，有一种名叫对乙酰氨基酚的药物，其正规学名是对氨基苯酚 N- 乙酰苯胺，英文为 N-acetyl-para-aminophenol。它在 1878 年第一次实现人工合成，人们一度认为其药效不亚于非那西丁，因此它获得了一个俗名：醋氨酚——出现俗名，就意味着有人打算用它来赚钱了。好景不长，接下来的实验证实了它的副作用严重，因此没有药厂愿意生产，刚面世就遭到了雪藏，与其他众多同样曾经被寄予厚望却最终令人失望的物质做伴去了。

耶鲁大学和纽约大学的科学家做了一系列的研究，让醋氨酚重新出山。耶鲁大学的一些科学家在对对乙酰苯胺即退热冰进行研究时，意外发现乙酰苯胺进入人体后会经过代谢转变为对乙酰氨基酚，从而产生止痛效果。两年后，纽约大学科研人员再次发现，对乙酰氨基苯乙醚也会在人体内转化成对乙酰氨基酚，且具有止痛功效，极其重要的是，他们并未发现这种药物曾经被证实的严重副作用。

英伦拜耳有限公司常务副总经理洛里·施帕尔东注意到了这些资料提供的信息，也派人进行了研究，得出了上述同样的结论。这为新药研究指明了方向。在此基础上英伦拜耳有限公司十分顺畅地开发出了一种新型止痛剂，他们将其命名为退热净，1956 年，伴随着一番鼓吹，在英国登场。

退热净上市之初获得了很大的成功，而这看起来竟然与阿司匹林的宣传不无关系。当时，易溶阿司匹林即将登上英国止痛剂行销的第一名，利高曼公司对于易溶阿司匹林的无刺激、不伤胃的噱头进行大力宣传，意在告诉人们这种药不会像普通阿司匹林那样刺激胃部。这就等于让公众对阿司匹林有一个新的认识，因为大多数人根本不知道阿司匹林还会有伤胃这一说。因此，利高曼公司这一招尽管在短时间内取得了良好的效果（公众普遍接受的是服用起来感觉最好的药物），但归根结底这是亮出了一把双刃剑，最终是伤敌一千，自损八百。大家越是相信易溶阿司匹林比普通阿司匹林的副作用小，越会导致更多的人对于阿司匹林里面的成分具有刺激作用的怀疑，认为还是根本不要服用任何一种阿司匹林为妙。因此，阿司匹林的声誉在英国开始下跌。此时，退热净出现在公众的视野中，它作为一种新型的止痛剂，不含阿司匹林里面的任何成分，且对胃完全无刺激，而作用又与阿司匹林相仿。自然而然，所有的阿司匹林，包括易溶阿司匹林在内，销量都出现了下滑。[1]

1　后来的事实证明，退热净这种新药也不是没有缺点的。——作者原注退热净的成功不仅仅影响到了其他公司的阿司匹林以及其他止痛药的销量，而且对其所从属的施德龄产品公司的普通阿司匹林的销量也造成了影响。虽然它在英国的总销量不大，并非性命攸关，但还是引起了总公司的关注。所以，施德龄产品公司决定：不准退热净进入美国市场（这一决定后来让施德龄产品公司后悔莫及）。退热净在英国的销售热火朝天。虽然在其面世后的前 15 年只作为处方药销售，但医生们很快就大量开出这一药品。最初给它起的这个俗名也上口易记，这可是向卡尔・杜伊斯贝格学来的高招。医生们太忙了，在处方单上写“对乙酰氨基酚”不方便，写“醋氨酚”又不够形象，写“退热净”就感觉好多了。由此带来的高销量，乘以很高的单价，这让英国国民医疗服务总局开始担心自己的开销问题，生怕自己负担不起。为此，它发动了一场声势浩大的反宣传战，还特别在 1963 年英国的官方出版物《伦敦公报》上公布退热净的各种药学参数，期望各大医疗企业参与竞争，使其不再昂贵。它甚至还给这种预计在未来能够出现的新药先起了一个新名称——扑热息痛，而且期望其能够在医药领域取得与阿司匹林一样的成功。

这一做法作为长期性的战略是有效的，但并没有立竿见影地给拜耳公司以重创。没过多久，它就将退热净作为非处方药销售给公众，使其更加大众化。如此一来，原来需要去医生那里开处方拿药的人现在都可以直接去药店买了。随后，生产扑热息痛的企业应运而生，此后，退热净还是在市场上领先了很多年。再加上止痛药在英国销量的不断上升，长时间的累积效应也是相当客观的。20 世纪 70 年代，扑热息痛和退热净占领了很大一部分原先由阿司匹林占据的市场份额，并分别占据了市场的半壁江山。这等于是向阿司匹林这一人气最旺的药品发出了一个严重的警告。

英国医药市场竞争虽然如此激烈，但与美国比起来，却差远了。“二战”之前，施德龄产品公司生产的阿司匹林一直在美国占据巨头地位，其对手向市场推出的各种极具诱惑的新产品，都未能撼动其老大的地位。就在它一心一意地处理与法本公司的关系时，却犯了一个根本性的错误，就是认为它所占据的国内市场稳如泰山，无须任何担心。然而，正如亚里士多德所说的

“自然怕真空”，医药领域也是如此。它的敌手们趁其不备乘虚而入，继而痛下杀手。

“二战”结束后，美国生产阿司匹林的企业有上百家之多，其中动作最大、最咄咄逼人的，对施德龄产品公司予以挑战的，应数美国家庭用品公司和百时美医药公司了。这三家企业一直处于互相作战的状况中，它们的争斗几乎持续了20年，这也成了美国止痛药行销历史的主线。它们采用宣传和反宣传的策略，向其他两家猛烈进攻，一会儿信誓旦旦，一会儿恶语相向。它们在广告上大把地烧钱，付给律师高额费用。最后，不可避免地引来了司法干预。所有的这一切，都与它们相同的目的有关，它们要将基本相同的东西推销给同一批对象，并使其相信，自己所出售的东西，要比其他两家更为有效。它们的战术也很简单，就是找出或者说造出自己产品的某种功效或者优点，做足文章，直到确信自己发出的信息——我的止痛剂药力最强、效果最佳，居家旅行必备——到达了对象群里为止。

三家公司中，美国家庭用品公司是最早实行这一战术的公司。这家公司成立于20世纪20年代中期，创建人是阿瑟·迪博尔德，他也是与当年施德龄产品公司的主人威廉·韦斯一起开办纽雷近公司的合伙人。[1]大萧条时代，这家公司虽然缩水，但没有被彻底打垮，反而练就了一身刁顽习气，并一直梦想有朝一日东山再起。1930年，凭着安那辛这一商标上市了，其推销的绝招就是，宣称这种药包含了三种成分，效力要比单一成分的阿司匹林好得多。这一宣传纯属瞎说，因为这种药的成分基本上只有阿司匹林一种（对此，它总是不肯干脆地承认）。但是它舍得花钱打广告，很长时间内销路也很不错。而在电视上进行广告宣传，在那个电视刚成为时髦物件的年代着实是一个大手笔，其宣传效果更是非常好。尽管他编出的广告十分粗糙，但效果是相当显著的——三把锤子在一个人的脑袋里猛敲，每把锤子代表一种头疼症状，

---

1 迪博尔德有撞大运的心理，喜欢购买小型药厂。但他买下的美国家庭用品公司在大萧条年代让他吃了大亏。——作者原注

分别是神经疲劳、焦虑不安和头部跳痛，而安那辛的三种成分正好分别是三种症状的克星。

三巨头中的百时美医药公司是以制作和贩卖“秘方药”起家的，它拿出了百服宁参与了这场竞争。这种药跟安那辛差不多，绝大部分成分是阿司匹林，然后加入了解酸成分，以便加速血液对阿司匹林的吸收（本来这对宣传是十分有利的，但他们以这一效果作为卖点的广告语——比阿司匹林发挥作用快一倍，实际上并无佐证，这就有吹牛的嫌疑了）。除了百服宁，百时美公司还生产埃克德林（推销广告语是“以一当四”）。电视出现后，该公司也抓住时机，花重金投放了大量的电视广告。

等施德龄公司在炮轰中惊醒时，才发现一半的市场已经被两家对手公司瓜分。施德龄公司别无选择，迅速进行了反击。它还是沿用老办法，极力推崇拜耳公司生产的阿司匹林品质纯正，不掺杂其他不必要的昂贵成分。并且在电视台斥巨资投广告，收效甚好。他们在电视上打出的广告是“不要把钱花在伪装的阿司匹林上”。它的广告也起到了作用。

三家企业都扛着自己的大旗，固守自己的旗号（内容偶尔有所变动），寸土必争地争夺市场。市场战争的硝烟一直持续了 30 年。他们一个鼓吹药力强，一个夸口见效快，一个自认最纯正。在电视上，他们各自的广告，一个展示着被捶打的人头，一个展示着冒气泡的胃部，一个展示着一群睿智的科学家。这些形象在美国一整代电视观众心里留下了阴影。他们的竞争将阿司匹林的营销推向了巅峰。不过，这让消费者的选择难度变得很大，以至于很难抉择，毕竟消费者也不知道究竟哪一种真的会更好一些。

恶劣的竞争引来了立法的介入。法律仲裁的结果是：三种药一样，没有哪一种比其他两种更好。终于，广告战的白热化令美国联邦商务委员会忍无可忍，1962 年，美国联邦商务委员会派出调查组对几家公司大力宣传的止痛药剂的效力进行独立研究。调查结果显示，安那辛和百服宁这两种药物的效果并没有像宣传广告说的那样效果更强、见效更快。这不免让施德龄产品公司的高层首脑们有点得意忘形，随即便开始借助这一仲裁结果编出了新的广告词，大肆宣扬美国联邦商务委员会派出的调查组的审查结果。“拜耳阿司匹林止痛灵、见效快、不伤胃，在所有药中属最强”，这句话固然没有说错，但是因为将官方的结果作为攻击对方的武器，引起了美国联邦商务委员会的严重不满。一场暗地里的争斗就此开始。

调查组中了一记暗箭，开始的一两年嘴上不说，随后便开始反击。他们通知生产阿司匹林的各家公司，科研人员不得在广告中对自己的项目现身说法；未经所有相关的科研人员达成一致的意见，不得对外公开表态。随后，调查小组又以三家公司没有向消费者披露事情为由，对其进行指控，依据是医学界对这三种药是否有实质性不同仍持有不同观点。指控的内容包括：美国家庭用品公司和百时美医药公司都没有说明安那辛和百服宁这两种药物的主要成分是阿司匹林，施德龄产品公司错误地声称阿司匹林比前两种药品要好（因为施德龄公司拿不出阿司匹林比前两种药品要好的有效证据，但如果说跟他们一样，是没有问题的）。

调查组还以上百种具体广告作为佐证。有的说百服宁“对焦虑引起的头疼作用尤其显著”，还说它对“神经过敏特别有效”；有的说安那辛的超强药效是加了咖啡因所致的；有的说拜耳阿司匹林这一品牌“全世界第一”。美国联邦商务委员会随即不客气地宣布，一旦证实广告中有起到误导作用的内容，发布广告的公司必须花足够多的钱刊登纠正广告。接下来就是一年多的法律过程。法庭审理了大量的诉讼，而此前，则是更多的争端、指控和证据认证，双方的材料堆积如山。

这场混战还在如火如荼地进行着，不过有了一些变化。不久之后，战场上又杀出一个重要角色。几年前施德龄产品公司禁止退热净进入美国市场的决策，现在报应来了。跟它过不去的，是一种小型的红色塑料玩具消防车。

这其实是由宾夕法尼亚州的一家小药厂麦克奈尔实验室设计的一种药盒，里面装着对乙酰氨基酚——就是英国人俗称扑热息痛（退热净）的止痛药，但是是液态的。麦克奈尔实验室发现了医药市场上的一个空白，就是没有儿童止痛药。它又注意到，对乙酰氨基酚容易溶解，且没什么副作用，于是就折腾出这种玩具外形的药瓶进行促销。他们将它命名为泰诺，并于1955年在美国上市。由于与阿司匹林相比，孩子们很容易接受这种药，很快，这个药物便开始风靡医药界。因为反响极好，1958年，麦克奈尔实验室得到美国食品药品监督管理局的批准，开始生产压片型的泰诺药片，攻占成年人的市场。

就在这时，强生公司并购了麦克奈尔实验室。这个生产创可贴、婴儿爽身粉和其他多种卫生用品久负盛名的大型医药企业，比麦克奈尔实验室大得多。并购之后，依旧采取低调的方针，将泰诺定位为处方药进行销售——桃李不言，下自成蹊嘛。一连5年，强生没有投放一份广告，依旧跻身于美国药品前200名，成为又一个传奇。

但是，在止痛剂这个竞争激烈的市场上，这样的成功是不可能不接受挑战的。其他厂商将种种成分一样的对乙酰氨基酚投放市场，想分一杯羹。面对这种形势，强生公司也只好随波逐流，不得不开始大把花钱，进行积极宣传，大力促销，以此巩固泰诺的地位。1967年，消费者从广告中了解到，泰诺从处方药变成了非处方药，可以从药店直接购买。没过多久，强生公司又推出了超强泰诺片（药片比原先大），同时推出了一则广告："就是找医生看病，也开不出更好的止痛药来！"这并不是针对医生，其目标是其他止痛剂，意在告诉人们，在所有非处方止痛剂中，泰诺的功效不比其他任何一种止痛剂差。话虽如此，其形成的印象却比其他药显得更深。经过强生公司的两步走策略，泰诺的销售量直线上升，不出一年便跃居美国止痛药销售榜榜首。

对于阿司匹林的生产厂家来说，包括泰诺在内的各种对乙酰氨基酚营销上面的成功，使它们为促销自己的产品（与同类产品厂商竞争）所花费的上百万美元的广告费就等于血本无归。而施德龄公司最惨，它的拒绝退热净进入美国市场的错误决策使其市场份额跌到了10%以下，这是灾难性的后果。更为糟糕的是，泰诺的成功印证了美国联邦商务委员会的规定是言出法随的。百时美医药公司、美国家庭用品公司和施德龄产品公司在接下来的三年中，都因产品广告中的误导性宣传受到了严厉的惩罚。尽管他们的广告大吹大擂、妙语连珠，但实际上都是阿司匹林这一种东西。官方的论断是，大家都是阿司匹林，除了品牌不一样，其他并没有什么不同。

这时候，阿司匹林的处境简直惨得不能更惨了。同时，这场战争中，不断地有新的角色加入，又一个对手登场了——

博姿药业公司在此祈请注意。本企业是一个有限公司，为英国产业，位于诺丁汉市站前街。本公司现就一种新药物制作方法申请专利，该药物具有下列特殊功效……

1962 年 1 月 12 日录入英国专利第 971700 号申请书的诸多文字，洋洋洒洒，实则讳莫如深。它向世人宣告一个新的药品即将登上舞台。它是一种全新的药物，并非对阿司匹林或者对乙酰氨基酚等已有药物的修修补补、改头换面。从这种新型药物的出现开始，几代止痛消炎的新型药物便接二连三地面世了。这种药物的学名是对异丁基苯异丙酸，有点拗口，不过它也有一个简称：异丁苯丙酸。

今天英国的大街上，随处可见博姿药业公司下属的连锁店，除了卖药，还兼卖化学制品和其他众多日用品，诸如维生素药片、墨镜，就算是三明治都可以在博姿连锁店里买到。关于博姿，说来话长，它创立于 1883 年，是一个叫杰西·布特的化学企业家建立起来的。公司下属的店面都有“博姿”字样。公司在短时间内由一个小家族企业发展成了遍及全国的最成功的零售连锁企业。1912 年，杰西·布特去世。之后的一段时间，博姿的 600 家店面都被卖给了美国人，并进入了一个名为“大药房公司”的美国企业。大萧条时期，大药房公司破产，它又以“博姿”这一名称重回英国，并开始了最拿手的零售事业，店铺也越开越多。

实际上，博姿药业从来都没有把自己单一地定位为销售医药、日用品的商业机构。草创之初，它就开始了药品研制业务（博姿曾跻身于英国最早制成阿司匹林的企业）。20 世纪 50 年代初，公司开拓了新的业务领域——将骨干力量投入新药品的研制中，并在公司名称中加入了“药业”两个字，成为

“博姿药业公司”。公司最早给自己立下的目标之一，就是生产一种能够替代可的松的新型药物。可的松是一种激素，具有减轻炎症的效果，最早在20世纪30年代分离成功。人们发现，它对减轻风湿性关节炎引起的肿胀和疼痛有特效，因此被认为有可能成为一种止痛剂。而不幸的是，它也有导致皮肤病、心肌劳损和胃溃疡等十分严重的副作用。博姿认为，如果能发现某种止痛效果与可的松类似，而副作用又不那么严重的物质，那将会有很大的市场。1954年，利兹大学毕业的青年药物学博士斯图尔特·亚当斯接受了这项任务。

当时，博姿药业公司医药研究人员的工作地点就在诺丁汉的一幢与总部大楼毗邻的维多利亚式的建筑里。之前这里是一所住宅，如今，亚当斯就在起居室里阅读所有他能够找到的资料。很快，他得出了一个结论，自己要以阿司匹林的消炎能力为参照对象来寻找目标。这就意味着，如果自己能够找到一种新物质，且这种新物质具有类似于阿司匹林的消炎效果，那么它很可能也具有止痛能力。但是应该从哪里入手呢？他连续干了两年，从许多化学药品入手，大到阿司匹林这种类型的止痛药，小到除草剂，他一直进行着严格的实验验证。可是当他缩小范围，进行更深入的研究的时候，发现了一个难点，那就是应该如何来衡量这类药物的效用，当时对于这一方面，并没有一个标准的衡量方法。因此，即便找到新药，也很难与现有药物进行药效对比。如此，他只能自己制定一套标准了。

在他一筹莫展的时候，德国期刊上发表的一篇文章给了他灵感。这篇文章提到，将豚鼠背部的毛剃光一条，裸露的皮肤会在紫外线照射下发炎。亚当斯认为如果针对发炎程度给出一个定量的标准，也许就可以衡量消炎药物的效力了。

这一方法果然有效。于是，在公司另一名生物化学家约翰·尼克尔森的协助下，他们进行了很多次消炎效果的对比实验。亚当斯对大量的化学组合进行了测试，一一对比，尼克尔森则将样品应有的各种组合准备好，并做好记录。其中，有一种待实验样品（编号BTS8402）的消炎效果显著，在他们制定的“豚鼠级”上竟然达到了阿司匹林的6～10倍，因此进入了临床实验阶段。可是，很快证实其无法对人体起作用。后来，他们换用美国人利用老鼠进行止痛效果实验这一方法继续做实验，结果发现这种药品的止痛和退烧效果都很差。博姿药业在这个时候发布了新的补充要求，新药品的作用不仅仅要包含消炎，并且退烧的效果也相当明显。亚当斯他们不得不进行新一轮的计划和实验，争取使一种药物兼备两种效果。这一次，他们发现其中一种（标号 10335）药物对风湿性关节炎有很好的效果，但这种药物因为引发严重的皮疹而被放弃。而另一种名为异丁丙乙酸的药物，甚至都进入市场了，还得到了一个商品名称“风湿定”，但后来发现其副作用严重，易引发肝脏受损，因此很快就下架停售了。[1]

在这种枯燥如同受刑般的工作中，他们两个人一直坚持了好几年。他们也知道自己的方向是正确的，但是实验样品多数不是药效不显著，就是副作用过大，而遭到贬斥。直到 1961 年，两人找到了苯基丙酸这种被认为有希望的物质。在这类物质中，实验结果最好的并不是生物活性最强的，而是对异丁基苯异丙酸——俗称异丁苯丙酸的物质。他们将其与给药量相当于一剂的一般处方的阿司匹林进行对比，发现其消炎效果是阿司匹林的 20 倍，止痛效果是 16 倍，退热能力是 10 ~ 20 倍。更重要的是，申请专利时的实验表明，这种物质在短期内服用的实验者身上没有明显的副作用。1969 年，博姿药业给这种新药冠以“布洛芬”这一商标，开始进行生产和销售。它从研发到真正登上舞台，整整经历了 15 年的艰苦生涯。博姿药业公司终于发现了一种有可能最终胜过市场上所有止痛剂的新药。

上市之初，布洛芬的销量着实不佳（博姿药业担心药品的副作用，建议减低药品的服用剂量，这就导致了新药品的效用降低）。可酒香不怕巷子深，好药也不怕名气小，其销量很快上升，美国开始关注这个新药。1974 年，密歇根州的普强公司购买了博姿公司在美国的药物销售的非独家代理权，给这

---

1 但不知道什么缘故，这种药对日本人却不会产生副作用，因此得以继续在这个国家的市场上行销。——作者原注

种药冠以“模特灵”的名字，作为处方药进行销售，并将药物制成了橘红色。这种药很快就成为医生们常开的畅销药。几年后，博姿药业公司向美国直接行销，并且换了一个名字——“如洛芬”。1984 年，在泰诺之战中搞得焦头烂额的两个企业——百时美医药公司和美国家庭用品公司，快而准地抓住了一个很大的商机：争取到了如洛芬的非处方药经营权。

此前 10 年，众多阿司匹林生产企业都在忍受着泰诺的冲击之苦，为了求生存各不相让。如今市场被泰诺占据，大家都一致掉转枪口，希望将其从霸主的位置上拉下来。然而，这一希望却落空了。当美国食品药品监督管理局宣布泰诺对人的肝脏有所损害的时候，生产阿司匹林的企业还偷偷地在一旁欢欣鼓舞，可是泰诺的销量依旧没有降低。1982 年，有人在包装好的泰诺中投放了剧毒氰化物，致使 8 人死亡，泰诺停售了 1 年时间。此时，他们一面表示震惊，一面利用这个空当收回失地。可是泰诺停产、禁售 1 年之后，风云再起时，又是业界老大，重新坐上了头把交椅。

20 世纪 80 年代后，医学研究证明，一种名为雷氏综合征的儿科疾病与服用阿司匹林有关。雷氏综合征是一种罕见的儿科疾病，患儿服用阿司匹林之后，免疫系统会受到破坏，流感和水痘等疾病容易侵蚀儿童的身体。这让生产阿司匹林的企业面临了前所未有的打击，几家大公司的处境更加凄惨。在这种情况下，它们不得不按照法律规定，在生产的儿童型阿司匹林产品上添加警告标签。[1] 更多的企业开始遇难倒戈，渐渐地往泰诺靠拢。

异丁苯丙酸进入美国，为美国家庭用品公司和百时美医药公司带来了机会，这对于被强生企业压迫的这些美国企业而言，简直就是一个大救星，让它们有了以其人之道还治其人之身的机会。异丁苯丙酸是一种得到医学界推崇的好药，有着很好的名声。实际上，作为非处方药以低剂量提供给公众服用时，其疗效与扑热息痛并无多大不同，止痛效果也并不比阿司匹林强——其实，所有的非处方止痛药在功效上都是相差无几的。可是异丁苯丙酸作为

1　如今的政策已改为不再向未满 16 岁的儿童推介阿司匹林。——作者原注

一种新诞生的药物，自然就被当作反攻的武器了。然而，最早将这个武器送入市场的厂家，其自身必须有牢固的地位，以便领导反攻。美国家庭用品公司和百时美医药公司同时开始了研究，想要将异丁苯丙酸变成自己公司的产品进行销售。为此，前者将它的商标命名为“雅维”，后者将它的商标命名为“诺普宁”，不过前者抢占了先机。1984 年 6 月，美国家庭用品公司抓紧生产出足够销售几星期的存货后，将雅维推向了市场，反响极佳。乃至于诺普宁上市的时候，雅维已遍地开花，没有了它的一席之地。不到一年，市场份额被雅维占去了 2/3，它足足占领了全部止痛药物总量的 5%。泰诺已经风光不再了，强生公司得到了报应，它的对手们都拍手称快。

但是，阿司匹林的情况并没有因此而改变。

无须多言的是，英国和美国的这一形势也扩展到整个发达世界。止痛药形成了阿司匹林、扑热息痛、异丁苯丙酸三足鼎立的形态。阿司匹林不仅丢掉了王冠，还在竞争中节节败退，另外两种止痛药越来越多地占据了市场。虽然它的销量仍然很大，但是曾经销量最高、利润丰厚的日子一去不复返了，它也成为陈年旧货了。曾经叱咤风云的灵药，以前是怎么将其他止痛药踩在脚下的，现在再现那个场景，只不过角色变换了，它已经不是高高在上的主角。这个结果不免让人惋惜，曾经风靡一时的阿司匹林现在落了个毫无用处的下场，被用作防治伤风感冒，都只是作为一种添加剂而已。

正在这个看来大势已去的时候，有人却提出了这样一个看似简单的问题：阿司匹林为什么可以治病？对这个问题的研究，再次改变了阿司匹林的命运。其中兴之日，即将到来。

第十一章

原来如此

1956 年 11 月末，关于阿司匹林的一个盛大会议在孟山都农业化学公司隆重举行，各大制药业的名家都会集于此，庆祝阿司匹林的产量达到了 1 亿磅。孟山都农业化学公司位于密苏里州圣路易斯市。自拜耳公司的阿司匹林生产专利权被吊销之后，1917 年它便开始生产阿司匹林，并向全世界众多医药公司提供粉状乙酰水杨酸纯品，此时已持续了 39 年。此次庆典，显示着胜利和自豪。时隔多年，阿司匹林的地位依旧如日中天。在此期间，虽然也有诸如对乙酰氨基酚和异丁苯丙酸等新药出现，但都没有对其造成太大的影响。1955 年，阿司匹林在美国的销售总额达到了 2 亿美元。在这次会议上，孟山都农业化学公司的开发部部长卡罗尔·霍克瓦尔特发表了讲话，介绍了阿司匹林的部分史实，强调了它的功效，并表示它将会一直保持优先地位（历史的发展证明他并未完全说中）。在讲话最后，他对阿司匹林的未来发展做出了预言：

这种物质的作用机理仍然需要更进一步的探索。它对风湿和关节炎的病痛起了哪些作用？这些作用是如何产生的？它为什么会对正常体温没有影响，仅仅对异常体温有所介入？阿司匹林到底是靠什么才能有效缓解疼痛的？这样的问题还很多。但是，我们可以确信，答案一定会被挖掘的。到时候，这种最为廉价、安全和有效的药物将会得到更广泛的应用。

霍克瓦尔特的两个预言都被应验了，他提出的种种问题也都有了答案，他所期盼的新的应用也在未来慢慢涌现了出来，只是时间上有所推迟。应该强调的是，阿司匹林给制造者和销售者带来了数以万计的财富，但是那些人对于阿司匹林为何会产生作用表现得丝毫不在乎。就连医院和医生也没有认真寻求过答案，他们关注的只是阿司匹林的作用，能治疗什么，有没有任何副作用——这在他们看来已经足够了。实际上，拜耳公司的药理处处长海因里希·德雷泽曾经探讨过这一原因，但是得出了完全错误的观点，继他之后，无数科学家对阿司匹林进行了改进，却无人关心更深层次的原因。这个谜底开始被揭开，是 20 年后的事情了。研究人员向探究其机理的方向努力，一半是出于刻意，一半是出于偶然。其中有人揭开的一个谜底，实在是过于重要，而且出乎意料，这个发现也震惊了科学界。

发现这个的是一个小男孩。最初，他只是想搞几个好玩的新实验，顺便试试他刚刚得到的本生灯。不过他做的实验并不怎么受别人的欢迎，这个爱好更是让父母感到备受折磨，在他的父母看来，他的新实验意味着刚装修过的厨房又要重新装裱。这位化学家本身想要从事什么研究，我们不得而知，史书上也没有准确的记载，就连当事人也不能完全记起（或许他只是想发明一个臭气弹以捉弄邻居）。结果，他的实验引发了一场小爆炸，厨房刚刚漆过的墙壁被熏黑了，这一炸也炸出了阿司匹林的一个秘密，还炸开了通向诺贝尔奖的道路。

1940 年的这场小爆炸发生在英国的伯明翰。当时约翰·范恩只有 13 岁，他发现科学的道路并非总是一帆风顺的。此时，“二战”如火如荼，生活充满了惊奇和惊喜，范恩也是如此，给自己的人生之路加入了这两种成分。几个月前，“二战”刚刚爆发，他就读的学校因为担心空袭而搬到了乡间，后来，大规模的空袭没有发生，学校又搬回了伯明翰。但是空袭偶尔还会出现，这个年轻人已经习惯了一家人挤在后院防空洞过夜的生活。由于战争的原因，父亲并不干涉儿子的实验：周围到处都是爆炸，儿子这点小爆炸算什么呢？毕竟是他一手将范恩的兴趣培养起来的，对此，他“功不可没”。不过，话说回来，厨房可是个重要的地方，油漆也很难搞到，他不得不进行干预了。为了使儿子的爆炸声不影响到四周的邻居，更为了保住自己新装修的厨房，父亲利用自己工厂的生产资料，在防空洞的附近搭了一个简易的木板棚，安置了一个工作台，再接上煤气和水源，属于约翰·范恩的第一间实验室就这样诞生了，他又可以随心所欲地搞他的爆炸物研究了。

在小实验室的日子里，范恩培养了对化学的热爱，与此同时，他在伯明翰完成了英王爱德华六世中学余下的4年学业。1944年，他中学毕业之后，顺利进入了本地的大学进行深造。本地大学的生活似乎不尽如人意，因为大学的本科化学课程看中的是理论而非实验，而约翰·范恩却更心仪后者。“实践课毫无意义，”范恩在回忆中说道，“枯燥之处在于什么都是规定好的，他们会有一张单子来规定你应该干什么、不应该做什么。你的完成比例就是你的成绩，如果按照要求得到的结果达到了单子上的60%、70%或者80%，就算合格。百分比越高，你就做得越好。我讨厌这样的限制！”

大学生活即将结束的时候，范恩对化学的厌恶已经达到了什么程度呢？这个我们可以从他和化学教师莫里斯·斯泰西教授的对话中得以了解。莫里斯·斯泰西教授问范恩学业结束后打算从事哪一个行业，范恩的回答是：“除了化学，别的什么都可以！”斯泰西教授告诉范恩，他刚刚接到了一封牛津大学哈罗德·伯恩教授的来信，哈罗德·伯恩教授希望他推荐一个学生进入牛津大学从事药理学研究。斯泰西教授又问他是否愿意在这个领域工作。这对范恩来说简直是一个意外之喜，他欣然接受了这一邀请——然后一离开教授，就立即到图书馆查阅资料，了解药理学研究的相关知识。

1946年，范恩来到了牛津大学，刚开始他并不适应这里的学习环境，对药理学一窍不通，更别说有什么工作热情了——看来，那次图书馆之旅并没有给他多大帮助。伯恩教授是一位循循善诱的导师，是他在“二战”前创建了牛津大学的药理学系，这几年这个专业也是闻名全国，被公认为英国最重要的研究中心之一。范恩看得出来，周围的同事们都才华横溢，伯恩也是一位优秀的导师，他会激励年轻人发挥聪明才智，更让约翰·范恩看中的是，伯恩始终强调实验在药理研究领域的重要性以及时刻注意异常情况的重要性。在这里，范恩觉得自己找到了自我和天职。

接下来的 20 年里，正如所有从事纯科学研究的人员所期望的那样，约翰·范恩不断地取得了科研成就，在学术界的地位也稳步上升。在此期间，他先是成为谢菲尔德大学的实验员，继而攻读牛津大学的博士，结婚成家后，在耶鲁大学担任助教这一职位。1955 年，他在伦敦大学基础医学研究院任教（当时该研究院归属于英国皇家外科学会）。不久，他就取得了实验药理学教授职称，而这也是他梦寐以求的。

与此同时，他结识了哈里·科利尔，并和他走到了一起。

曾经有人说过："在科学领域，获得荣誉的不是最能悟出观念的人，而是让世界接受观念的人。"科学领域的很多人都能对这句话产生共鸣，阿图尔·艾亨格伦应该是同意这句话的。在 1853 年合成乙酰水杨酸的夏尔·热拉尔应该也是其中之一。不过就现在的情况来看，这句话未免有失偏颇，因为科学是建立在观念体系之上的。科学界存在个人成见和争夺居先权的现象，科学家们也竞相在各种杂志、期刊上发表自己的文章，以在《自然》《科学的美国人》等权威杂志上发表文章为荣誉。他们并不否认自己是站在巨人的肩膀上看世界的人，他们通常会先介绍前人在这一领域的成果，然后对自己在这方面的提高和改进进行具体的阐述。这就是说，他们所获得的成功，是以前人在成百上千年里积累的技术和智慧为基础的，更多时候还有同时代相同领域的人的贡献。抛开这些，他们几乎不可能有所成就。阿司匹林的进展也是一样，通过一步一步的累积、一步一步的深化，才创造了如此辉煌的历史。尽管这样的认识已经扎根于科利尔的大脑，但是他还是觉得自己没有得到破解阿司匹林的那一份本该属于自己的荣耀。他认为自己所进行的，是破解秘密的最基础的一环，而范恩是在他的肩膀上站起来的。正如他一心想对范恩所说的："如果你觉得自己堪称阿司匹林的耶稣，那我也无愧于'施洗者约翰'的称号。"这句话就像一个马拉松长跑运动员在最后时刻被人赶超之后所说的话一样。

哈里·科利尔 1912 年出生在巴西里约热内卢，他的父亲是一名建筑工程师，在世界各地修建桥梁，工作的流动性特别大。他是父亲在巴西负责一个政府项目时降生的，或许也就是这个原因影响了父母的感情，3 岁的科利尔成了单亲家庭的一分子。他跟着母亲生活，经济困难，因此童年谈不上舒服。但是这并不影响他的学习，从小就是优等生的他以享受奖学金的资格顺利进入了剑桥大学进行学习。在大学中，他不仅学习成绩名列前茅，兴趣也很广泛。他有丰富的学识，能为校传媒写新闻稿，会好几种语言，酷爱文学艺术，历史知识也很渊博。但是他最喜欢的还是生物化学，他曾经获得了动物学和化学双学科第一。

1941 年，范恩在自己的第一个实验室中进行自己的小实验时，哈里·科利尔也开始了自己药理学上的研究。由于经济方面的原因，原本在曼彻斯特任教的他想要转行进入企业进行工作，在企业，学术地位可能不会特别高，但是报酬还是相当可观的。"二战"时期，很多与政府签有合同的企业都急需大量人手。转行的科利尔的第一份工作便是检测军需产品青霉素。经过一系列的辗转、跳槽，他先在制药企业艾伦—汉布里公司（这家公司后来被药业巨人葛兰素实验室并购）工作，后来又进入了总部位于美国底特律的派克戴维斯药厂的伦敦分厂，在那里筹建了药理科，并开始研发新药。

他在参与第一批新药的研发过程中，发现了一种会干涉肌肉和神经间作用的物质箭毒碱，这种物质有可能会作用于肌肉松弛。他对这一作用产生了极大的兴趣，便扩大了研究范围，了解了疼痛信号的传输及阻滞原理（其实这两者是相关的过程）。不久前的研究发现，人体内受到损伤的细胞会产生一种叫作激肽的物质，它不仅仅刺激周围的神经末梢，还会引起疼痛和发炎。服用阿司匹林或其他止痛剂会缓解疼痛，但人们不知道这是什么原理。哈里·科利尔很想知道，是不是止痛剂以某种方式干扰了激肽的作用。因为这个想法，他的一生与阿司匹林结下了不解之缘。

为了探讨阿司匹林究竟是如何作用的，从1958年开始，科利尔就守着实验室在豚鼠身上进行实验。由于疼痛很难进行直接的测量，所以科利尔选择了一种激肽的反应状态作为疼痛感的操作指标，通过这种反应状态，间接测定疼痛感的强弱。他选取的这种物质是缓激肽。豚鼠被注射缓激肽后会出现气管收缩的症状，而收缩程度很容易测量。然后，他又给豚鼠喂食了阿司匹林——分两组，分别在注射前和注射后。结果显示，注射缓激肽之后吃了阿司匹林的与没吃阿司匹林的表现一致，都出现了呼吸困难的症状，现在称之为支气管狭窄。如果在注射之前喂食了阿司匹林，缓激肽就不会影响气管的状态。由此可知，是阿司匹林以某种方式阻止了缓激肽的作用。

一旦开始了实验，后续的深入就是不可避免的。科利尔得到的这个实验结果有很大的启示作用，但继而也将问题复杂化：阿司匹林是对气管起了作用，还是对中枢神经产生了影响？明确了研究问题之后，接下来的实验设计就相对简单了。他反复对切断了迷走神经的豚鼠进行实验。迷走神经连接了豚鼠的肺部和脑部，一旦迷走神经被切断，肺部将失去与脑部的联系。也就是说，注射缓激肽之后，即使气管的收缩发生变化，呼吸困难，豚鼠也不会有任何感觉产生。继而他给豚鼠喂食阿司匹林，然后再注射缓激肽。实验结果显示，阿司匹林仍然能够阻滞缓激肽的作用——气管会进行扩张。这个结果回答了起初的研究问题，阿司匹林是在身体的局部发生作用，而非中枢神经系统。将实验的药物进行拓展，用水杨酸等其他止痛类的药物进行实验，得到了类似的结果，只不过阿司匹林的药效要比其他的强很多倍。将这两类实验结果汇集到一起，得出的却是与人们对于阿司匹林的基本看法截然不同的突破性的结论。

之前人们认为阿司匹林的药效是作用于人的中枢神经，并且通过对中枢神经的调节来缓解受伤部位的疼痛。这一观点的产生来自拜耳公司的海因里希·德雷泽，1898年，他为了推介乙酰水杨酸——也就是后来的阿司匹林——做了一系列的简单实验，而实验的对象则是他自身，他检验了这种新物质的药效，并检查了它是否真如阿图尔·艾亨格伦所说的那样对胃的刺激比水杨酸小。他服用了一定量的阿司匹林，然后对尿液进行检测，结果显示尿液中有少量游离态的水杨酸。所以，他认为这种物质中的乙酰基（由碳、氧、氢三种原子组成）在胃中分离出去，只有水杨酸进入血液中进行循环，继而在中枢神经产生作用。他认定，阿司匹林的长处在于它能够使有效成分水杨酸在中枢神经中起作用。他的这一观点被写进了阿司匹林的推介材料中，在当时一直备受推崇。60多年后，才最终被哈里·科利尔否定。

科利尔在《英国药理学杂志》上明确地表达了自己的观点，如果阿司匹林能比水杨酸更有效地阻滞缓激肽的作用，那它肯定不只是一种伤胃作用小于水杨酸的药物。此外，阿司匹林的作用是表现在局部，而非德雷泽所认为的在中枢神经中起作用。尽管还有很多问题没有弄清楚，但是目前可以肯定的是，过去科学家对阿司匹林的机理的理解都是错误的。

科利尔对这一研究的热情快速上涨，实验越深入，心情越激动。他是第一个在这个领域进行研究的人，他预感某种值得重视的发现即将来临，只是需要坚持下去。他研究并提出的新理论，涉及的是一种早已普及的药物，似乎并没有带来巨大经济回报的研究前景，对于追求利益至上的企业而言，这方面的研究没有任何价值，所以，科利尔为自己是否能够继续这项研究而担忧。可能是不愿意打击他的积极性，公司的上层竟然默许了他的这一研究行为。就在前不久，科利尔的儿子约瑟夫·科利尔也对此表示诧异，他说："我不知道那些人是怎么想的。我父亲是科学家，却并没有在学术机构任职，而是在企业工作。或许公司是想有人在这里搞纯学术研究，会提升公司的学术方面的层次。"

当然，公司不会不顾自己的利益，不管是什么原因。公司虽然允许科利尔进行阿司匹林作用的研究，但是前提是必须进行其他研究，并且将对公司有利的研究放在首位，只有闲暇时间才能对阿司匹林进行研究。虽然这有点强人所难，但是公司的实验室作为一个大的资源条件，科利尔还是不会放弃的。他认为还有很多东西需要去挖掘，如同他的信中所说：

现在需要解决的有两个大问题：一是阿司匹林在局部发生作用，主要是对哪一个过程产生作用；二是阿司匹林的作用对其他过程会产生怎样的影响。答案是通过一步一个脚印的研究得到的……其中的一个步骤是第一个问题中的一部分，就是认识到阿司匹林是一种对自我保护系统进行“反自卫”的药物。换一个说法，就是当身体受伤的时候，自我保护系统如果反应过于强烈，就会导致红肿、发炎甚至发烧，而阿司匹林就是对自我保护系统反应过于强烈时的机制进行一定程度的抑制。

问题总是一环扣一环，解决了这一问题，总是会有另外的问题出现，刚刚弄清了阿司匹林是如何进行作用的，现在又不清楚阿司匹林对于这个自我保护系统失常是如何发挥作用的——是单纯地终止过激的反应，还是进行修复使其恢复正常。生物体内的各种化学反应总是太复杂，难以进行研究，一个化学反应会释放出某种物质，然后由这种新物质产生另一个化学反应，如同多米诺骨牌一般环环相扣，而且每一环都十分复杂，难以分析。这个工程的巨大，用一个合适的例子来进行阐述，就是给你一个上千块的拼图，并且蒙住你的双眼，你能将它完整地拼出来吗？

科利尔的运气总是好的，他很快就找来了一个美丽的女士帮他的忙。1963 年，普丽西拉·派铂正在攻读伦敦大学的博士学位。为了更好地完成学业，对商业环境有所体验，她被指派到科利尔所在的公司进行实习。这个聪明又年轻的女士很符合科利尔的口味，他们两个人在实验的接触中找到了相同的志趣。科利尔便邀请她参加自己的研究课题，并担任他的研究助理。

在后来的 5 年时间里，他俩将大量的时间花在寻求科利尔的问题的答案上面。他们将豚鼠、老鼠和兔子作为实验对象，进而观察种种生化反应的过程。他们总是带着希望进入实验，却以失望告终。需要准确地知道阿司匹林的作用机制，必须直接观察各种生化反应的过程，而在活体动物身上是无法观察到这些反应的。但是如果在实验之后将动物的器官组织摘取下来，原来反应时产生的信息又可能因为摘除过程受到影响而发生变化或消失。他们这才意识到，自己缺乏从事这方面研究的专业技能。最终，他们向具有专业知识的人员求助。

哈里·科利尔第一个想到的就是范恩。他们是在英国药理学学会中结识的，之后在生活中也或多或少地有过接触。两家人曾经在去法国南部野营度假时有过几次交往。哈里的儿子约瑟夫还曾在范恩的实验室中学习过一段时间。

当时的范恩已经具有很高的名望了，在英国皇家外科学会下属的实验室里工作。在这个处于伦敦市林肯法学会广场的环境中，他完成了若干意义重大且极具回报价值的研究项目。他吸引了一批富有才干的研究生，组成了自己的科研队伍，他本人也在国内药理学理论方面成了权威。他的研究得到了学术界极高的推崇，其中最重要的成果之一就是发明了生物活体测定法。这是一项用来确定化学物质对动物体内组织起作用的复杂技术，在药理学研究中地位独特，对研究处于实验阶段的新药意义重大。范恩的贡献是发明了一种进行此类检定的新方法，称为“级联表面灌流测定法”。这种方法可以用来测量药物的治疗作用，也能用来确定过敏反应中产生的主要成分。具体的操作是这样的：选择两块生物体组织，使用中性溶液克雷布斯液进行浸泡，在浸泡的过程中，要一直保持液体的流动状态，而且要先后从两块组织上流过。位于上游的组织来自豚鼠，通常是它的肺部（可能已经含有某种药物）。将蛋清中的一种成分注射进上游的豚鼠组织，克雷布斯液流经时就会有极强的过敏反应[1]，于是会分泌出一种激素，并随着溶液到达位于下游的另一块来自兔子、老鼠或其他动物的组织。然后观察下游的那一个组织的反应情况，如果有颤抖、扭动等反应产生，就说明它对上游组织分泌的某种激素成分产生了反应。下一步，如果能够再确定这种成分的具体结构，那离找到它在下游组织的哪个部分发生了化学反应又更近了一步。

范恩的这些研究发现，科利尔也是知道的，科利尔认为他的这些研究对

1　豚鼠对生蛋清极为过敏。——作者原注

于自己现在正在研究的这一课题具有很重要的作用，希望普丽西拉·派铂去学习一下。所以，他请求范恩收普丽西拉为研究生，希望范恩能教给她这方面的技术。范恩当时正在改进这一技术，也急需人手，于是允诺了。起初，他只是想做个顺水人情，没想到，却带来了一个重大的成果。这是因为普丽西拉来了不久之后，就有了一个新的发现。

一次，他们像往常一样进行生物测定实验，突然出现了一些意外情况。上游被注射蛋清的豚鼠肉仍然发生了过敏反应，过敏反应分泌出的物质被中性溶液带到了下游分别放置的多种生物组织上，包括鸡的直肠、老鼠的胃脏、兔子的主动脉。在溶液流向下游的过程中，他们加入了各种被证实过能够中和豚鼠分泌物中某种物质的化学成分。实验结果发现，其他的动物组织都没有发生反应，但是兔子的主动脉整整颤抖了 30 秒。这就表明肯定有某种分泌物并没有被中和，正是这种新的、未认证过的物质引起了反应。

这是什么化学物质呢？不得而知。他俩临时称之为“兔子主动脉致颤物质”，还根据这个名称的英文 Rabbit Aorta-Contracting Substance 给起了一个缩称 RCS（这个缩称在英国皇家外科学会中曾经引起了哗笑——这个学会的缩称也是 RCS）。普丽西拉对阿司匹林进行过 5 年的艰苦研究，她建议范恩使用阿司匹林等止痛药剂进行实验，在豚鼠肺部组织加入阿司匹林，看看会有什么结果。本来对科利尔这一研究持轻视态度的范恩接受了她的这一建议，结果令人意外，阿司匹林造成了明显的后果。如果在将豚鼠的肺脏浸入溶液之前加入阿司匹林，遇到溶液的肺脏仍会过敏，但兔子的主动脉却始终不会发生颤抖。这表明，阿司匹林能够阻止 RCS 的分泌。

他们的这个成果在《自然》杂志上进行了刊登，当哈里·科利尔得知后真是后悔不已。自己是所有这些事件的促进者，是他将派珀送到范恩那里去的，他们使用的技术本该是自己去学的，他们得到的结果原本也该是自己可能得到的。阿司匹林对这两人发现的新物质进行了干扰。但是，这种物质究竟是如何构成的，这种物质与缓激肽有何种关系呢？他知道，只要弄清了这个问题，阿司匹林的所有神秘面纱都会被揭开。不过，谁才是最先揭开面纱的这个人呢？一场科利尔和范恩之间揭穿 RCS 这一物质真面目的战斗打响了。

在研究这一物质的时候，他们用到了很多化学物质，其中就包括了前列腺素。前列腺素是一大类化学结构相似的生物化学物质，与激素十分相似，都是脂肪酸。从 20 世纪 20 年代起，前列腺素陆续被科学家们发现，但由于很难在动物体内找到，因此迟迟没有结论。关于这一物质的研究最为著名的学者是瑞典人苏内・卡尔・贝里斯特罗姆。他在 20 世纪 50 年代和 60 年代初的工作中发现，前列腺素是由一种存在于生物体内但以前不为人知的物质生成的，这种物质来自另外一种也存在于生物体内的滑溜物质——花生四烯酸。它在动物体内，可以增加细胞的柔韧性，也让动物能够运动。当细胞受到某种刺激（比如受到伤害）时，就会释放出花生四烯酸，这个释放过程就是环环相扣的化学反应。前列腺素就是在这一过程中产生的。

贝里斯特罗姆的研究给了其他科学家很多启发——只要有新的有机物被发现，就会有人研究其所具有的所有效应。研究发现，前列腺素对诸如血管弹性、分娩时的宫缩、关节周围组织的炎症等多种重要的生理功能都有调节和控制作用。还有人猜测，某些前列腺素是在类似于范恩所进行的生物测定实验过程中产生的。科利尔也曾将最为常见的一种前列腺素注射进豚鼠的组织中，却发现阿司匹林没有阻止这种物质的作用。只是，范恩不是那种捕风捉影、人云亦云的人。

两年时间一晃而过，RCS 的真实身份仍然没有揭晓。1971 年 4 月的一个周末，在写论文的过程中，范恩灵光一闪，一个令人发狂的想法出现在了脑海中：RCS 是不是就是前列腺素中的一种未被发现的物质？如果是的话，那么阿司匹林的作用过程是不是就是阻止前列腺素产生的一个过程？阿司匹林的药效莫非就来自这个能力？

这是恍然顿悟的一刻。很多时候，科学上最棘手的问题的解决，往往只在天才人物的一念之间，这一念正确，则其意义重大深远。阿司匹林只是当时众多止痛剂中的一种，其他若干止痛剂也有这样的功能。从阿司匹林到异丁苯丙酸，共同构成了一大类具有退烧、镇痛和消炎功能的药物，并有一个统称——非甾族抗炎药，也称非固类醇抗炎药（可的松等某些激素也有类似功能，但激素是属于名叫甾族或类固醇的一大类多碳环有机物，而阿司匹林和异丁苯丙酸等都不属于这一族，因此称之为“非甾族”），缩称为“NDAID”。跟阿司匹林一样，人们也没有搞清楚非甾族抗炎药的作用机制。如果阿司匹林能够阻滞前列腺素起作用，其他所有的非甾族抗炎药是不是也都如此呢？

第二天就是星期一，范恩焦急地冲向实验室，因为阿司匹林对前列腺素起阻滞作用的想法一旦萌生，就一直在他的脑海里回旋。他无法知道对错，唯有用实验来进行论证。他来到普丽西拉·派铂和其他同事的房间，对助手、学生们交代了一番：“我想我知道了阿司匹林是如何起作用的，我现在马上去做个实验……”然后一个人进入了实验室。

他拒绝了同事的帮忙，独自坐在实验台前，开始阅读制备豚鼠生物组织的技术资料（这些枯燥的工作，以前都是助手做的）。明确了重要环节，他开始做实验。最初的几次都没有做好，好在后来总算准备好了足够量的豚鼠肺部组织。他将一些组织放入试管，轻轻晃动，以便花生四烯酸和前列腺素生成。之后，他又重复了这些步骤，不同的是，他在试管中加入了阿司匹林进行对照。这一次，没有出现前列腺素。很明显，阿司匹林阻滞了生物体中最重要的一类化学物质的生成。他找到了自己所需要的答案。

这一发现意义何在？它让范恩找到了阿司匹林起作用的原理。试想一下，一排多米诺骨牌，一块倒下，会碰翻另一块，依此类推形成一个首尾相接的行动群组。一块骨牌出现状况，就不再碰倒后面的骨牌，后面的事情就不会发生。阿司匹林就起到了这样的作用。生物体受伤，细胞受到影响，会制造花生四烯酸，进而形成前列腺素，导致动物体红肿、发热、发炎，并有可能伴有疼痛。而阿司匹林可以及时地制止前列腺素的产生，因此，红肿、发烧、发炎和疼痛也就不会出现。

范恩急于发表自己的研究成果，他预料到了哈里·科利尔得知此事后的态度。毕竟他们是朋友，而科利尔已专注于此研究 10 年之久。不过木已成舟，无论他说什么，都无法安慰这位朋友了。

范恩近年来忆起了这段往事：

我们一起去外面用餐，哈里不停地向我表示祝贺。我知道，对于他来说，可能是一个不小的打击，或许这个成果本来应该属于他。但是，这个过程中有很多别的因素起了作用，说运气也好，机遇也罢，反正是重要的因素。一个优秀的科学家应该会明白这一点，而且能够准确及时地抓住它。我认为我正好幸运地遇上了它。

哈里·科利尔的儿子约瑟夫当时也在范恩的实验室工作。他很清楚父亲的懊恼。“我相信他很痛惜自己错过了这一发现。不过，每当他见到约翰时，都会把自己的惋惜深深隐藏，不想让对方觉得自己心里很在意这个事情。”

由于实验结果很容易被流传出去，被学医的学生抄袭和盗用，范恩显得特别谨慎。他的实验室中，每一个人都很兴奋，但是都竭力控制着自己。他们需要细心、有耐力地去证明、去验证范恩的实验，或许还可以再有所深入，大家很快又回到了夜以继日的工作中。科利尔的儿子在日记中写道：“范恩有作为领袖的品质，一旦目标定好，就会去执行，即使是让行驶中的巨轮掉头，也会实现。”

尽管有很多顾虑，这研究还是面世了。1971 年 6 月 23 日，约翰·范恩和普丽西拉·派铂以《阿司匹林类药物阻滞前列腺素合成的机制》为题在英国重要的科学期刊《自然》上发布了他们的成果。他们的论文迅速成为科学史上非常有名的文章，引用率一下子飙升。[1] 同一期的期刊还发表了在范恩手下工作的其他人的两篇文章，阐述了这一发现的重要意义。学术界的反响格外

1 该论文中有 8 处提到了哈里·科利尔自 1960 年以来在阿司匹林研究领域中的诸多成果。——作者原注

热烈。

之后的几年里，人们加快了对阿司匹林的作用机制和前列腺素的了解。对前列腺素的研究被范恩列为主要的内容，他通过进一步对前列腺素的研究，更深入地了解了阿司匹林的作用方式。他发现，生物组织受伤会生成一种叫环加氧酶的物质。环加氧酶又名环氧酶或环氧合酶，简称COX，在花生四烯酸生成前列腺素的过程中起到了催化作用。环加氧酶又分为环加氧酶-1和环加氧酶-2，环加氧酶-1会使消化道产生保护膜，环加氧酶-2则导致疼痛和炎症。而阿司匹林的作用机理则是阻止环加氧酶这种物质在体内生成。随着科学研究的深入，人们对各种复杂的生化过程在生物机体中的作用也日益了解。

对于阿司匹林的作用方式，从本书主旨来看，大家需要知道的有如下几点。阿司匹林主要有三种作用方式，用量多少决定了哪一种方式起作用。一般的阿司匹林使用量为300～600毫克，此类多用于感觉头疼的病人。此时，阿司匹林会阻止前列腺素的产生，从而起到止痛的效果。大多数头疼是由颈部和头皮处的肌肉收缩引起的，肌肉收缩会形成花生四烯酸，服用阿司匹林，花生四烯酸的转化过程就会被阻断。

加大阿司匹林的剂量，能够使关节炎患者的肿胀、发烧和疼痛等症状得到缓解。此时，阿司匹林所起的作用是阻断前列腺素的产生。但是也有一些科学家认为，阿司匹林会干扰人体内一种名为嗜中性粒细胞的白血球生成。嗜中性粒细胞是免疫系统的一部分，某些情况下，炎症正是嗜中性粒细胞攻击构筑器官组织的蛋白质所导致的。

阿司匹林的第三个作用最为重要，就是对血液产生影响。众所周知，人体内血液有三种细胞：白细胞、红细胞和血小板。红细胞的功能主要是将氧运输到全身；白细胞主要起吞噬作用和杀菌作用，提高身体免疫力；血小板在发生出血时能够起到防护作用。阿司匹林能够对血小板产生作用，这是它最重要的功能之一。

血小板是一些直径不到0.0002毫米的扁平小圆片，生存周期为10天左右，1滴血中有上百万个。[1]它在存活期间，会随着血液流动，随时准备发挥作用。一旦遇到警报——由花生四烯酸传递，表示承载血液的器官出了溢漏事故——就是血管爆裂发生出血，血小板就会发挥防护作用，及时止血。它会在伤口聚集，继而形成一团黏黏的东西依附在伤口上，阻止血液继续流出。这一过程叫作血小板凝聚，这与前列腺素有很大的关系。1975年，跟随约翰·范恩研究脚步的瑞典科学家本特·萨米尔松（当时在苏内·贝里斯特罗姆手下工作）发现促使血小板聚集的这一前列腺素是凝血恶烷-A2，也就是范恩早年发现的RCS——6年前范恩和派珀发现的“兔子主动脉致颤物质”的主要成分。阿司匹林会影响这种物质产生的过程，进而阻止血小板凝聚成封堵出血口的血块，如此，血液会不断往外溢漏。

对一些人来说，出血是十分危险的（俄国皇储阿列克塞·尼古拉耶维奇·罗曼诺夫就是这样的人，因为他患有血友病），而服用阿司匹林将会导致更加严重的出血危险。不过，这种联系也有有利于人体的地方，最近的研究发现，阿司匹林对于血栓症患者来说是一剂良药。有些患者，在没有受伤的地方会发生血液凝固的现象，加上组织血液流通，从而形成血栓，而只要服用极少量的阿司匹林（凝血恶烷对这种药的反应是极其敏感的），就可以预防血栓发生。这是近代医学的一大发现。

一个小小的药片就这样成就了很多科学家。1982年，发现阿司匹林机理的约翰·范恩、发现前列腺素的瑞典科学家苏内·贝里斯特罗姆以及发现凝血恶烷的本特·萨米尔松共同获得了诺贝尔生理学及医学奖。此时，范恩又发现了一种名为前列环素的新前列腺素，具有防止健康人体内形成血栓的功能。范恩成为世界上最知名的科学家之一，并且被册封为勋爵，入选英国皇家学会，为宝威等很多医药企业研发了多种重要的新药物。最后，由于被委

1 法国生理学家阿尔弗雷德·多纳是第一个注意到这种细胞的人。他在1842年描述了它们的存在，但误以为白血球是由它们聚合形成的。以后的科学家又长期相信它们是细胞死后的残体，不起什么作用。1874年，英国人威廉·奥西耶提出看法，他认为血小板可能与血栓的形成有关，但他的理论直到20世纪50年代才被普遍接受。——作者原注

任为英国最重要的研究机构哈维医学研究所所长，范恩才不得不放弃自己最爱的科学实验工作。他的女助手普丽西拉·派铂也成了著名的科学家，可惜的是，20 世纪 90 年代，这位聪慧且好学的女科学家因为癌症与世长辞了。

只有科利尔，那个最先开始研究阿司匹林机理的科学家，最后的结局有点让人惋惜。他为破解阿司匹林的秘密所做的贡献直到近几年才或多或少被人知道。1969 年，他从原来的公司转到了麦乐思实验工作室。几年之后，拜耳公司将其并购。当初在阿司匹林界叱咤风云的公司与最开始研究这一机理的科学家合作，也足以让人们津津乐道。科利尔在新公司默默工作，辛勤耕耘，过了退休年龄好几年，都还在继续做阿司匹林治疗骨质疏松的实验。1983 年 8 月，科利尔逝世。几天后，他的儿子代为提交了其生前撰写的一篇关于阿司匹林的长篇论文。

对于阿司匹林的研究依然还在继续，它还有很多秘密没有被挖掘出来（比如，我们今天仍旧不知道阿司匹林会退烧但不会影响正常体温的原因）。单从它刚刚被揭示出来的这些内容来看，就足以重振“灵药”的名声，也给了阿司匹林厂商反击种种霸占市场的止痛药新巨人的机会。其实，在范恩提出并证实自己的重大理论之前，很多医生和化学家试图证实阿司匹林还有另外一种功能：预防心肌梗死——号称“20 世纪末第一号杀手”的疾病。

第十二章

心血管疾病的福音

如今，“心血管疾病”这一名字对于人们来说并不陌生，但是在 100 年前，患有心血管疾病的人还是极少的。然而，30 多年前，发达国家中有 1/3 的人的死亡原因与心脏疾病有关系。而且，越来越多的人开始受到心血管疾病的折磨。人们现在普遍相信，进入 20 世纪以来，随着社会经济的繁荣发展在这 70 年左右的时间里心血管疾病死亡率大幅提升。栓塞的发生率与脂肪类食物的增加、运动量的减少、吸烟酗酒、情绪紧张以及其他种种社会危险因素紧密相连。生活的便捷以及经济条件的好转，创造了闲适的环境，也使得人们对身体健康忽视了。[1]20 世纪 70 年代中期以来，随着医学的发展和对心血管疾病研究的深入，人们逐步了解到改变生活方式和生活习惯的重要性，死于心血管病的人数有所下降。但冰冻三尺，非一日之寒，心血管病人的总体

1 这一观点虽然得到了普遍接受，但并没能达成共识——至少就脂肪性食物而言是这种情况。2002 年，在瑞典工作的丹麦流行病学专家乌费・拉文斯科夫便一反食物中的脂肪和过多的胆固醇是导致心血管疾病的重要因素这一传统观念，列举出若干事例证明，摄入高胆固醇食物和摄入低胆固醇食物的两组人群中，心血管病的发病率并没有显示出巨大差异。读者倘有兴趣，并在吃煎炸食品时不那么惴惴不安，就请读读拉文斯科夫那篇很有见地的论文，它发表在《临床流行病学杂志》第 55 卷上。还得提一下，在 20 世纪八九十年代，西方人食物中的脂肪摄取量仍保持很高水平，但心血管病的发病率却大幅下降了。——作者原注

数量依然很高。即使到了今天，西方国家中死于此类疾病的人数还是超过了死于其他疾病的人数，而且这一统计并不包括中风这一与心脏病有关的疾病。显而易见，如果存在能有效降低心血管病死亡率的方法，那么，这一方法的重要性不言而喻。

刚开始面对心血管病人的数量骤增时，医学界和药学界一时难以做出快速的反应，经过相当长一段时间的研究，心血管疾病的诊治方法才得以形成体系。这一过程的各方面都十分精彩（但也超出了本书的范围），这里仅仅是提一下。医药工作者一边着手设计各类心脏病的诊断工具（例如 1903 年出现的心电图），深入了解出现高血压、动脉硬化、心绞痛和心律不齐等病症的原因及后果，一边着手研究以上疾病的治疗方法。在这些治疗方法中，既包含一些保健措施，也包括心脏搭桥手术和其他心内直视手术等缓解病情的外科处理手段，但更常见的则是使用药物进行控制。药物的使用，是建立在理解了血液循环系统运作规律及其出现异常的原因的基础上的。

在很长一段时间内，医学界只有一种名为洋地黄的药物可以用来对付心力衰竭。洋地黄来源于毛地黄这一植物的叶子，它可以减慢心率和降低血压，是 18 世纪中叶被威廉·威瑟林发现的。[1] 但是，这种提取物本身含有毒性，不是对所有病人都有效，且只是治标不治本，不能从根本上解决问题，所以药理学家开始寻求人工合成的药物替代洋地黄。到了 20 世纪 40 年代末，药理学家们的目光被一种称作抗凝血剂的物质所吸引。

凝血是指大量血小板为修补受损的血管而迅速聚集到一起发生作用的过程，在这一过程中，血小板表面会生成一种名叫纤维蛋白的覆盖层。纤维蛋白有一定的厚度，能起到保护作用，就像皮肤擦伤后结的痂一样。科学家们

---

1 威廉·威瑟林是一名医药生物学家。1775 年，他从美国什罗普郡的一位女士那里知悉，她用一种药草茶治疗腿部浮肿的病人，这种茶中含有碾碎的毛地黄叶子。威瑟林使洋地黄这一作用备受关注——这就与差不多同时代的爱德华·斯通牧师不同，后者虽然将有关柳树皮功效的看法上达给了英国皇家学会，但始终未能引起注意。到了 18 世纪末时，洋地黄被录入《英国药典》。——作者原注

认为，如果能够阻止不健康的血管内发生这一过程，便可避免血栓症发生。因此，抗凝血剂的研发就被提上了日程。起初，研发过程并不顺利。人们经过长期研究后发现的几种抗凝血剂（如酮苄香豆素和肝素，至今未被用于心脏手术）只对静脉血栓有效果，对动脉内形成的血栓则效应甚微。原来，在受损伤的动脉中，血小板凝聚速度过快，以致形成速度较慢的纤维蛋白还没来得及出现，血栓便已形成。换句话来说，抗凝血剂在动脉受损的病人身上是没有用的，因为心肌梗死在抗凝血剂组织纤维蛋白形成之前就已经发生了。

牛津大学的科学家约翰·普尔和约翰·弗伦奇很早就认识到了这一原因，并提出了一种新的解决办法——设法阻止血小板凝聚在一起，从而避免血栓的形成。然而，他们一直没能找到实现这一想法的途径。在 1961 年发表的一篇论文中，他们承认："至今未能找到对血栓中的血小板成分起作用的医学手段。"

其实这一结论也未必完全正确。因为已经有人想到用阿司匹林来对付心肌梗死，并付诸行动了，这人就是在加利福尼亚州格伦代尔市行医的劳伦斯·克雷文。

克雷文是个医学博士，由于地理位置的原因，距离实验科学家和药理学家云集的欧洲太过遥远，他在学术界毫无影响力。1950 年，他只是洛杉矶郊区的一名普通家庭医生，擅长耳鼻喉科。他的工作环境不错，病人多是中产阶级，且对医生的要求也不高。克雷文为人聪慧，对病人很负责任，观察力也十分敏锐，总是能在诊治过程中注意到某种药的特效或者出现问题。

1950 年，克雷文在一份不起眼的美国医学杂志《西部医学与外科学年鉴》上发表了一篇论文，介绍了他向接受扁桃体摘除手术的病人推荐过的一种减轻痛苦的方法。在克雷文行医的这几年里，他总是让摘除了扁桃体的病人们每天咀嚼 4 片名叫"去痛口香糖"的爽口片，这种爽口片内含阿司匹林。他发现，病人们对爽口片的反应各不相同，有些人吃了很有效果，有些人吃了却出血不止。克雷文在进一步的研究中发现，那些有出血症状的病人，嚼的爽口片都过量了，有个出血最严重的病人竟在一天内嚼了 20 片——相当于吃掉了 1 打标准量（300 毫克）的阿司匹林药片。

这一现象引起了克雷文对阿司匹林和出血之间的关系的注意。他想，或许阿司匹林有阻止血块形成从而降低心肌梗死发生概率的作用。根据以往的观察，克雷文还特别注意到一点，男人和女人服用阿司匹林的习惯也不尽相同——女性通常在察觉自己身体不舒服后就会吃这种药，而男性会觉得动不动就吃药缺乏男子汉气概。此外，在按年龄、体重、健康状况等不同因素分组的人群中，患心肌梗死的男性多于女性，克雷文猜想或许这也跟男性和女性服用阿司匹林药片的不同习惯有一定的关系。

后来，克雷文将自己的这些猜想发表在另一本并不出名的医学杂志《密西西比流域医学期刊》上。论文概括了克雷文这些年在加利福尼亚行医时推广使用阿司匹林的情况。加利福尼亚有许多养尊处优的富人，这些富人容易患上心血管疾病。为了预防心血管疾病，克雷文向这些富人推荐每天至少服用 1 ~ 2 片阿司匹林，他最后说服了大概 8000 人这样做，并进行分组，然后统计和跟踪。“在整整 8 年的时间里，谨遵医嘱的人没有一个患上冠状动脉血栓或脑血栓。”这让他十分满意。因此，克雷文得出结论：“服用阿司匹林能安全有效地预防血栓病。”

按理说，克雷文的这一开天辟地的发现对于拯救生命具有重大意义，理应在医学界引起足够的重视，但是，由于克雷文本身名气不大，其所处的美国西部距离当时的学术界中心太过遥远，而他发表论文的两家杂志又都没什么名气，最后导致这一重大发现没有得到医学界的严肃对待。更糟糕的是，医学界有人对他的理论提出了两点质疑：一、克雷文没能说明阿司匹林起作用的原因；二、克雷文没有遵循标准化的临床实验规则，比如说，他的所有实验对象服用的都是阿司匹林，但是没有另外设立一组实验人员服用安慰剂来对比参照。因此，他们认为克雷文的理论发现不值得重视。这两点质疑，在素来需要严谨细致的医学界的影响无疑巨大。面对这种情况，克雷文努力辩白，并将自己手上的具体病例拿到通俗小报上发表，但是，这些抗争在研究心脏病的医学领域中没有起到任何作用。[1] 加之 1957 年，克雷文猝死于心脏病。一个宣称找到制伏心血管疾病方法的医生猝死于心脏病，无疑是一则黑色幽默，这让他的理论更加难以被大众接受。然而，幸运的是，阿司匹林最终还是帮上了人类的忙。

1916 年 11 月，约翰·奥布赖恩出生在英国伦敦，他的父母都是澳大利亚人（父亲是医生，母亲是著名的小提琴独奏家）。奥布赖恩从小成绩优异，是英国名校威斯敏斯特私立学校的学生，并获得奖学金进入牛津大学学医。此外，他的运动天赋也十分了得，是温布尔登网球锦标赛青年组的选手，后来还参加了只允许优秀选手参加的法斯特尼快艇赛。1940 年，奥布赖恩自牛津大学毕业后，在英国朴茨茅斯工作，专门从事血液学研究，主攻血管类疾病中的血栓症。一直以来，奥布赖恩对血栓症十分感兴趣，他曾研究过血小板的黏滞性，还在 20 世纪 60 年代发明了一种叫作“血小板测聚仪”的仪器。这种仪器既可以用来测定血细胞发生凝聚的倾向问题，还能用于测定血小板的凝聚是否受到血液中其他物质的影响。[2] 当奥布赖恩知道普尔和弗伦奇的研究成果后，开始运用自己发明的仪器寻找能够阻止血小板聚集的化学物质。从抗疟疾的药物到海洛因和可卡因，奥布赖恩发现这其中不少物质都具有阻止血小板聚集的功能，但随后又一一将其否决，因为若想达到阻止血小板聚集的目的，上述药品所需的剂量都大得足以致命，实在是得不偿失。随后，奥布赖恩沿着纽约西奈圣山医院科研人员哈维·维斯的思路，对阿司匹林进行研究，结果发现阿司匹林有十分明显的阻止血小板凝聚的效果。当时，奥

1　对于批评指责，克雷文医生一向以自己由实验得到的结果作为答复。他认为，他的实验是否“科学化”并不多么重要——他的病人中没有出现心脏病病例，单凭这一点就已经足够了。正如他在《美国信使报》上所说的那样：“我不妨这样回答：电击治疗法治疗精神病的机制目前并不为人所知，然而，这并不妨碍精神病学专家用电击疗法治疗精神病患者。比如，奎宁是治疗疟疾的特效药，可是对于这一效力，难道也要通过实验室技术来证明吗？”——作者原注

2　另外一种类型的血小板测聚仪也大约在同一时期问世，发明者古斯塔夫·博恩也是从事血液研究的，而且后来成为约翰·范恩的密友，真可以说是相当凑巧了。——作者原注

布赖恩只知道阿司匹林防止形成血栓的功能十分显著，却不知道这其中的具体原因（个中原因后来由约翰·范恩揭示出来）。奥布赖恩并没有在这个问题上纠结太多，他的当务之急是设法证实阿司匹林的实用性，将从实验室得出的理论转为实践运用，而在此之前，他需要进行一类实验，而且是以流行病学研究界所能接受的规格进行的全面实验。

流行病学的基本内容是研究疾病在特定人群中的传播。流行病学研究的最终目的是发现疾病的传播方式、疾病与发病原因的关联，从而找到适当的治疗方式。部分流行病学的研究人员也喜欢参与临床实验，例如，针对某种实验药物有待验证的疗法，对一组选定的患有某种特定疾病的受试者进行实验，观察该药物是否有效，有无副作用。在英国，国民医疗服务总局的下属机构医学研究委员会负责这方面的工作。医学研究委员会自成立以来的 70 多年里，组织了上千项临床实验，并为实验人员提供了实验所需的经费。在该委员会的指导下，这些实验都是以最符合流行病研究要求的随机对照方式进行的，包括检验链霉素治疗结核病的效果，验证由威廉·多尔和奥斯汀·布拉德福德·希尔最先揭示出的吸烟与肺癌的联系，等等。因此，当约翰·奥布赖恩希望以临床实验方式研究阿司匹林对血栓的作用时，自然而然想到向医学研究委员会提出申请。[1] 随后，奥布赖恩得到通知，要他与该委员会的南威尔士地区中心接洽。南威尔士地区中心的流行病学者彼得·埃尔伍德接待了他。彼得·埃尔伍德自己恐怕也没想到，这一次接待的结果能让他功成名就。

彼得·埃尔伍德在北爱尔兰出生、长大和求学。他原本是一名社区巡诊医师，这个工作职务等级最低、内容单调乏味，他做了 4 年后，渐渐失去了兴趣。后来他又转到门诊部做了半年的见习医生，其间总是接触同一批病人，听他们描述大同小异的病情，他觉得这种重复单调的生活不是自己想要的，

1　在此之前，医学研究委员会也曾资助奥布赖恩进行过一个有关血栓症的研究项目，但资助数目不大，而奥布赖恩的这一研究也没能得出确定的结论。——作者原注

于是放弃了见习医生的工作。埃尔伍德在医学院求学时，曾经对流行病学很感兴趣，因此得到机会参加了一个流行病研究项目，调查贝尔法斯特及其周边地区麻纺工人的健康状况。调查工作无非是一些常规程序：统计患肺结核、支气管炎和其他呼吸系统疾病的人数和范围，并研究这些病症与工作环境的关联，他的心被这个项目俘获了。埃尔伍德回忆说："我发现，这项工作让我兴奋不已，我经常边走路边看书，有时候甚至会撞到灯柱上。"埃尔伍德意识到，这才是自己的天职。

1963 年，埃尔伍德被医学研究委员会推荐为威尔士首府加的夫新建立的一个流行病研究机构的成员，在英国当时著名的流行病学家阿奇·科克伦指导下工作。科克伦对大量人因为处于同一环境而受到伤害的流行病有开创性研究。埃尔伍德看出科克伦的研究方法可以拓展到新领域，于是选定了一个适合自己的流行病领域——冠状动脉血栓病，并以查明血小板凝聚与心力衰竭的联系为重点研究对象。埃尔伍德设计了一套研究程序来研究血小板与心血管疾病的关系，以及生活方式、食物、运动、吸烟等习惯是否会影响血小板的功能。这些研究一旦成功，就有可能找到预防心肌梗死的线索。埃尔伍德在查阅背景资料时，经常读到约翰·奥布赖恩和哈维·韦斯等人的著述，因此，当奥布赖恩从朴茨茅斯通过医学研究委员会的介绍与他取得联系，提议通过信息交流进行合作研究时，他很高兴地同意了。

对于两人的合作，埃尔伍德曾追忆道：

> 1968 年，我们第一次见面，地点是朴茨茅斯火车站内一处站台的尽头。当时，我要去怀特岛郡参加会议，路过此地，想利用这个机会和他见一面。但是他没买车票，检票员不准他进站，不知什么原因也不准我出去，于是我们只好隔着一道铁栅栏讨论了半小时的阿司匹林研究。这种见面方式真是相当别扭。

合作开始后，埃尔伍德和奥布赖恩发现对方的研究目标与自己的研究目标互补，正好可以互相帮助。奥布赖恩一直以来希望说服医学研究委员会，对阿司匹林是否有预防心肌梗死的功能组织全面实验，并给予资助，但这一申请因为所需的抽样数据过大而没有得到医学研究委员会的批准。在英国，平均每年大约 200 个人中就会发生 1 例心肌梗死。因此，若要让阿司匹林实验取得可靠数据，需要征集上万名志愿者，这样的实验花费实在太高。而埃尔伍德的工作是查出哪些人的血小板容易发生体内凝聚。因为血小板的凝聚似乎与心肌梗死有直接关系，找到这样的人，通过对他们进行研究，就有可能找到预防心肌梗死的办法。埃尔伍德在与奥布赖恩的讨论中受到启发，猜测阿司匹林或许能够起到降低血小板活性的作用。这样一来，他们就将目标缩小为未曾服用过阿司匹林的人群，认为在这个人群中找到血小板容易凝聚的人的可能性会大些。发现两人的研究目标互补后，两人开始着手寻找愿意支持实验的赞助者。

此时，埃尔伍德又想到了一个好办法。一般来说，上了年纪的人在犯过一次心肌梗死后，如果没有致命，通常会再次犯病——实际上，有多次发病史的人的数量是只发作过一次的初犯病人的 20 倍。如果将研究范围缩小到只犯过一次病的人，那么实验基数就会大大减少，实验花费也会相应地减少。医学研究委员会同意了资助此项研究，条件是埃尔伍德必须自己找到同意为此项研究无偿提供阿司匹林的供应者——在临床实验项目中，药品费用支出也是巨大的花费。埃尔伍德找到了尼古拉斯实验室——就是原来的尼古拉斯专卖药有限公司在英国创建的产业，希望这家以阿斯普洛为品牌、以独特广告进行推广的阿司匹林片生产厂商赞助自己的研究项目。

尼古拉斯专卖药有限公司早已今非昔比。“二战”结束后，这家公司以自己独特的市场营销方式在全世界范围内出售阿斯普洛，从法国巴黎的繁华大街到东南亚的茫茫丛林，从欧洲“老牌”帝国到非洲的新独立国家，无一不遍布它的足迹。该公司和其他许多原先以自产自销方式经营阿司匹林的公司一样，规模日益壮大，资金也十分充足，并且已发展成一家生产多种药品标准化的医药企业，不过，阿斯普洛仍是它的一项产品。当埃尔伍德提出自己的请求——提供阿司匹林胶囊及具有同样外表的安慰剂，以便服用者无法根据苦涩的味道进行分辨时，公司的决策层认为这于公司来说算不上什么负担，便欣然答应了。

药品来源的问题解决后，埃尔伍德需要找到足够多的只发作过一次心肌梗死的志愿者接受实验，但这并不容易。他决定去当地各家医院的心血管科医生那里寻求帮助，因为他知道那些医生掌握着近期的有关病例信息，只是他不能确定这些人是否愿意帮忙——

结果真遇到了不少困难。我很难让他们相信我是真的要搞这个项目。他们会讪笑说："有没有搞错？阿司匹林和心脏病？不是开玩笑吧？"我总是随身带着相关论文、引证文献和其他所有材料来证明自己。即便到了后来，大多数人表示支持这个实验，但他们无非是认为这不会有什么坏处，而真正被我说服认为有必要做实验的却少之又少。这些人要么认为是异想天开，要么觉得我在演戏，反正不相信我是认真的。有些人甚至认为阿司匹林是种危险的东西，据说还会引起胃出血。有时候，他们的传言还真是危言耸听啊。

终于，埃尔伍德得到了足够的支持，临床实验于 1971 年 2 月正式开始。实验开始后，埃尔伍德每个星期一上午都会去当地的 6 所医院，了解上一周第一次发作心肌梗死后出院的男子的姓名及住址，然后再亲自去拜访，说服他们参加日服 300 毫克阿司匹林的实验。多数病人都同意参加这一实验，也有一部分人对服药可能产生的副作用有所疑虑，还有一些人在接过装有阿司匹林胶囊的小包裹时会向埃尔伍德意味深长地眨眼睛，问他到底想要做什么——

这些人总是这样对我说："好了，大夫！东西我可以拿，但别跟我说什么阿司匹林行不行！"这些病人的心里还是认为我在骗他们，给他们的药里还有其他的秘密成分。幸好我还兼职为浸信会传教，使我能坦诚地面对这些人，并告诉他们我说的都是实话。

这项临床实验是用“双盲”方式进行的。所谓“双盲”，即服药的志愿者不知道自己服用的是阿司匹林还是安慰剂，埃尔伍德本人也不知道。两类胶囊的外表和包装一模一样，只是每个包装盒上有不同的编号，由另一个研究人员登记这些数据并保密，且该研究人员不掌握志愿者服药后的情况。这样的实验方式，可以排除主观意愿的影响，但同时也意味着埃尔伍德只有在实验结束后才能知道真实情况。整个实验期间，埃尔伍德除了按时向志愿者介绍有关知识和提供胶囊，剩下的只能等待。

在实验进行到约一年时，一个星期六的上午，埃尔伍德在加的夫市里士满路医学研究委员会的地区办公室取邮件时，接到了一个来自美国波士顿的电话，电话那端的人十分激动地询问：“请问你们那里是否有一位彼得·埃尔伍德博士？他是不是正在用阿司匹林进行一项实验？”

电话是美国流行病学家赫舍尔·济克打来的，他当时正在进行一项研究，研究对象是波士顿及周边地区上千名住了院的病人——

他们在病人入院的第 5 天或第 6 天询问并统计这些病人在住院前的一周里服用过什么药。这个询问的目的，是为了将他们发现的某些未知副作用及出乎意料的好结果与病人服用的药物联系起来，以便提高诊断能力。他们将 40 种副作用及好结果的诊断与大约 60 种药物完全对应，得到了一个庞大的矩阵。这个矩阵里有一个相当突出的联系：所有在住院前的一周里服用过阿司匹林的病人，基本上都与心肌梗死没有关系。

这样的数据让人震惊，它一方面表明，服用阿司匹林的人，心肌梗死发作的可能性比其他人低了 80%——这是出乎意料的好结果；另一方面，这也意味着过量的阿司匹林可能提高了心肌梗死的致死率。换而言之，服用阿司匹林的人发病后，或许在入院治疗前就已不治身亡，所以不在济克的统计范围内。埃尔伍德听完济克的研究分析后，立刻意识到问题所在，他说："阿司匹林要么有预防心肌梗死发作的作用，要么是个杀手——而我们此时正在进行的让人们服用阿司匹林的实验可能存在危险。"

那么，远在美国的济克是怎么知道埃尔伍德的实验的呢？原来，在波士顿济克组织的研究活动中，有一名来自英国牛津的医生马丁·维西，他曾在某次会议中见过埃尔伍德，并听埃尔伍德提起过阿司匹林实验。当维西知道阿司匹林可能带给人们两种截然不同的效果时，他把埃尔伍德正在进行的临床实验告诉了济克。济克认为应该将这个情况向埃尔伍德和医院研究会进行通报。"我想知道他们的打算。维西问我：'请注意，我们真的需要知道阿司匹林的作用是好还是坏。你们可否现在就'解盲'呢？"

"解盲"就是终止双盲状态，了解哪些人服用了阿司匹林、哪些人服用了安慰剂。实验中途解盲不是个明智的选择，因为这会造成主观偏差，破坏数据的可信度，埃尔伍德为之付出的努力等于白费。但是如果不解盲，一直坚持到实验结束，就有可能造成一些志愿者无辜死亡。埃尔伍德陷入了左右为难的境地——

我向对方解释说，根据我们的商定，实验规定中有一项，就是只统计结果中的死亡数字，意思是即使实验中有人患了心肌梗死，只要没有死亡，就不计入统计结果中。我们之所以做出这项规定，是因为我们知道阿司匹林有止痛效果，有可能有人服用了阿司匹林后虽然发病了但自己没有意识到，这势必会造成实验误差，所以不被计入统计结果。我告诉济克和维西，到目前为止，我们这里只有 17 例死亡记录，这些人的死亡与阿司匹林的关系是正是反，我们永远不可能明确知道。但是，面临着阿司匹林害人的可能性，我们别无选择，只能提前解盲。

接到济克电话的当天，埃尔伍德心情沉重地将全体实验人员召集到一起，当众打开了保密记录。实验结果让他松了一口气，这 17 例死亡人员中，6 人服用阿司匹林，11 人服用安慰剂，这意味着阿司匹林不是杀手。然而，由于这两组数据差异没有大到能向波士顿的研究人员证实阿司匹林对人有益，实验的基底太小，现在整个过程又中断了。

埃尔伍德还是从这流产的结果中看出他们可能发现了一些重要的东西。他将这次差异不大的实验结果与波士顿那边的研究数据相结合，表明阿司匹林可能确实对预防心肌梗死有效。如果能够得到更多的支持，征集到更多的志愿者，这一猜测结果就有可能得到证实。几周后，埃尔伍德与他的领导阿奇·科克伦来到伦敦，与医学研究委员会的负责人进行了一场秘密讨论，参与讨论的还有波士顿的那批研究人员以及英国最著名的流行病学家（吸烟与肺癌有联系的最先揭示者之一）威廉·多尔。这次会谈之所以秘密进行，是因为他们不希望讨论内容被泄露。他们就下一步研究工作谈了好几小时。

埃尔伍德回忆这次会议时说道：

会议气氛十分热烈。当时，医学界对心脏病的治疗没有什么具体的医学措施，只能劝说人们戒烟和锻炼身体。β－受体阻滞剂（用于治疗心律不齐的药）当时并未正式进入市场，阿司匹林却已经是很容易得到的成药了，如果阿司匹林真的有效，那绝对是一个重大突破，但是必须谨慎行事。

难点在于情况的不确定性。波士顿那批人得出的百分数，他们拿不准是不是研究中出现了偏差，统计时出现了问题。尽管如此，赫舍尔·济克等人还是很想将结果公之于众，以便占据新闻头条。埃尔伍德目前掌握的数据，充其量也只能说是没有定论，将来也可能会得到相反的结果。他们最终做出决定，埃尔伍德继续这一临床实验，在更多的资源支持和更多的志愿者的基础上，争取得到明确的实验结果。同时要求威廉·多尔以独立监督人的身份跟进埃尔伍德的实验，中途一旦发现志愿者服用阿司匹林有不良反应，立即叫停实验。至于波士顿那边的研究结果，暂时保密，不要对外宣布。

就这样，埃尔伍德的阿司匹林实验再度开始，实验内容集中到阿司匹林是否具有预防心肌梗死发作的功效这一点上（埃尔伍德的初衷是研究阿司匹林对血小板的凝聚作用）。尼古拉斯实验室为这次实验提供了更多的胶囊。参加实验的志愿者也增多了，有许多人来自斯旺西、牛津、伯明翰和曼彻斯特等地，埃尔伍德再次承担起培训志愿者的任务。有了上次的经验，他意识到自己的摊子铺得不够大："我承认，那时我总想一个人管起来。当然还有一点，就是那时候根本不知道这个实验需要多大的基底。"

实验于 1973 年 9 月结束，为期 30 个月，共有 1239 名男性病人加入志愿者队伍。这次的临床实验以当时的标准规格来看，基底是相当大的。实验期间共有 108 名志愿者死亡，其中服用阿司匹林的有 47 人、服用安慰剂的有 61 人。这一结果乍看还不错（阿司匹林将死亡率降低了 24%），但是，这一百分比没有高到具有统计意义的程度。这次的实验结果与波士顿小组的实验结果于 1974 年同时发表。这是随机性实验提供的第一个表明心血管疾病有可能会被防治的证据，引起了公众的广泛关注。不少人私下里都觉得此类实验应该继续进行下去。《英国医学杂志》就在"集思广益"的标题下发表了类似的意见，反映了公众的认识，也引起了埃尔伍德的烦恼。他这样告诉人们：

很多临床医生并不信服这一结果。我们的实验结果是有些出乎意料，也不符合预想的标准。我遇到的一些医生倒是告诉我，他们看到了那篇论文，从此建议病人服用阿司匹林，而更多医务人员的看法是："等着瞧吧，明年一定会发现它是有害的。还是再等等看吧……"

埃尔伍德回到办公室，又开始着手准备更大规模的临床实验。这次实验被人们称为加的夫 -2 号实验。该项实验持续了 4 年时间，实验结果是阿司匹林将心肌梗死的发病率降低了 25%，这一结果比上次有所改善，但仍然在误差的覆盖区域内，不在统计范围内，意味着阿司匹林的效用仍然不能定论。医学研究委员会同意埃尔伍德再进行一次实验——最后一次实验。这一次，埃尔伍德将阿司匹林和安慰剂都交给医生，要求医生在病人心肌梗死发作的时候给他们服用，但医生本人不知道自己具体给出的是哪一种药。这样做的目的是为了了解阿司匹林在发病时的治疗效果。然而，这一次实验的结果根本无效。在此之前，埃尔伍德已经做过三次研究阿司匹林对治疗心肌梗死效果的实验，总体都是有益的，只是这些实验结果无法支持他做出服用阿司匹林有益于预防和治疗心肌梗死的结论。但这最后一次实验的结果让埃尔伍德十分受挫，无奈之下，他决定放弃。

然而，约翰·范恩和瑞典前列腺素专家本特·萨米尔松之前的发现，现在开始显现出重大的意义。如果阿司匹林有阻滞血栓形成的作用，它就应该有防治心肌梗死的作用。此外，在法国、美国、德国等地，许多流行病学家沿着埃尔伍德未完成的研究之路继续做了下去，他们也遭遇了与埃尔伍德同样的情况：实验基底小，实验结果虽然不错，但是无法下确定结论。面对这样的情况，研究人员又气又急，他们意识到，唯一的出路就是进行规模非常大的实验，从而降低概率，得到明确的结果。

于是，“阿司匹林心肌梗死研究”（简称 AMIS）项目应运而生。这个研究项目由美国国家卫生研究院心肺血管研究所主持，自 1975 年开始，历时 4 年，耗资 1700 万美元，参与实验的样本库心肌梗死病人有 4524 名（人数是埃尔伍德最大的一次实验人数的 1 倍以上）。实验结果于 1980 年发表，令人大失所望。在这个实验中，好消息是，服用阿司匹林的实验组中，心肌梗死发作了却没有致死的病人比对照组的少了 30%（相比前几次有所提高，但仍未达到可以排除概率增减的定论水平）；坏消息是，实验组发病致死的比例高于对照组。《美国医学会杂志》发文指出，即使不计较这一实验方法本身存在的缺陷，单就这一实验结果看也没什么可称道的。“总体看来，根据这次实验结果，不建议将阿司匹林推荐给患过一次心肌梗死的病人使用。”这次实验让许多人都遭受了迎头一棒，包括参与研究的医学人员、渴望新药问世的病人，以及准备大批量生产阿司匹林的各大厂家。一切看似山穷水尽，两个月后，却突然迎来了柳暗花明的新光景。

设身处地地想一下，假如你就是一名从事流行病学研究的工作人员，打算将当年的阿司匹林实验重复一遍，研究一下是否能改进效果，比如证明这种药物能够有效阻止心肌梗死的第二次发作。接下来，你仿照 20 世纪 70 年代彼得·埃尔伍德的做法，从头开始准备。基于文献资料的信息，你可以了解到两点，首先，阿司匹林或许能将继发性心肌梗死发作的概率降低 1/4 左右，但这并没有成为定论；其次，当时的统计资料显示，有过心肌梗死初犯史的病人中，约有 10% 会在一年内第二次发作。根据以上信息，你打算动手做实验，但是由于经费不足，你的实验规模受限——只能对 2000 名病人进行为期 12 个月的实验。实验的内容，是将实验对象分成两组，一组服用阿司匹林，一组服用安慰剂，然后统计病人的数据。如无意外，一年后，你会发现对照组有 10%，大概是 100 个人第二次发病，实验组中只有 75 人发病。你很高兴，因为你可以得出一个明确的结论了，即服用阿司匹林可以使每个人第二次发作心肌梗死的可能性降低 25%。你把这一结论写成论文，发表在重要的医学刊物上，得到大家的一致赞赏。

但是事情真的如此简单吗？再仔细回顾一下实验过程，你就会发现，在统计结果时存在很多值得商榷的地方，你得到的结果并非绝对可靠。你的志愿者或许没有遵守约定，他们说自己服了药，实际上却将它们丢进垃圾桶，一片都没有吃下去。实验组的死亡人数超过了理论预期值，这到底是因为阿司匹林的效力没有预期的好，还是因为志愿者的身体比预期的差？还可能发生一种极端情况，那 10% 会再次发病的志愿者都莫名其妙地被分进了实验组，结果就是对照组中没有一人发病，有人或许就会对这个结果做出猜测：阿司匹林才是造成心肌梗死的罪魁祸首！情况是不是比你想象中要复杂？临床实验就是如此，即使你的统计工作做得再认真负责，也不能保证统计结果不会受到一些意外因素影响。

结果是：你对实验的可信度会大打折扣。

现在知道流行病学家所处的工作环境有多么复杂了吧。流行病学家进行的各项研究都会受到“统计异常”的威胁，而如果涉及的疾病比较罕见，致使研究情况未按预想的发展，则是最大的威胁。所以，医学界通常不会将一次研究结果作为定论，除非该结果清楚地表明不受任何意外或者错误观点的影响。[1]像上文提到的阿司匹林实验，实验组的结果只比对照组的好 25%，算不上特别好的结果，不能成为定论。如果实验的基数没有大到足以使偶然因素的影响降低到无足轻重的程度，得到的数字就不值得信任。那怎样才能得出定论呢？方法有两种，一种是延长实验时段，积累足够多的数据，但这样做有一个问题，其间志愿者有可能由于与心脏无关的原因死去；另一种方法是从一开始就形成足够大的实验基底。无论以上哪种方法，都会耗资巨大。

30 年后，再回首看第一次进行阿司匹林与心肌梗死的关系这一临床实验时，研究人员的工作与思考就变得容易理解了。这些进行研究的工作人员一次又一次地得到正面结果，却始终未能得到确凿无疑的结论，心中不犯嘀咕是不可能的。实验基底不小，按理说能得出毋庸置疑的定论，但是当结果出来时，包括彼得·埃尔伍德在内的不少流行病研究人员都感到有什么地方不对劲儿。这不是为职业自尊心找借口。在已经进行的几次实验中，有几次实验都体现了阿司匹林有预防心肌梗死继发的功效，可也有一次并未得出这一结论，这中间肯定有什么不对劲儿的地方。

1980 年 5 月，《柳叶刀》期刊的编辑部针对临床实验协会的一项结论发表了一篇评论。这个临床实验协会是一个成立不久的国际性民间学术组织。协会举行首届会议期间，有人提出了一种分析阿司匹林实验结果的新方法，引起了很大争议。这个方法就是将所有的临床实验放在一起进行数学评估。按照这种方式，当人们把各项实验合到一起时，证明了阿司匹林确实有预防心肌梗死继发的功效。如此一来，即可说明“阿司匹林与心肌梗死的关系研究”肯定出了什么纰漏。

英国牛津大学的理查德·皮托就是发明这个全新评估方法的人，他曾和

---

1 不过，这似乎并不能制止一些人根据规模不大的临床实验的结果，在传媒上鼓吹自己的实验毋庸置疑地证明了某种新药具有灵效。——作者原注

威廉·多尔一起工作过，并在工作过程中积累了不少有关流行病学的经验。自从 20 世纪 70 年代中期以来，皮托就一直致力于发展一种理论，来证明不应该将各项临床实验孤立看待，而是应该将它们合到一起分析。这一方法会涉及许多复杂的数学内容，最终的数学公式中，包含的偶然性既会造成正面影响，也会造成负面影响。如果进行的是一系列实验，这两种作用就会互相抵消，得到的实验结果就会更加可靠；即使在各次实验中得到的结果不尽相同，但只要它们指向同一个方向，就算在定量大小上存在差异，那么，它们的共同趋势也比单项实验的结果更加可信。

这一新方法被称作“元分析”。它的出现也存在争议，一些临床医学人士认为，临床实验中涉及的医学方法不尽相同，作为基底的病人在年龄和性别等方面存在差异，医学诊断结论也未必相同，将不同的实验结果生拉硬套到一块的行为，违背了统计学的基本原则，因此这是不可取的。对此，皮托不以为然，他只关注一个问题：这类实验能不能证明该医学手段是否有效？有，还是没有？

皮托一直都在关注有关阿司匹林功效的各项实验，和其他在流行病学领域工作的研究人员一样，他也认为只有通过基底很大的临床实验，才能给阿司匹林对心肌梗死的功效下定论。1978 年，皮托与威廉·多尔等人组织了一项新的研究，吸收了英国 5000 名医生参加（最初想吸收全国注册为内科医生的所有男性成员，后来排除了上千名不符合要求的——正在服用阿司匹林，或者有心肌梗死、中风或者溃疡等既往病史的）。在这 5000 名志愿者中，2/3 被要求服用阿司匹林，其他人则在实验期间不得服用阿司匹林。每隔几个月，每个人都必须填写一份健康状况调查表。当然，皮托等人也意识到，5000 人的基底并不算大，因此他们希望将来能将美国的内科医生也吸收进这一实验中，这样就会形成上万人的基底。

与此同时，“阿司匹林与心肌梗死的关系研究”的报告发表了，其结论是阿司匹林对预防心肌梗死的首次复发并没有太大的作用。这样一来，皮托想从美国那里扩大实验基底的计划就难以实行了。[1] 皮托也像彼得·埃尔伍德等人一样，认为“阿司匹林与心肌梗死的关系”项目研究出现了偏差，但找出造成实验偏差的原因十分困难，他决定用元分析将之前的五次阿司匹林实验归纳到一起分析（两次实验是英国加的夫的流行病研究人员进行的，其他三次是德国人和英国人进行的）。分析结果显示，无论是否添加了阿司匹林与心肌梗死的关系的研究结果，都不会对总体结论产生太大的影响。皮托将他的发现写成了论文，准备拿到即将在美国费城召开的临床实验协会的全体大会上宣读。

可想而知，皮托的这篇论文受到了广泛关注，它证实了许多医生一直期待着的结论，即阿司匹林可以将心肌梗死复发的概率降低 25%（其实，早在皮托的论文发表前，就已经有医生给自己的病人试用阿司匹林了）。《柳叶刀》作为世界上数一数二的医学杂志，马上就发表了评论，甚至建议经销商将记事日历加进阿司匹林的外包装，以便督促病人更容易按时服用，这足以进一步消除人们的怀疑。

但是，要让它被人们真正接受，还有一个障碍，就是美国医药领域的各权威部门对皮托的论文持怀疑态度，尤其是食品药品监督管理局。该管理局认为元分析的理念简直莫名其妙。在它看来，将多项不能下定论的小型实验放在一起，就只能得到一个不能下定论的结果而已。然而，人们也怀疑，它之所以会持反对意见，也许是因为花费巨大、发起“阿司匹林与心肌梗死的关系研究”项目的正是与它平行的机构——国家卫生研究院。如果没有食品

---

1 英国方面原本希望此项研究会得到美国国家卫生研究院的协助，但后者认为该实验的设计有失监管，担心这会影响到最后结论的可靠性。英国方面不以为然，认为作为志愿者的医生们无疑会尽好服药的责任，准确填写报告，也不会有问题，因为报告中只须回答阿司匹林是否起到了预防心肌梗死发作这个简单问题。因此，只要扩大实验基底，就能得到足够明确的结果。但美国方面并不这样看，对英国方面扩大基底的要求不予支持。然而，让美国医生参与的想法后来又被付诸行动，而且得到了轰动性的结果（见后面的正文）。——作者原注

药品监督管理局的批准，世界上任何有关企业都不可能进入美国市场，也不能推介任何业已准予行销的药物的新用途。任何打算将阿司匹林作为预防和治疗心肌梗死复发的药物在美国开拓市场的企业，都必须先取得美国食品药品监督管理局的许可。1983 年，有一家企业试图进入美国市场，最终取得了成功。

在过去的 30 年里，施德龄产品公司在止痛剂市场上一直表现不佳，它生产的拜耳阿司匹林在美国市场上所占的份额持续降低，从当初的独领风骚跌落到 20 世纪 80 年代的 6%。它除了要和生产阿司匹林的其他品牌——安那辛和百服宁竞争，还要与新型药物扑热息痛（在美国是泰诺）和布洛芬（在美国是雅维）争夺市场，结果是一天天被挤向市场边缘。阿司匹林看似正在慢慢淡出市场。

就在施德龄产品公司认为拜耳阿司匹林没有发展前途时，费城那边传来了关于阿司匹林的好消息，有关阿司匹林作用的若干科学报告和一系列临床实验表明，这个小小的白色药片有可能可以治疗心脏病。这样的消息让人欢欣鼓舞，也让施德龄产品公司看到了新的商机。问题是，怎样才能让大众知道目前的医学形势并踊跃购买阿司匹林呢？

施德龄产品公司决定改变一下自己所生产的拜耳阿司匹林的内容简介。1980 年 12 月，施德龄产品公司向美国食品药品监督管理局提交报告，申请在向医务人员分发推介阿司匹林的宣传材料上添加这样一句话："业已证明，阿司匹林有减少病人复发心肌梗死或死于此病的概率的功效。"但是，美国食品药品监督管理局拒绝了施德龄产品公司的报告申请。因为美国食品药品监督管理局认为，施德龄产品公司想要添加的这句话没有确凿依据——尽管那项阿司匹林与心肌梗死的关系的研究结果就发表在几个月前。施德龄产品公司使尽浑身解数游说了 3 年，但监督管理局仍然不为所动。

直到 1983 年 3 月，事情才出现一丝转机，食品药品监督管理局同意召开一次由心血管与肾脏疾病药物治疗咨询委员会主持的听证会。该咨询委员会是由专家组成的独立运作机构，职责之一是考察各医药公司发表的资料是否可信，并向食品药品监督管理局提出意见。于是，咨询委员会向施德龄产品公司提出要求，要它在听证会上介绍有关的科研信息。施德龄产品公司本身并不参与任何此类实验，无法介绍科研信息，于是便外聘彼得·埃尔伍德与理查德·皮托为主要证人。埃尔伍德与皮托尽管不情愿卷入商业竞争，但他们还是同意了（考虑到说服美国人相信阿司匹林的功效是一件重要的事）。就这样，他们乘飞机来到了美国首都华盛顿。如果你以为听证会的进展是一帆风顺的，那你就大错特错了。事情的发展出乎意料，听证会一开始，问题就接二连三地出现了。

听证会开始了，第一位证人是来自加拿大安大略的心脏病专家杰克·赫希，他认为阿司匹林能预防血栓症和心肌梗死的设想是成立的。他首先概述了医学科学的若干基础知识——一种名为凝血恶烷的物质如何会造成血小板凝聚，血小板凝聚又如何导致动脉大血管形成血栓。紧接着，他指出，血栓症是造成心肌梗死的主要原因，而阿司匹林又对凝血恶烷有抑制作用，所以，阿司匹林应该能预防心肌梗死。

接下来阐述观点的是彼得·埃尔伍德，他主要介绍了针对阿司匹林的 6 次大型临床实验。他认为，在这 6 次实验中，只有“阿司匹林与心肌梗死的关系研究”一项与事实不符，其他都能证明阿司匹林对防治心肌梗死有正面效果。当然，他也承认，根据统计学标准，这些实验未能得出定论，但是，这些实验指出的方向是十分清楚的。

接下来做证的是理查德·皮托。

埃尔伍德这样回忆说：

你得理解理查德的脾气，他是个相当有个性的人，直来直去，聪明绝顶，遇到有人不能理解他的意思时，他会大发雷霆。听证会的气氛本就十分紧张，施德龄产品公司的总裁就在我身边，他事先已经跟我说，早就有人为打倒阿司匹林下了大力气。依我看来，这已经对听证会产生了影响。

皮托站上讲台时，十分显眼——没有正式着装，像平日一样穿着褐色条绒上衣，没有戴领带，一头长至颈部的金发随意飘扬着。这在西装革履的与会人员中显得格格不入。他已经预料到会有人对他的观点进行批评，但即使是美国的什么文员会对他这个英国科学家进行指责，他也毫不在乎。皮托先简单介绍了一下元分析的基本原理，以及如何将元分析运用到阿司匹林的研究工作中。他用幻灯片演示了不少图表，在屏幕上快速地放映着。以上种种表现，都让委员会成员觉得很不习惯，使得他们感觉此人意在表示“我就是这种态度，你们搞不明白是你们的问题”。这也使得委员会中的一些人（其中就有施德龄公司的对手派来的代表）甚至觉得皮托过于傲慢，不把这次听证会放在眼里。他们也向皮托投去了不屑的目光，而且在最后发问中显得尤为不客气。

证人发言结束后，就是提问环节了。这中间有不少人是施德龄产品公司的竞争对手派来的，他们一心想要这次听证会失败。

还记得彼得·埃尔伍德的第一次实验吗？它还未到“解盲”时间就被结束了。提问环节中最先受到诘问的就是那次实验。发言人围绕那次实验提出了很多问题，比如：埃尔伍德如何能担保他的实验结果没有受到误导？他能保证志愿者们都按要求服用了发给他们的东西吗？随机过程中有没有蕴含着不可靠的因素？不信任的问题接踵而来，这些问题与其说是质疑实验数据的科学性，不如说是质疑埃尔伍德的人品。埃尔伍德被激怒了——

说实话，他们这就是在进行个人攻击，而且深深地激怒了我。有人站起来问：“如何肯定没有人拿了药就随手丢进马桶里呢？”我回答说：“我不认为会出现志愿者将药扔进马桶里的情况，因为我觉得这些志愿者都是十分诚实的人。”可不等我说完，提问者就反驳说，不能将结论建立在印象的基础上。总之，这些人简直就在说我是个白痴，且我的实验不值得信任。这个会开得真是让人生气失望，却又无可奈何。我觉得，如果人们对所有的实验都是这样的态度，那根本不会有任何进展，什么都不会出现……

至于皮托，咨询委员会的人对他同样不屑一顾。一个名叫菲利普·德恩的委员表示，虽然皮托摆弄出一大堆数字，但他所提供的阿司匹林有效的结论是站不住脚的。因为皮托的结论是建立在埃尔伍德的实验基础上的，而埃尔伍德的实验数据又不能绝对信赖，所以皮托的结论不能成为定论。对于那些明白事情真相的统计学家来说，他们知道埃尔伍德当初“解盲”是因为美国方面有人提出了要求，因此也十分气愤。皮托事后也对此番评论大为光火，据理力争。对此，埃尔伍德有如下回忆：

皮托是个眼里揉不得沙子的人，他的脾气跟我不一样。听证会上，我们坐得很近，我能听见他一直在座位上小声嘟囔：“胡说八道！这家伙真是傻瓜，居然会问这种问题！”虽然是自言自语，但声音不小，我也听到了。听证会上的这些小插曲现在看来似乎很可笑，但当时却显得十分严重……

事已至此，争论变成了无理取闹，到了最后表决的时候，施德龄产品公司的申请自然被驳回。施德龄产品公司只好申请再召开一次听证会。委员会表示，重新考虑这一申请也可以，但必须提供资料，证明埃尔伍德当初将实验提前“解盲”的行为没有影响到医生对志愿者中第二次发作心肌梗死的病人的诊断结果，还要证明当初医生在看病时并不知道病人是来自实验组还是对照组的。

这于施德龄产品公司而言是个重大打击。它本希望能顺利通过申请，谁知道听证会到最后演变成了一场闹意气的争论和互相攻击。而且，委员会的注意力更多地集中在埃尔伍德的第一次实验上，而不是皮托对阿司匹林的基本看法和元分析。好在再次召开听证会的请求没有被驳回。

下一次听证会召开时，已经是两年之后。准备第二次听证会期间，在施德龄产品公司的请求下，埃尔伍德重新审查原有数据，并写了一份详尽的报告解释当年进行这一实验的过程，用确凿的事实证据说明自己在实验结束前不知道志愿者具体服用的是什么。同时，理查德·皮托也放下对美国食品药品监督管理局的怨气，决定用充分的事实依据来证明自己是对的。他将前后6次阿司匹林实验中每个病人的数据（共计1万条）全部输入牛津大学的克雷型大型电子计算机，使实验结果看起来更加清晰明了。在此过程中，他还发现了“阿司匹林与心肌梗死的关系研究”确实是出了纰漏，因为在统计过程中发生了极糟糕的异常现象。他的计算结果显示，阿司匹林的正面功效一如从前。

1984年12月11日，心血管与肾脏疾病药物治疗咨询委员会召开了新的听证会。会上，委员们首先听取了对1200名美国退伍军人进行的一项近期研究的总结报告。这项研究为期一年，研究方式是给不时出现心绞痛（心肌梗死的明显前兆）的病人服用阿司匹林。结果显示，服用阿司匹林的病人的死亡率比对照组低了43%。这一研究结果无论从哪方面看，都会被接受为定论。这无疑是听证会的一个良好开端。

然后是皮托上台发言。这一次，皮托衣着正式，事先准备好了幻灯片和写好的讲稿，以示郑重。他讲了元分析过程的重要性，分析了阿司匹林能够预防和治疗心肌梗死的原因，说明了元分析能够运用于单项实验虽然取得了好结果，但无法下定论，不过能够根据若干次此类实验的归纳总结得出定论——

关于降低疾病的威胁，如果当时效果不是特别大，临床医学就会认为此类效果在通常的临床实验中是无法被人注意到的……诸位可能会听到有些医生说，如果效果不能在对几百个病人进行的实验中表现出来，就不值得为此下功夫……其实这不是医学上的失误，而是统计学上的不明智。政府健康部门关于降低疾病威胁的观点，与临床医学界是大相径庭的。它们认为，如果着眼于全世界，那么，哪怕只将威胁降低一点点，总体来说也会取得很明显的效果。我是想告诉大家，在医疗条件较先进的现在，每年大约会有100万人因心脏病而住院……其中15万人会在一年内死亡。如果能将死亡率从15%

降到 13.5%，也就是仅仅降低 1.5%，一年就可以挽救 1.5 万个生命……

当然，有些人不是好东西，他们都死光了也无妨，还有一些已经垂垂老矣。但是，病人中也有许多中年人，这些人应该继续享受生活。所以说，这种降低是值得去实现的。你们或许不知道自己救了哪些人的性命，但这种无名的贡献是应该得到承认的。而此时此刻，这些应该继续活下去的人正在死去。

随后，皮托还特别具体地介绍了阿司匹林的情况，以分步解释的方式，使委员会了解了元分析的原理，明白了临床实验中的正、负结果数据结合在一起时如何能够实现数学上的相互抵消，继而在数学表达式中消失不见。最后他得出定论：阿司匹林能够将第二次心肌梗死发作的可能性降低 20% ~ 25%。

皮托的发言结束后，会场里先是一阵短暂的寂静，然后响起雷鸣般的掌声。与会人员热烈地真心鼓掌，就像刚刚欣赏了一场精彩的艺术表演。接下来就是会议表决。经过理查德·皮托的精彩发言，以及退伍军人心绞痛研究项目的旁证（这给了那些仍然表示不相信元分析的人一个体面的台阶可下），会议形势与上次有天壤之别。毫无疑问，委员会一致表决，同意授权改变阿司匹林药品的说明材料上的宣传内容。

在会议结束后不到一年的时间里，美国卫生与公众服务部部长玛格丽特·赫克勒在一次新闻发布会上手举一瓶阿司匹林，对全世界的媒体代表们说：一天一片阿司匹林——心肌梗死患者的福音。当年的灵药再度大显神通。

第十三章

当之无愧的灵药

1999 年 3 月 6 日，勒沃库森市的莱茵河岸，50 名登山运动爱好者来到一座 400 英尺高的塔楼顶部，抛下登山索，然后沿着登山索往下滑，他们一边滑，一边打开有一端固定在栏杆上的布卷。当布卷全都打开后，覆盖了 24 2190 平方英尺的面积，引得下面围观的人群连连叫好。100 年前的这一天，是拜耳公司向柏林专利局申请注册登记它最重要的产品商标的日子。现在 100 年过去了，德国人在勒沃库森将拜耳公司打造成了全世界最大的阿司匹林生产基地。

拜耳公司之所以在这里举行这么一场盛大的公开宣传活动，一方面是为了庆祝阿司匹林商标诞生 100 周年纪念日，更重要的是为了炫耀。他们最著名的产品即将重现往日的辉煌，并以向西方最致命的疾病之一展开攻势的形式出现。而且，拜耳公司争回了在全世界最重要的市场上经销阿司匹林的权利——太不容易了。如果有熟知拜耳公司的历史的人，就会从这场庆典中看出一些更深的内容：这座高层建筑是拜耳公司的总部大楼，而且就建在当年卡尔·杜伊斯贝格的宅邸的旧址上。如果这位将阿司匹林引领到世界上的人物知道这一切，九泉之下也该感到欣慰了吧！

自从法本公司解体后，拜耳公司出乎意料地没有倒闭，而是经过困难期发展了起来。它不再想着称霸世界，转而追求生产高品质的药物，并使之成了自己的强项。拜耳公司内部时不时会出现新旧观点的争论——只要不是全新的企业，想要完全斩断与过去的联系几乎是不可能的。但是，此时的拜耳公司，不管是在企业宗旨上还是经营上，都已经与过去截然不同。拜耳公司做出了好几项重要发明，开发了多种有效的药物，并借助 20 世纪六七十年代的德国经济奇迹，形成了与其他制药企业相似的运营方式，即以利润为最终目标。唯一与其他大型企业不同的是，它想收回当年被施德龄产品公司拿走的一切。

40 多年来，拜耳公司花费了大量的精力与施德龄产品公司打国际官司和争夺世界市场。为了拿回“拜耳”这个名字，它处处为难这个美国对手，不是在这里推出某种针对施德龄产品公司的新药，就是在那里起诉施德龄产品公司……总之，只要能让对方不痛快，它都乐意为之。1964 年，拜耳公司提出以 250 万美元的价格买断施德龄产品公司在美国之外的经销拜耳公司阿司匹林的业务（没有提美国境内，是因为它知道对方绝对不会同意的），但是被施德龄公司果断拒绝了。拜耳公司也有打过胜仗的时候，1976 年，拜耳公司在爱尔兰共和国赢了一场官司，法庭宣判施德龄产品公司有误导消费者的行为，让人们以为它销售的阿司匹林是德国拜耳公司所生产的。在这场拜耳公司与施德龄产品公司的拉锯战中，拜耳公司一步一步地占了上风，在全世界范围内收复了不少失地。

尽管如此，它还是未能在美国和加拿大如愿以偿。施德龄产品公司依然不肯放弃自己家里和后花园的一丁点儿权利。面对拜耳公司的市场争夺，以及国内其他止痛剂厂家的竞争，施德龄产品公司的每一步举措都关乎生死，绝对不能后退半步。只要德国那里的拜耳公司有任何发难，施德龄产品公司都坚决予以回应，而且收效良好。1988 年，摄影界器材巨人柯达公司打算将业务扩展到非处方药的领域，于是并购了施德龄产品公司。并购后，柯达公司深知保住这一品牌的产品是十分重要的，因此在拜耳阿司匹林的事情上绝不让步。

双方就这样僵持着。拜耳公司面对这种情况也是束手无策，无法以自己公司的名义在世界最大的市场上销售任何产品。它曾想办法绕过这一障碍，比如并购了麦乐斯实验室（发明了泡腾速效镇痛剂的厂家）等，但这治标不治本。与此同时，医学界开始认识到拜耳公司的主打产品阿司匹林可能会在止痛剂之外的领域发挥医药作用。带着“拜耳”字样的药片，虽然正处在这一重大发展过程中的美国，但作为卡尔·杜伊斯贝格这一正宗主人的继承者们，却只能无奈旁观。

进入 20 世纪 90 年代后，事情终于出现转机了。此时，医药界出现了世界性大改组，各大制药企业纷纷卷入并购大潮。总部设在英国的史克必成公司是这一行动的积极参与者，它于 1994 年 8 月与柯达公司商定，以 29.5 亿美元的价格买下其子公司——施德龄产品公司（在被柯达公司买下后，它被改名为施德龄—温斯罗普公司）。史克必成公司的总裁扬·莱施利兴奋地向新闻界宣布了这一消息，说这次收购是为了让史克必成公司上升为世界级的非处方药大企业，他还将施德龄产品公司生产的拜耳阿司匹林列为最激动人心的产品之一。言谈间完全忽视了产品与拜耳公司的渊源。

拜耳公司无法忍受这种忽视的态度，在不到两周的时间里，它便迅速采取了措施，与扬·莱施利达成协定用 10 亿美元买回在北美营销产品的权利。这是一场双方都很满意的交易。事隔 75 年，拜耳公司终于能以自己公司的名义进入美国市场了，而拜耳阿司匹林，独一无二的拜耳阿司匹林也终于回到了德国，回到了勒沃库森，回到了卡尔·杜伊斯贝格的怀抱里。卡尔·杜伊斯贝格和威廉·韦斯的幽灵从此不会再纠缠这些人了。

这个好消息给即将迎来阿司匹林百年庆典的拜耳公司带来了许多喜气。阿司匹林，这种小小的白色药片，曾给拜耳公司带来过荣耀，也一直是世界上最能给人们带来惊喜的药物。然而，它的潜能此时还未完全展露，必将在以后给人们带来更多惊喜。

20 世纪 80 年代中期，阿司匹林预防心肌梗死复发的能力已得到广泛认可，接下来，人们的工作就是研究它是否有防范原发性心肌梗死的能力。[1]部分心脏病学家认为，如果阿司匹林能够阻止某一类心肌梗死中的血小板凝聚，自然能阻止其他类型导致心肌梗死的血小板凝聚。然而，要想证明这一点，需要投入巨大的资源。原因很简单，一般来说，人群中第一次发生心肌梗死的概率远远低于此病复发的概率。因此，若要进行临床实验，实验所需的基底要比发作过一次心肌梗死的基底大得多。找到志愿者也很困难，因为这跟在得过心肌梗死的人群中建立基底不一样，这次实验需要动员没病的人服用阿司匹林。而且，阿司匹林本身是有副作用的，自己从药店买药并按照包装上的建议剂量服用时，副作用可能表现得不明显，甚至不易察觉，但部分人仍会表现出来，譬如出血和胃部不适等，极少数人（有过敏体质或者服用量过大）甚至会出现十分严重的后果。心肌梗死如今已经受到公众的高度关注，一旦阿司匹林这一可能具有的功效被宣扬开来，有可能造成公众在缺乏足够证据的情况下不遵医嘱擅自服用。主管医疗和健康的部门对此十分担忧。此外，进行实验的困难又该如何解决呢？是否有其他的解决办法？

还记得理查德·皮托进行的那项实验吗？自 1978 年起，他与威廉·多尔等人以英国的 5000 名内科医生为基底进行了实验，希望从中找出自己想要的结果。他们当时还希望美国也加入进来，但因为有关方面觉得这种由受试者自行服药所取得的实验数据不可靠，所以美国方面没有答应。美国后来也进行了相关实验，是由本国一位流行病学家查尔斯·亨内肯斯组织的。亨内肯斯曾与皮托在牛津共事过一段时间，十分相信皮托的理论，相信在大实验基底上以简单方式进行的临床实验能够得出靠谱的结果。1981 年，亨内肯斯说服了美国国家卫生研究院的负责人，让他们相信这样的实验不但值得进行，而且不需要很高昂的费用。得到当局的 370 万美元（与心脏病研究可能需要

1 1987 年，英国卫生部批准尼古拉斯实验室（生产阿司匹林的企业）研制的新药“血小板 100 号”进入市场。此药的成分之一是阿司匹林。这表明英国官方正式承认了阿司匹林预防心肌梗死复发的功效。在此之前，德国、法国和日本均已认同了阿司匹林的这一功效。——作者原注

花费 1 亿美元相比，这些钱不算多）拨款后，亨内肯斯逐一联系了美国所有 40 岁以上的男性医生（总计 26 万人），最后选定了 33233 名志愿者（过滤掉有过心肌梗死病史、中风史、因风湿症或关节炎服用过阿司匹林的人），其中 22071 人坚持到实验结束。实验方法很简单：一半人服用阿司匹林，一半人服用安慰剂，剂量都是每两天一片。亨内肯斯等着最后的结果。

通常说来，进行临床药物实验项目时，都会专门设立一个安全小组来负责监督实验全过程，以保证受试者的安全和执行过程中的道德规范。安全小组的重要职责之一是当实验药物表现出明显疗效时，没必要等到实验结束就可以提出建议。哪些内容应该属于建议范围是件很难确定的事，不过有一条内容经常被考虑到，即该项研究是继续进行，使研究人员能够更加肯定目前已经显现的结果，还是应该叫停，使只服用安慰剂的志愿者有机会服用真正的药物以利健康。像心肌梗死这样的疾病，无论做哪个方向的建议，都会影响一些人的生命。

负责监督亨内肯斯的实验的安全小组，由美国国家卫生研究院的 7 名专家组成。他们每隔六个月讨论一次来自亨内肯斯的实验数据，判断这一实验是否已经超出原设计范围。由于志愿者都是身体健康的医生，因此实验初期没有出现什么特殊状况，只出现几例死亡。实验进行到第五年时，出现了一个很明显的对比结果：共发生了 293 例心肌梗死病症，其中对照组占了 189 例、实验组占了 104 例，两组数字相差 44% 左右。这组数据足以证明阿司匹林起了重要作用。实验到了这步，是该继续让对照组的人服用安慰剂，从而面临有可能死亡的现实，还是叫停实验呢？这是个道德问题吗？当然是的，实验停止。

1989 年 1 月，关于实验阿司匹林的这一消息传出后，媒体十分疯狂。电视台新闻频道大事报道，报纸头版使劲宣扬，人们看到的听到的，都是阿司匹林能使人们避免心脏病发作的概率增大 44% 的消息。一夜之间，不起眼的、廉价的、被随意丢在家庭小药箱角落里的阿司匹林成了对付西方世界“头等杀手”的克星！几天后，《英国医学杂志》给这一情绪降了温，它刊登了英国医学界的实验结果，结果显示阿司匹林对心脏的保护能力要小得多，因此现在还不能给阿司匹林的功效下定论。虽然英国人的实验基底比美国的小，但也有 5000 多人。两个实验结果不同，必有一个不正确，至少有一个是受了统计涨落的影响。于是，干脆将这两项实验都送到理查德·皮托那里用元分析过程分析一番。此时，元分析过程已得到了人们的广泛认可。结果出来后，得到了多数心肌梗死专家和流行病学家的认可：阿司匹林有可能使原发性心肌梗死的发病率降低了 33%，虽然小于 44%，但仍然意义非凡。

好消息接踵而至。除了证明阿司匹林对降低原发性心肌梗死的发病率有效果外，阿司匹林对另外一种威胁生命的疾病也有效。这种病就是中风。自从科学家认识到阿司匹林能阻止血小板凝聚后，医学界就开始研究阿司匹林对一系列疾病可能具有的作用。因为心力衰竭的病症很明显，所以人们首先去研究它。

中风、心肌梗死都与血栓有关，但是血栓的形成部位在这两者中有所不同。如果在距离心脏不远处的主动脉内形成，则可能导致心肌梗死；如果在脑动脉内形成，则可能造成中风。[1] 当脑动脉形成血栓后，大脑氧气不足，人体则会遭受到永久性伤害，甚至致死。35% 左右的严重中风者会死亡，其他人会出现失明、偏瘫、丧失记忆或智力失常等情况。幸好现在的医学科学不断发展，已经对中风这种病有所了解，治疗手段有所进步，给许多原发性中风病人带来了康复机会。如果中风类型属于短暂性脑缺血（简称 TIA，民间称之为“小中风”），即大脑短时间内出现供血障碍，康复机会还是很大的。短暂性脑缺血实际上相当于一种警告，即使病情轻微，仍表明患者有可能在一次或者数次发作后出现致命的中风。如果医学界能够发现预防这种“小中风”的方法，一定是一项重大成果。

最早研究阿司匹林是否有预防中风功效的人众多，在美国得克萨斯州休

1 但这不是中风的唯一原因。脑血管破裂也会导致中风，但这种情况比较少见。——作者原注

斯敦行医的威廉·菲尔茨就是其中的一位。他在 20 世纪 60 年代中期就注意到，经常服用阿司匹林的人不太容易患血栓症。[1] 当他得知阿司匹林有阻止血小板凝聚的作用后，希望能与在纽约工作的神经专科医生威廉·哈斯一起进行这方面的实验。获得美国国家卫生研究院的批准后，实验于 1971 年正式开始（当时，美国正在进行一项用大型外科手术诊治中风病人的大型研究，他俩的研究成果最后成为该研究项目的一部分，成了外科治疗的辅助手段）。

威廉·菲尔茨和威廉·哈斯的研究结果，和彼得·埃尔伍德的第一次临床实验一样，不符合严格的统计学衡量标准，但是，仍然证明了阿司匹林在一定程度上具有降低发生短暂性脑缺血和严重中风概率的功效。然而，菲尔茨在最初得出结果的那段时间里没有得到美国国家卫生研究院的认真对待。菲尔茨进行研究（其中的第一部分研究结果于 1977 年发表）的基底只有 178 人，因此被许多神经学专家认为基底过小，没有实际意义。若干月后，加拿大方面完成了支持这一结果的又一项实验。他们发现一种叫作磺唑酮的化学物质，被认为具有潜在的降低血小板凝聚的作用，于是将其与阿司匹林进行对比。这次实验结果有所进步，但结论仍然不是十分确定。它表明对于有过短暂性脑缺血发作史的男性而言，阿司匹林有可能将再次发病的概率降低 30%，但是对于同样情况的女性来说，数据没有任何变化。[2]

菲尔茨此次实验所用的安慰剂和“拜耳”牌阿司匹林都是由施德龄产品公司提供的。施德龄产品公司将菲尔茨的实验结果（其中还提到了这家公司的资助）告知了全美国的内科医生，这一举动被美国食品药品监督管理局发现，给予警告。美国食品药品监督管理局有权监督医药公司向医务人员派送与自己产品有关的公开资料，管理局认为施德龄产品公司的行为意在将阿司

1　有趣的是，在阿司匹林对血小板的作用被发现很久之前，世界各地就有许多行医人士注意到了这种药的抗凝血效果。如果没有科学证据，那么这只是一种猜想。尽管如此，仍然有一些人让病人服用阿司匹林，就像前文提到的美国加利福尼亚州的劳伦斯·克雷文医生一样，只是这些人只做不说，只有克雷文将其公之于众。——作者原注

2　该实验还证明磺唑酮没有什么效果。——作者原注

匹林应用到未经批准使用的范围，是违法的。施德龄产品公司做出了应对策略，即向管理局申请改变随附在阿司匹林药品的说明材料上的内容（后来，当更受关注的阿司匹林对心肌梗死有作用的情况出现时，它也采取了同样的手法）。出乎意料地，管理局批准了此公司的申请。[1]就这样，阿司匹林在1980年正式成了防治中风的药物。阿司匹林用于防治中风的批准很容易就通过了，但后来更受关注的阿司匹林对心肌梗死的作用却面临了很大的挫折。这说明了一个问题，那就是在医药界、传媒界和一般民众的眼中，中风和心肌梗死是不可以相提并论的。其实，在许多西方国家，中风是仅次于心血管疾病的“第二号杀手”[2]，因此批准将阿司匹林作为防治中风药物使用，也是一项意义重大的决定。

20世纪七八十年代，医学界通过对中风和心血管疾病的研究以及这两方面成果的沟通，对阿司匹林的功能有了更多的了解。随之而来的是医学界兴起了对阿司匹林可能的药效的各种探究热潮。一时之间，似乎每个医学专家都愿意在自己的病人身上研究一下乙酰水杨酸这种东西能够产生什么功效。人们进行了很多临床实验，这些实验规模不大，没能产生什么定论。但这都是正常的，要知道，在流行病学研究中，很少会出现一蹴而就的成绩，往往在进行了多项实验后也只能得到一个大方向的结果。不过，他们确实在实验中发现了一些激动人的现象。

以老年痴呆症为例。老年痴呆症在医学中属于智力健康疾病，被归入认知能力下降类。具体表现为，一些人在年老后，会开始丧失记忆力，脾气变得反复无常，无法理解周围的事物，严重者会失去自理能力。这一疾病没有明显的前兆，且由于病情发展缓慢，早期诊断也很难，因此，要做到提前预防就很困难。不过，人们还是逐渐认识到造成这种疾病的两个主要原因：一

1 有鉴于加拿大方面进行实验的结果表明，阿司匹林对不同性别的人会产生不同的效果，最初的批准书要求说明上应注明只适用于男性。——作者原注

2 医学界如今的看法是，有些人会由于服用过量的阿司匹林导致脑出血。脑出血十分危险，有可能转为出血性中风，因此须在医生指导下服用此药物。——作者原注

个是一种叫作阿尔茨海默症的遗传性疾病的显现，另一个是所谓的多发性脑梗死，这是脑组织因脑部血管数次中风遭到破坏的结果。无论是哪种原因造成痴呆，给病人及家属带来的打击和痛苦都是巨大的。

鉴于阿司匹林对中风有一定的防治效果，医学界对阿司匹林防治老年痴呆症的功效进行了研究，并取得了可观的成果。1989 年，美国得克萨斯州休斯敦退伍军人医护中心的约翰·迈耶进行了一次小规模实验，实验对象是 70 多名因多发性脑梗死变成痴呆的病人，实验内容是让一半人服用阿司匹林，另一半人不服药。三年后，服用阿司匹林的人的认知能力明显有所改善，其中一些人甚至能够重返工作岗位。几年后，英国也开展了一项实验，给 400 名心血管病人分别服用阿司匹林和酮苄香豆素（一种抗凝血剂），研究它们对认知能力的影响。研究结果显示："在受试者中，服用抗血栓药物的，比对照组的说话更流畅，头脑反应更灵活，因此，阿司匹林的功效在各方面都超过了酮苄香豆素。"

至于阿司匹林对治疗阿尔茨海默症的功效的研究，也取得了很好的效果。美国巴尔的摩以老年人为对象进行了一项实验，结果表明，连续服用阿司匹林两年或两年以上的，病情恶化的程度有所减缓。在美国西雅图皮吉特区保健中心，近年来也进行了一项以 5000 名 65 岁以上的人为基底的实验，这项实验结果更加鼓舞人心，它表明，如果在痴呆征候出现之前就经常服用阿司匹林（或者其他非甾族抗炎药），且服药时间达两年以上的，出现阿尔茨海默症的只有未服用者的一半。

在年龄标尺的另一端，阿司匹林也显示出其作用。研究还表明，阿司匹林有可能用于治疗先兆子痫。先兆子痫是一种妇女妊娠期间可能出现的病症，约有 8% 的孕妇有患病可能，发病原因是胎盘内形成了小血栓。血栓会导致高血压，再加上尿中出现大量蛋白质（也是先兆子痫的症状之一），结果导致胎儿发育迟缓，造成难产，严重时会危及母子性命。对此，研究人员在英国牛津开展了一项名为"孕期服用小剂量阿司匹林的综合调查"的实验，专门研究阿司匹林是否能预防孕妇胎盘中形成血栓，但未能取得确切结果。其后进行了第二项研究，还是以牛津为基地，这次进行了 30 次规模不大的实验，然后通过元分析进行归纳整理。这次的实验结果是，抗血小板凝聚药物有可能将先兆子痫的发病率减少了 15% 左右，阿司匹林就是其中一种。

与此同时，其他地方进行的一些实验表明，阿司匹林对防治牙周炎、白内障和偏头痛等多种危险程度较低的疾病也有良好的效果。这些结果存在一定的争议性，但可靠程度还是很高的。

然而，最引起公众关注的还是阿司匹林可能对几种癌症有治疗效果的传言。进入 20 世纪后，富裕国家中癌症的发病率的增长几乎与心血管疾病不相上下。以美国为例，每年约有 130 万人罹患各类癌症，每年死于癌症的人数达到 50 万。在近 100 年中，人们为研究癌症花费了巨大的人力物力，外科手术、化疗、放疗等技术都有了重大进步，但这些手段只是治标不治本。即使癌症得到早期确诊，病人仍有可能通过上述手段存活下来，至少生命可以延长一段时间，但仍有很多人无法延续生命。

既然癌症无法根治，何不在预防上多花心思呢？医学界越来越将注意力转到预防与治疗并重的轨道上。许多人都注意到，多数癌症病人都有着与心血管疾病病人相同的生活方式：高脂肪食物、缺少运动、饮酒过量等，吸烟更是导致癌症的最大诱因。要想预防某些癌症，说服人们戒烟、多运动、少吃油腻食物，形成一种积极健康的生活方式也不失为一种方法。近年来，另一个领域的研究又导致了另一种防癌手段的出现，即“化学防癌”。这种手段是借助种种药物、维生素、矿物质和其他物质，阻止癌瘤形成（或者让已经出现的癌瘤停止生长）。阿司匹林就此进入了化学防癌的阵地。

20 世纪 70 年代中期，科学家注意到，有几种癌瘤会分泌出高于正常组织和黏膜的一种前列腺素（前列腺素 -E2）。因此有人提出一种假说，认为超量分泌的前列腺素 -E2 正是促成分泌它的组织过度生长和扩散的原因。而阿司匹林对各种前列腺素都是有抑制作用的。随着对这一认识的不断加深，研究人员也越来越相信阿司匹林对与前列腺素有关的癌瘤也有控制作用。此外，他们还特别关注一种生物酶的研究，这种酶叫作环加氧酶 -2，实验曾表明它能对某些癌瘤的生长和炎症的发生起到作用。早期用这种酶进行的动物实验，看起来也是支持这一假设的。进入 20 世纪 80 年代中期后，随着科学技术的不断发展，越来越多的地方开始用阿司匹林进行癌症临床实验的研究。

这类临床实验收获颇丰，有很多人发布了研究报告（每隔几个月就有许多研究报告发表），尽管这些报告没能达到定论的水平，且有些内容相互矛盾，但总体而言是好的。举几个例子，有研究人员总结归纳了阿司匹林对结肠癌与肠癌作用的 27 项观察结果，并将其写成论文，认为长期服用阿司匹林有可能将这两种癌症的发病率降低 50%；还有人认为，阿司匹林可能有预防口腔癌、喉癌、食道癌、前列腺癌、卵巢癌、乳腺癌和肺癌的功效。虽然阿司匹林是比较安全的药物，但鉴于对阿司匹林药效的研究只处于初期阶段，且未形成定论，从事研究的医生和流行病学学者担心公众听风就是雨，盲目服用阿司匹林，所以他们一再提醒公众耐心等待进一步的研究报告，不要滥服阿司匹林，否则有可能会受到副作用的戕害。

随着研究结果的不断增多，出现了越来越多证明阿司匹林对癌症有功效的证据。看来，总有一天它会像在心脏病医疗领域那样，成为对付癌症的有效药物。英国布里斯托尔大学流行病学家、癌瘤专家克里斯·帕拉斯克瓦直言：

依我看来，形势相当乐观，有充分的证据表明阿司匹林对治疗肠癌等若干种癌瘤有效，有可靠迹象显示，对其他癌瘤也有治疗效果。虽然这些观点还需要进一步证实，我也希望公众不要以为阿司匹林是包治百病的灵药，但是，我可以十分肯定地说，阿司匹林以后一定会发挥重要作用的……

英国最大的癌症研究机构与慈善组织——英国癌症研究中心，对阿司匹林的评价更加简洁，它称这一药物是“整个药物史上最重要的发现之一”。

所有阿司匹林的营销厂商都闻风而动，他们使出各种手段抢占先机。最强劲的势头来自中风和心血管研究领域。20 世纪 80 年代，美国食品药品监督管理局做出决定，认可了英国与美国医学界对短暂性脑缺血发作和继发性心肌梗死发作的研究结果。公众第一次了解到查尔斯·亨内肯斯的工作，明确知道了阿司匹林对中风和心血管疾病的有效作用。随后，媒体上到处都是“隔天一片阿司匹林，天下少出心脏病人”这样的广告。美国食品药品监督管理局想给兴奋的公众降降温，一再申明，它只批准阿司匹林对预防第二次心肌梗死发作有效的材料予以公开。然而，有人指出，公众没有能力区分发作次数和阿司匹林的关系，当局的权威在这里没有用武之地。有关阿司匹林的消息有着爆炸式的轰动效应，商机巨大，更何况阿司匹林的经营厂商近年来饱受扑热息痛和布洛芬等药物的排挤，好不容易抓住一个反击的机会，哪里肯善罢甘休！于是，阿司匹林的销量飞速增长，不到几个月的工夫，它就摇身一变成了美国止痛剂销量的王者。

然而，花了 20 余年心血才占领止痛剂市场的生产扑热息痛和布洛芬等的厂家岂肯甘心被挤出市场。20 世纪 90 年代，泰诺、雅维和布洛芬等止痛剂厂家纷纷围攻阿司匹林。于是阿司匹林的销量有所降低，进入持平阶段。过了一段时间，阿司匹林的长期功效显现出来了，其销量又追了上去。这说明了一个客观事实，就是医学上的重要性不一定能通过商业利益显示出来。

同一时期，制药业再次出现了大并购的潮流，给整个医药界带来了巨大的震荡。在这个事关几十亿美元的角逐场上，生产止痛剂的企业无疑是块肥肉，成为人们竞相追逐的对象。许多生产阿司匹林的厂家在这期间倒闭或者转为生产其他产品。一直生产阿斯普洛的尼古拉斯实验室，先是被食品业巨头莎莉食品日用品公司买下，后被转手卖给瑞士的制药业巨头罗氏公司。生产易溶阿司匹林的利高曼公司与本洁时公司合并成一家，就是利洁时公司。施德龄产品公司离开了柯达公司，成为史克必成公司的一部分，后又回到拜耳公司麾下。宝威公司曾是英国最早生产阿司匹林的厂家之一，现如今，它先与葛兰素实验室实现了合并，后又并入史克必成公司——它的代表产品是必成止痛退烧粉，是一种含有阿司匹林成分的药物——在此基础上形成了目前世界上第二大制药企业葛兰素史克公司，在规模上仅次于以生产壮阳药

“伟哥”闻名的辉瑞制药公司。生产了雅维、百服宁和埃克德林等药品的百时美医药公司也与施贵宝公司联合了。美国家庭用品公司投入了大量资金，将其改名为惠氏公司……曾经的竞争对手变成合作伙伴，一起携手拼搏过的朋友成了冤家，这场并购真是让人眼花缭乱，制药业一时之间成了一池浑水，许久之后才重归宁静。然而，不同止痛剂生产商之间的市场争夺战却没那么容易消停，一直延续到了今天。2002 年，强生公司将拜耳公司告上了法庭，理由是后者生产了强生公司的两种产品，一是泰诺，一是艾尔维片。这一诉讼如滴水入大海，没有在业内引起任何波动（顺便说一句，强生公司未能胜诉）。

此时单论阿司匹林的状况，不得不提到拜耳公司，它生产的阿司匹林在市场上的地位最牢固，销量占全世界的 1/3。若阿司匹林发展得好，对拜耳公司也有利。1997 年时，布洛芬曾与阿司匹林之间发生了激烈的竞争，造成阿司匹林销量下降。如今，泰诺仍紧盯着阿司匹林不放。但是，市场分析师们认为，阿司匹林的药效摆在那里，会以“富贵药”的地位重振雄风，它的销量在 2007 年前会一直保持回升的态势，年增长量应该在 1.5% 左右。以美国为例，每年病人服用的药量，若以每片药含量为 300 毫克的标准规格计算，足足有 800 亿片，数量相当惊人。

阿司匹林目前已展现了非同凡响的能力，将来还会有什么发展呢？这不是一句话就能说清楚的。首先，人们会继续研究阿司匹林。目前，人们正在设计安排大规模的随机性实验，希望得到阿司匹林对防治癌症和其他疾病有作用的更加可靠的结果。这样的实验会进行很多次，耗资巨大，且都不能一步到位。还记得那次在美国进行的以医生为志愿者的心血管实验吗？虽说属于费用较低的一类，但仍然花费了数百万美元，这还是 20 年前的消费水平。

实验所需的经费从哪儿来？这就要视情况而定了。如果接受实验的药品是最近研制成功的，但还需要通过实验确定功效来决定是否可以申请专利、是否可以开发为商品，那么，制药企业肯定是乐于慷慨解囊的。因为实验一旦成功，制药企业就有可能在几年后收回成本并获得可观的利润。阿司匹林显然不属于这种情况。阿司匹林的专利已经过期 80 年了，价格又很低，药店零售价仅仅是每片 1 便士（约合 1.5 美分），利润微薄。个别生产厂家可能出于公益心支持几个实验，但它们不可能出于商业目的大加资助。试想一下，哪个厂商愿意提供上百万甚至上千万的捐款，结果让竞争对手不花一分一厘获得好处呢？想得再悲观一点，会不会有企业打着精明的小算盘，等着医学界四处求助获得成果后，再不费吹灰之力撷取胜利的果实呢？正是出于以上原因，近年来在阿司匹林研究领域取得重大突破的机构都是依靠政府资助的。至于政府为什么要出资支持关于阿司匹林功效的研究，其实是相信阿司匹林的研究会带来许多好处——提高公众健康水平，减少昂贵的心脏手术费，少建造高价的癌症病房，总而言之，这是一项出于长远利益考虑的决策，这样做是完全值得的。

巨额的花费并不是唯一的难题。除了实验所需的经费问题，还要解决志愿者问题。近年来，阿司匹林的新功效已经广为人知，许多人都知道阿司匹林有预防几种癌瘤的作用，知道它能防治心脏病的人就更多了。在这种情况下，受试的部分志愿者仍然只能服用安慰剂，而不是他们所知道的具有强大药效的阿司匹林。有多少人会愿意呢？一些有关预防原发性心肌梗死的实验无法在大基底的条件下进行，一个重要原因就是不允许受试者服用阿司匹林，他们有可能因此而死。这关乎道德准则。在现在的癌症研究领域，这个问题会由于结论未明而不突出，志愿者可能会冒险参加，但是，倘若表示阿司匹林有正面效果的结论日益明朗，受试者就会觉得为难吧，实验进行下去的阻力也会增大。继续研究的大门正在慢慢关闭。

当然，并非所有涉及阿司匹林的实验都与癌症或者心脏病研究相关联。迄今为止，研究阿司匹林的科学论文和医学论文已发表了 2.6 万篇，且每年都呈上升趋势。就在作者撰写本书之际，约有 2000 项涉及阿司匹林的科研项目正在进行中，其中一些更是进入了全新的生化领域。因此，阿司匹林将来某一天在新的领域大放异彩也未可知。比如说，目前就有人在研究阿司匹林是否有增强免疫系统功能的效力。虽然目前没人能够预测结果，但是，免疫系统在抵御病毒方面起着重要作用，如果真的有效，那么，阿司匹林就有可能用来预防艾滋病这类疾病。况且，医学界已经发现，阿司匹林对一种病毒复制时需要用到的蛋白质起阻滞作用。

除了研究阿司匹林的新功效，还有人研究它的化学结构和作用方式。20世纪90年代，美国新泽西州立大学的凯瑟琳·乌利希教授就提出了一项极富创新精神的理论构想。乌利希的专业特长是聚合体，聚合体是分子形成长链状的物质，包括塑料和尼龙等人造物质，还有橡胶、木头、蛋白质等天然物质。脱氧核糖核酸（DNA）也是聚合体。这类物质的性质会随着结构状态而改变。科学家一直很关注聚合体的研究，数年前，化学家们就开始研究聚合体在制药业中的应用，即用聚合体作为药物的载体，从而使药物在到达服用者体内药效最显著的部位时再发挥作用，但从未有人想过将药物本身制成聚合体。乌利希在教授一门化学课时，要求学生们独立合成一些水杨酸（这种物质已被认定为大学生应当掌握的化学实验室技术的正式内容之一）。在布置这项作业时，她突然产生了一个想法：将水杨酸——阿司匹林的有效部分——加工为聚合体。

乌利希的原理多么简单，又是多么高超，真可谓大道至简。她将水杨酸的分子结构改造成聚合体的形态——她给这种新构造体起名为“聚阿司匹林”。聚阿司匹林拥有很多优点。聚阿司匹林在胃部时不会被消化，进入小肠后才会被分解为水杨酸，所以不会有伤胃的副作用。聚合体降解的速率是可以设计成确定值的，因此可以制成长效止痛剂，意思是它能在生物体内一点点地分解成水杨酸，从而长时间地维持药物在血液中的一定浓度。这种聚合物的分子结构与作为纺织原料之一的涤纶很相近，因此容易制成柔软的线状，这意味着可以将其制成有止痛功能的手术缝合线，或者像加工塑料一样制成与人体部位相契合的形状，包在做过整容手术部位的外围以减轻炎症，还可以成为牙科医生补牙填料中的成分。

在美国新泽西州立大学的帮助下，乌利希教授开办了一家研发聚合体的公司，于2004年开始进行临床实验。她不久前发表看法说：“我并不认为聚阿司匹林将来会取代普通阿司匹林。尽管聚阿司匹林有可能使这种药物的某些以前不可能发挥的功效得到发挥，但它的价格比较昂贵。”

有这种思路的不只是乌利希。英国沃尔夫森预防医学研究所目前正在研制一种“多聚药”，就是将阿司匹林、一种降胆固醇药、三种 β-受体阻滞剂和一种叫叶酸的维生素一起制成的复方制剂。之所以进行这种研制，是因为研究人员相信，将这些药物以适当的比例混合服用，能够大幅度降低心肌梗死和中风的发生概率，最高能使 45 岁以上的人发病率降低 85%。而且，这种药的费用也不高，每天不到 1 英镑，副作用能够降到最低（这是处方药，医生只开给有足够耐药能力的人），带来的则是西方国家这两类疾病发生率的极大降低，国民的保健费用因此大大降低。

几千年以前，不知道是古埃及还是古苏美尔的一名巫医无意间所做的一件事引发了一系列的蝴蝶效应，从而导致了历史上一件惊人的事发生，这使人类得到了一种药效神奇而且不断表现出新效果的灵药。即使进入了 21 世纪，它仍表现出非凡的潜力。

人们应该怎样充分利用阿司匹林呢?

阿司匹林并不是包治百病的万能灵药。即使有了阿司匹林，我们依然会骨折，在被毒蛇咬了时依然需要救治，心情不好时依然会不快乐。而且在止痛、消炎和退烧方面，阿司匹林也不是效果最好的。我们只能说它是现在所有药品中最安全的。但阿司匹林也有不少副作用，比如说伤胃；儿童服用后易患上雷氏综合征；高血压、肝病、肾病、胃溃疡，或者其他容易内出血的患者更应该注意了，服用此药时得遵从医嘱。

但是，相对于阿司匹林的副作用而言，更突出的是近 20 年来人们发现了它的一些新功效。更令人欣慰的是只需要服用低剂量的阿司匹林就可以达到效果，引发副作用的可能性很低。简而言之，阿司匹林是一种灵药，而且普通的阿司匹林药片就可以，不一定得是制成聚合体或者多聚体形态的新药。据美国心脏病协会估计，如果在心脏病症状初期服下一片阿司匹林，那么一年里就能挽救 5000～10000 人的生命。牛津大学的流行病专家理查德·皮托相信，患血管疾病风险高的人每天服一片阿司匹林，每年就会挽救约 10 万人，另外还可以避免 20 万人发生非致命性心肌梗死和中风。英国国民医疗服务总局近年对南威尔士的斯旺西市进行的一份调查问卷表明，阿司匹林对年龄超过 45 岁的人有明显的延长寿命的作用："坚持服用阿司匹林，人们活到 90 岁的机会增加一倍。长寿加上各种老年疾病的减少，阿司匹林确实能够提高人们的生活质量。"

既然阿司匹林有这么多好处，人们为什么不大量使用阿司匹林？医学界为什么不大范围推广呢？在 1996 年时，人们发现患有心肌梗死的人里面大约有一半没有服用阿司匹林。两年后，即使是在美国各大教学实习医院里，人们发现也只有 45% 的心肌梗死患者按照医嘱服用了阿司匹林。阿司匹林的药效在入院后最初的 30 分钟内最强，但在此期间服用的人不足 25%。欧洲的情况也没好到哪儿去。1994 年的调查显示，英国医生出诊时，只有 70% 的医生会携带阿司匹林。威尔士的心肌梗死患者中只有不到一半的人服用阿司匹林，这一地区反映了英国的整体情况。当然，现在的形势已经大为改观了。但流行病学家仍然认为阿司匹林的功效不被熟知，不少人因为不知道它的功效而白白丢了性命。

之所以会造成上述情况，一个原因是医生为了避免患者误解，认为只要有了阿司匹林就可以放任坏的生活习惯。一旦有了这种想法，人们会更加不忌烟酒、垃圾食品，不锻炼身体，从而导致健康问题。另一个原因是医生不希望健康的人也毫无忌讳地服用阿司匹林。正如理查德·皮托所说："问题是要掌握分寸。掌握得适当，功效就会最大化。但如果没有必要，就不应该服用阿司匹林，否则就要承受药品的副作用。最主要的是让需要的人服用，而不是人人都服用。所有的人都服用，结果并不会好。"

不过还有其他的原因，即阿司匹林的巨大药效没有广为人知。最开始阿司匹林的厂家和商家的利润空间很大，广告不受限制，所以营销人员向大众大力推荐阿司匹林。但是，如今大家在电视上看到过阿司匹林的广告吗？布洛芬的广告有，扑热息痛的也有，但就是没有阿司匹林的，一则都没有。试想一下，如果当年伶牙俐齿、舌生莲花、将阿斯普洛吹上天的赫尔曼·戴维斯活到今天，他是否会将“阿司匹林能够挽救性命”之类的话语编成广告到处播放呢？

当阿司匹林的生产者缺乏动力时，医务界的主管人员就应该承担起这份责任。他们应该把药物的效力告诉高危人群——可以先从状况最差的人开始，最终扩大到所有45岁以上的人。在告知药效时，也同时说明副作用，这样做并不困难。由于药价便宜，每片仅1便士（约合1.5美分），人们完全负担得起。当肆虐西方的癌症和心脏病在发展中国家快速蔓延时，这一经济上的可行性越发重要了。

当然，作者还有一点想法：无论如何宣传，总会有人对服用阿司匹林的建议心怀疑虑，但总有一部分人会因为阿司匹林受益。很多人只信服——也许有道理，也许未必尽然——天然药物和顺势疗法，对于来自制药工厂的药品总有些不信任，认为阿司匹林虽然有很多效果，但依然是人工合成的化学产品。其实大家可以放心地服用阿司匹林，这一点在开始介绍阿司匹林时就提到了，因为药品的来源是水杨酸。

水杨酸是天然的物质，存在于多种树木、谷物和水果蔬菜之中，最广为人知的是柳树。生物学家认为，水杨酸最重要的功效是引发一种植物学上称为“凋亡”的过程。凋亡就是植物的叶片受到病害影响后枯死和凋落，以免植物的其他部分受到连累。回到100年前，那时人们大多从小杂货店或集市购买水果蔬菜，这些水果蔬菜会混杂着有病或死去的植物成分。而今，人们有了多种杀虫剂和杀菌剂，掌握了复杂的农作技术，超市成为新的购物地点，人们对食物有了更多的讲究，因此已经不太可能会接触到凋亡的植物体了。在非自然的受人控制的环境下生长的植物，没有了种种病害，就成了健康的植物，因此体内不会含有植物出现病害时产生的水杨酸。这一观点并不是没有依据的。2002年，苏格兰邓弗里斯市的一些研究人员发现，以传统方式种植的蔬菜里的水杨酸的含量要远远高于以现代农作方式种植的蔬菜。这是否意味着我们今天缺少了什么重要的东西呢？

彼得·埃尔伍德也有同样的想法。尽管他也觉得这想法有点不着边际，但也确实认为基本的食物中缺少水杨酸会对我们的健康不利。他指出，癌症和心肌梗死的发病率上升始于20世纪初期，而那个时期正好是新农作方式开始的时候——

也许大自然早就规定了人类应该食用含有大量水杨酸的水果蔬菜，而人类却犯了把这类食物剔除出食谱的错误。有一种有关癌症发生的理论认为，癌瘤的发生是因为“凋亡”功能的失效，这就是说，出了错的脱氧核糖核酸本应该自动消亡，但并没有这样。我觉得也是这样的。也许阿司匹林——乙酰水杨酸——正是增强了细胞的自理能力，从而对癌症起到了预防作用。是不是如此，目前还无法肯定。如果能够确定，那一定很令人兴奋，但结果如何就不得而知了。

这一观念——大自然以其造化神功，给每种危及生命的疾病都提供了抵御之路。爱德华·斯通对这一观点也深信不疑。这种制衡相生的观念是18世纪的医药理论基础，依照这个逻辑，这位牧师也认为寒热症必然有天生的克星存在。或许，今天的人们也应该多关注这种制衡相生的哲学思想吧。

至于斯通牧师对自己进行的柳树皮实验之后发生的事情有什么看法，那就不得而知了。也许，他会既惊喜又兴奋。当然，他的一个小理论竟会带来历史上如此重要的一种药物，因而他深感荣幸。至少有一点是可以确定的，他因为这种药物认识到，人类的智慧是应该广泛共享的。我们也都应该感谢人们做到了这一点。1763年，斯通牧师这样说道：“我希望这一重要的事实得以发表，只是为了将有关发现予以公平和充分的实验，进而使世人受益。”斯通牧师的话果真实现了，人类享受到了阿司匹林的功效，至今还在享受。

经过漫长的检验，阿司匹林终于赢得了“灵药”的称号。虽然阿司匹林的过去有荣耀也有污点——污点体现在它造成了不公正的历史，同时让一些人获得不义之财，但阿司匹林的“灵药”称号当之无愧。它的污点也是因为它自身的药效奇佳且经久不衰。反过来想，如果不是有人不择手段地榨取商业价值，阿司匹林有可能不会长期存在于市场上，这样一来，它的新药效就可能无法被发觉了。从积极方面来说，感激阿司匹林发明的人不可胜数，将来还会继续增多。它便宜但有效的特点改变了世界。在历史的种种发明之中，能像阿司匹林这样反映出人类伟大才智的药物实属罕见。

与拜耳公司和阿司匹林有直接关联的专有名称

（汉英 / 汉德 / 汉法 / 汉拉对照，化学与生化名词没有收入此名单）

药品

阿司匹林钙片	Cal-Aspirin
阿斯普洛	Aspro
埃克德林	Excedrin
艾尔维片	Aleve
安那丁	Anadin
安那辛	Anacin
安匹林	Empirin
安替比林	Antipyrine
百服宁	Bufferin
必成止痛退烧粉	Beecham's Powders
伯腾阿司匹林	Burton's Aspirin
布洛芬	Brufen
醋氨酚	acetaminophen
非类固醇抗炎药（非甾族抗炎药）	Nonsteroidal Anti-inflammatory Drugs
非那西丁	Phenacetin
风湿定	Ibufenac

好利康	Helicon
金阿斯普林	Genasprin
咖啡因阿司匹林	Cafaspirin
可待因	Codeine
克萨克萨	Xaxa
莱头定	Aletodin
模特灵	Motrin
摩雷阿司匹林	Molloy's Aspirin
纽雷近	Neuralgine
诺普灵	Nuprin
泡腾速效镇痛剂	Alka-Seltzer
扑热息痛	Paracetamol
曲砜那	Trional
如洛芬	Rufen
赛阿斯普林	Salasprin
赛丽特	Cellit
胂凡纳明	Salvarsan
圣徒约瑟牌阿司匹林	St. Joseph Aspirin
索佛那	Sulfonal
泰诺	Tylenol
提神阿司匹林	Cafiaspirina
退热冰	Antifebrine
退热净	Panadol
伟哥	Viagra
雅维	Advil
依布洛芬	Nurofen
易溶阿司匹林	Disprin

优泰散	Acetylsal

公司

埃尔伯费尔德染料公司	Farbenfabriken of Elberfeld Company
艾伦—汉布里公司	Allen and Hanbury's
爱克发公司	AGFA
巴登苯胺及苏打股份公司（巴斯夫公司）	BASF
百代电影公司	Pathé
百时美医药公司	Bristol Myers
宝威公司	Burroughs Wellcome
本洁时公司	Benckiser
苯胺染料股份公司	Aktiengesellschaft fÜr Anilinfabrikation
博姿公司	Boots Drug
史克必成	SmithKline Beecham
大药房公司	Drug Inc.
德意志害虫防治公司	Deutsche Gesellschaft fÜr Schädlingsbekämpfung
德意志煤焦油染料工业利益集团	Interessen-Gemeinschaft der Deutschen Teefarbenfabriken
杜邦公司	Du Pont
法本公司	IG Farben
弗里斯兄弟公司	Fries Brothers
格里谢姆电化学公司	Chemische Fabrik Griesheim-Elektron
葛兰素史克公司	Glaxo Smith Kline
葛兰素威康公司	Glaxo Wellcome
哈德逊河苯胺染料颜料厂	Hudson River Aniline and Color Works

海登化工公司	Heyden Chemical Company
化工合成专利公司	Synthetic Patents Company
辉瑞制药公司	Pfizer
惠氏公司	Wyeth
简那陀生公司	Genatosan
卡勒公司	Kalle & Campany
柯柏化学品批发行	Kopp
柯达公司	Eastman Kodak
科尔富特有限公司	Thomas Kerfoot Ltd
利高曼公司	Reckitt and Colman
利洁时公司	Reckitt Benckiser Healthcare
联合医药公司	United Drug
罗氏公司	Roche
美国家庭用品公司	American Home Products
美国纽约拜耳公司	Bayer Company of New York
美利坚拜耳有限公司	Bayer Company，Inc.
孟山都农业化学公司	Monsanto Chemical
摩洛维茨化工厂	IG Monowitz
尼古拉斯阿司匹林公司	Nicholas-Aspirin
尼古拉斯阿斯普洛公司	Nicholas-Aspro
尼古拉斯专卖药有限公司	Nicholas Proprietary Limited
派克戴维斯药厂	Parke Davis
普惠公司	Paine Webber
普强公司	Upjohn
强生公司	Johnson and Johnson
染料工业利益集团有限公司	Interessengemeinschaft Farbenindustrie Aktiengesellschaft

莎莉食品日用品公司	Sara lee
施德龄产品公司	Sterling Products
施德龄—温斯罗普公司	Sterling Winthrop
施德龄药房	Sterling Remedy
施贵宝公司	Squibb
史克必成公司	SmithKline Beecham
陶氏化学公司	Dow Chemicals
温斯罗普化学公司	Winthrop Chemical Company
新泽西化学公司	New Jersey Chemical
英伦拜耳有限公司	Bayer Company Ltd

机构

敌国侨民资产监管署	Alien Property Custodian
盖伊医院	Guy's Hospital
葛兰素实验室	Glaxo Laboratories
国家卫生研究院（美国）	National Institutes of Health
国立心肺血管研究所（美国）	National Heart, Lung and Blood Institute
国民医疗服务总局（英国）	National Health Service
化学物资互济会	Chemical Exchange Association
临床实验协会	Society for Clinical Trials
麦克奈尔实验室	McNeil Laboratories
麦乐思实验室	Miles Laboratories
美国食品药品监督管理局	Food and Drug Administration
美国心脏病协会	American Heart Association
美国药学会	American Pharmaceutical Association
美国医学会	American Medical Association
三方同盟	Dreibund

卫尔康医学图书馆	Wellcome Library for the History and Understanding of Medicine
沃尔夫森预防医学研究所	Institute of Preventive Medicine
心血管与肾脏疾病药物治疗咨询委员会	Cardiovascular and Renal Drugs Advisory Committee
英国癌症研究中心	Cancer Research UK
英国皇家药学会	British Pharmaceutical Society
英国药理学学会	British Pharmacological Society
尼古拉斯实验室	Nicholas Laboratories

报纸、杂志、书籍及法案

费城问询报	Philadelphia Inquirer
赫尔每日邮报	Hull Daily Mail
纽芬兰晚间电讯报	Newfoundland Evening Telegram
纽约先驱论坛报	New York Herald Tribune
世界新闻报	News of the World
意大利人民报	II Popolo d'Itanlia
每日简讯报	Daily Sketch
每日邮报	Daily Mail
美国信使报	American Mercury
墨尔本论坛报	Melbourne Herald
化工贸易杂志	Chemical Trades Journal
澳洲药学杂志	Australasian Journal of Pharmacy
药学杂志	Pharmazie
化学与制药学纪事（期刊）	Annalen der Chemie und Pharmacie
求医问药（期刊）	Prescriber
西部医学与外科学年鉴（期刊）	Annals of Western Medicine and Surgery

药剂师通报（期刊）	Druggists' Circular Chemists' Gazette
英国药理学杂志	British Journal of Pharmacology
英国医学杂志	British Medical Journal
油墨（杂志）	Printer's Ink
柯里尔周刊	Collier's Magazine
柳叶刀（期刊）	The Lancet
美国医学会杂志	Journal of the American Medical Association
密西西比流域医学期刊	Mississippi Valley Medical Journal
自然科学会报（期刊）	Philosophical Transactions
供英国医生参考的本土草药的天时地利状况（书籍）	The English Physician:or an Astrologo Physical Discourse of the Vulgar Herbs of this Nation
化学工业在构筑世界中的作用（书籍）	Die industrielle Chemie in ihrer Bedeutung im Weltbild und Erinnerungen an ihren Aufbau
药理（书籍）	De Materia Medica
英国药典（法律文献）	British Pharmacopoeia
美国药典（法律文献）	US Pharmacopoeia
纯正食品与药品法案	Pure Food and Drug Act
德国化工系统手册	Handbuch der deutschen Gesellschaft

其他

阿司匹林心肌梗死研究（研究项目）	Aspirin Myocardial Infarction Study
雷氏综合征	Reyes syndrome
梅乔拉	Mejoral
元分析	Meta-analysis
孕期小剂量阿司匹林作用综合调查（科研项目）	Collaborative Low-dose Aspirin Study in Pregnancy

图书在版编目（CIP）数据

阿司匹林传奇 /（英）迪尔米德 · 杰弗里斯著；滕芳译 . —北京：中国友谊出版公司，2017.12

ISBN 978-7-5057-4258-1

Ⅰ . ①阿… Ⅱ . ①迪… ②滕… Ⅲ . ①乙酰水杨酸—医学史—世界—通俗读物 Ⅳ . ① R-091

中国版本图书馆 CIP 数据核字（2017）第 320152 号

ASPIRIN: THE STORY OF A WONDER DRUG DIARMUID JEFFREYS by DIARMUID JEFFREYS
Copyright © 2004 BY DIARMUID JEFFREYS
This edition arranged with BLOOMSBURY PUBLISHING PLC
through Big Apple Agency, Inc., Labuan, Malaysia.
Simplified Chinese edition copyright:
2018 Beijing logicreation Information & Technology Co., Ltd
All rights reservd.

书名 阿司匹林传奇
作者 ［英］迪尔米德 · 杰弗里斯
译者 滕　芳
出版 中国友谊出版公司
发行 中国友谊出版公司
经销 新华书店
印刷 三河市冀华印务有限公司
规格 700×980 毫米　16 开
18 印张　260 千字
版次 2018 年 5 月第 1 版
印次 2018 年 5 月第 1 次印刷
书号 ISBN 978-7-5057-4258-1
定价 55.00 元
地址 北京市朝阳区西坝河南里 17 号楼
邮编 100028
电话（010）64668676

如发现图书质量问题，可联系调换。质量投诉电话：010-82069336